Über Schädelschüsse

Probleme der Klinik und der Fürsorge

von

Dr. Rudolf Allers
Privatdozent der Universität München,
z. Z. k. k. Oberarzt

Mit 4 Textabbildungen

Springer-Verlag Berlin Heidelberg GmbH 1916

ISBN 978-3-662-39139-6 ISBN 978-3-662-40122-4 (eBook)
DOI 10.1007/978-3-662-40122-4

Ursprünglich erschienen bei Julius Springer in Berlin 1916
Softcover reprint of the hardcover 1st edition 1916

Otto Zuckerkandl

in Verehrung und Dankbarkeit

zugeeignet

Einleitung.

Die Schußverletzungen des Kopfes, die den Hirnschädel und das Gehirn selbst betreffen, stehen seit Beginn des Krieges im Vordergrunde der kriegschirurgischen Diskussion. Es ist selbstverständlich, daß diese Verletzungen, die im Frieden relativ sehr selten sind, größtes Interesse erregen mußten. Stellen sie doch hinsichtlich der Fragen nach den Indikationen zum chirurgischen Eingriff, nach dessen Umfang und Methodik, nach den Heilungschancen und endlichen Ausgängen einen Komplex vielfach neuartiger, jedenfalls wenig bearbeiteter Probleme dar.

In der Diskussion über alle diese Punkte traten, insbesondere in der ersten Zeit, die weitgehendsten Meinungsverschiedenheiten zutage, ein Beweis dafür, wie wenig feste Anhaltspunkte die bisherige Erfahrung der Chirurgie für die Beurteilung der Kopf- und Gehirnschüsse zu bieten vermochte. Heute scheint, nach einer über 18monatlichen Erfahrung, eine größere Einheitlichkeit in der Auffassung der verschiedenen Autoren zu herrschen. Dennoch bestehen auch jetzt noch in einzelnen Punkten durchgreifende Gegensätze. Diese rühren wohl z. T. daher, daß das Material, an dem die Forscher ihre Ansichten gewonnen haben, ein recht verschiedenes ist, sowohl was die Auslese nach der Schwere des Falles, als was insbesondere die Dauer der Beobachtung betrifft. Der Arzt in den weit vorne gelegenen Sanitätsanstalten sieht begreiflicherweise ein ganz anders gestaltetes Krankenmaterial als der, der nur die Fälle der heimatlichen Krankenanstalten kennenlernen kann. Während der erste viel mehr schwere, durch den Sitz und die Art der Verletzung unmittelbar tödliche Fälle zu sehen bekommt, fehlt ihm andererseits die Möglichkeit — wenigstens in der überwiegenden Mehrzahl der Fälle — seine Kranken hinlänglich große Zeiträume hindurch zu beobachten.

Der Chirurg im Hinterland sieht ein anderes Material. Er sieht Fälle, die vorne schon operiert wurden, oder solche, die sehr spät erst zur Operation kommen. Er lernt Spätfolgen der Verletzung oder auch des operativen Eingriffes kennen, die der andere nie beobachten kann.

Aus diesen Gründen glaube ich die Veröffentlichung der von uns beobachteten Fälle nicht für wertlos halten zu dürfen. In unserem Krankenmateriale nämlich sind Erfahrungen aller Gruppen vereinigt. Das Krankenmaterial des k. u. k. Reserve-Spitals Nr. 17 und des Vereins-Reserve-Spitals Nr. 8 in Wien ist reines Hinterlandsmaterial. Durch die Verlegung unserer Tätigkeit nach Lemberg im August 1915 wurden wir in den ersten Wochen in die Lage versetzt, Kopfschüsse schon wenige Stunden nach der Verletzung zu operieren und konnten andererseits, dank der Ausgestaltung unseres Spitals zu einem stabilen Reserve-Spital, unsere Kranken eine zureichend lange Zeit hindurch beobachten.

Abgesehen davon, daß also unser Krankenmaterial die verschiedenen Gruppen, die sonst von verschiedenen Beobachtern gesehen werden, vereinigt, glaube ich unseren Krankengeschichten auch deshalb eine gewisse Bedeutung zuschreiben zu können, weil die Fälle nicht nur vom chirurgischen, sondern auch vom neurologisch-psychiatrischen Standpunkt aus analysiert wurden. Insbesondere möchte ich, da ja neuartige Herdsymptome bei den Kriegsverletzungen des Gehirns nicht zu erwarten sind, Gewicht auf die psychiatrische Betrachtung des Gesamtzustandes bei den Schädelverletzten legen.

Wenn ich der Klinik der Schädelverletzungen einen kurzen zweiten Teil über die Aufgaben der sozialen Fürsorge bei diesen Kriegsschädigungen habe folgen lassen, ohne in dieser Hinsicht über Resultate eigener Arbeit berichten zu können, so wolle das damit entschuldigt werden, daß diesem äußerst bedeutsamen Punkte bislang in der Öffentlichkeit viel zu wenig Aufmerksamkeit geschenkt worden ist. Mir sind trotz eifrigen Nachforschens nur fünf Autoren begegnet, die sich zu dieser Frage geäußert hätten: Hartmann, Poppelreuter, Rittershaus, Goldstein und Fröschels. Die einleitenden Abschnitte zu diesem zweiten Teile werden m. A. schlagend beweisen, wie wichtig dieser Zweig der sozialen Fürsorge ist und wie sehr er infolge der besonderen Beschaffenheit der durch Kopfschuß Invalidisierten auch einer besonderen Organisation und Stellung im Rahmen der gesamten Fürsorgeaktionen bedarf.

Ich hoffe also, durch die Veröffentlichung unseres Krankenmaterials von Schädelverletzungen und der sich uns daraus ergebenden Anschauungen, dank der mir an unserem Spitale gewährten Zwitterstellung als Neurologe und Chirurg, den Fachgenossen beider Disziplinen einiges sagen zu können, das, wennschon in seinen Einzelheiten nicht neu, vielleicht durch die Art des Materials und die genaue Beobachtung nach beiden Seiten eines gewissen Wertes nicht entbehren mag.

Ich hoffe ferner, durch den Hinweis auf die Aufgaben der sozialen Fürsorge die so dringend notwendige Schaffung einer entsprechenden

Organisation fördern zu helfen, indem vielleicht die Chirurgen dadurch angeregt werden, auch diesem Zweig der Invalidenfürsorge die gleiche Aufmerksamkeit zuzuwenden, die bereits zu solchen Erfolgen auf dem Gebiete des Invalidenwesens geführt hat.

Wie schon erwähnt, wurden unsere Erfahrungen im k. u. k. Reserve-Spital Nr. 1 in Lemberg gesammelt. Einige Fälle entstammen dem Vereins-Reserve-Spital des Roten Kreuzes Nr. 8 in Wien und dem k. u. k. Reserve-Spital Nr. 17 in Wien. Die chirurgischen Prinzipien in der Behandlung und Beurteilung der Schädelschüsse sind von meinem Chef, Herrn Oberstabsarzt Professor Zuckerkandl, festgelegt und auszugsweise in seinem Vortrage über die Prinzipien der Wundbehandlung mitgeteilt worden[1]). Die überwiegende Mehrzahl der Operationen ist von ihm ausgeführt. Den Rest der Fälle habe fast durchweg ich operiert. Drei oder vier Operationen wurden von anderer Seite gemacht.

Ich bin nicht in der Lage, die Literatur zu den hier angeschnittenen Fragen auch nur annähernd vollständig beizubringen. Nicht nur, daß ich ältere, dem jetzigen Kriege nicht entstammende Veröffentlichungen nicht zitieren kann, wird auch die Anführung der neuesten kriegschirurgischen und kriegsneurologischen Arbeiten höchst unvollständig sein. Daher werden an manchen Punkten Auseinandersetzungen mit gegenteiligen Meinungen vermißt werden, die bei durchgreifendem Literaturstudium nicht zu unterlassen gewesen wären. Daher werden ferner vielleicht Autoren nicht genannt sein, die dasselbe oder Ähnliches gesagt haben, wie hier zu sagen sein wird. Dieser Mängel wegen glaube ich mich durch die Bedingungen, unter denen diese Arbeit entstand, für entschuldigt halten zu dürfen.

Lemberg, im Februar 1916.

---

[1]) Deutsche Medizin. Wochenschr. 1915, Nr. 51.

Inhaltsverzeichnis.

Erster Teil.

Zweiter Teil.

Erster Teil.

I. Die Krankengeschichten.

Die Gesamtzahl der beobachteten Verletzungen des Schädels beträgt etwa 260[1]). Es sind in dieser Zahl nur jene einbegriffen, bei welchen nach dem Sitze der Verletzung ein Betroffensein des Hirnschädels gemutmaßt werden konnte. Alle anderen Verletzungen des Kopfes (Augen-, Kieferschüsse u. dgl.) wurden ausgeschieden.

Von diesem Gesamtmateriale finden hier nur diejenigen Fälle von Schädelverletzung nähere Besprechung, welche unbehandelt, d. h. unoperiert in unsere Hände kamen. Deren Zahl beträgt 219. Der schon auswärts operierten Fälle wird nur gelegentlich Erwähnung getan werden.

Das Material der 219 auswärts nicht operierten Fälle setzt sich folgendermaßen zusammen: 99 Fälle betrafen leichte Verletzungen, die nach dem chirurgischen und neurologischen Befund keinen Anlaß zum operativen Eingreifen oder zur Annahme weitergehender Läsionen gaben. Es ist wohl möglich, daß sich unter diesen Fällen solche befinden, die heute — wo wir die Bedeutung einzelner Befunde besser würdigen gelernt haben — nicht ohne weiteres als leicht angesehen werden würden. Doch kann ich das jetzt nicht mehr feststellen, da begreiflicherweise die Krankengeschichten dieser anscheinend unverdächtigen Fälle, insbesondere in den Zeiten großen Krankenzustromes, nicht hinlänglich ausführlich angelegt wurden. 117 Fälle, die genauer beobachtet wurden, bilden die Grundlage dieser Arbeit. Darunter befinden sich zunächst 34 Fälle, bei denen der Schädelknochen bloßgelegt oder auch eine Probetrepanation gemacht wurde, ohne daß sich Veränderungen fanden. Auch hier muß gesagt werden, daß wir nach unserer heutigen Auffassung vielleicht mehr Fälle trepanieren würden als früher, und daß möglicherweise unter diesen „reinen Weichteilverletzungen" noch der eine oder andere Fall mit schwereren

[1]) Anm. b. d. Korr. Es ist seither eine Reihe von Fällen dazu gekommen, so daß die Gesamtzahl 330 übersteigt. Die wichtigen neuen Beobachtungen werden in den einzelnen Gruppen angeführt werden.

Knochenläsionen verborgen sein könnte. Da aber diese Fälle alle heilten, so könnte durch den Nachweis, daß auch schwerer Verletzte sich darunter befanden, eine Beeinflussung des von uns vertretenen Standpunktes nur in unserem Sinne stattfinden. Es ist daher für die Beweisführung belanglos, ob in der Tat alle diese 34 Fälle nur Weichteil- und nicht auch Knochenläsionen aufwiesen.

74 Fälle zeigten mehr oder weniger schwere Verletzungen und wurden operiert. Diese Gruppe wird natürlich am genauesten zu besprechen sein.

9 Fälle, bei welchen nach den klinischen oder röntgenologischen Befunden schwere Veränderungen angenommen werden mußten, wurden nicht operiert.

Endlich sind 3 Fälle anzuführen, die moribund eingeliefert wurden und weder operiert noch untersucht werden konnten.

Der Übersicht halber stelle ich diese Zahlen nochmals zusammen:

operierte „Weichteilschüsse“	34
operierte schwere Schüsse	74
nicht operierte schwere Schüsse	9
sterbend eingeliefert	3
nicht operierte Weichteilschüsse	99
zusammen	219

Man kann die Schädelverletzungen nach verschiedenen Gesichtspunkten gruppieren. Man kann z. B. die Verletzungsursache zum Ausgangspunkte der Einteilung erwählen und die Fälle unterscheiden, je nachdem sie durch Kleinkalibergeschosse, durch Schrapnell, durch Granaten oder auch durch Säbelhieb verletzt wurden. Oder man kann die Art des Auftreffens der Geschosse auf den Schädel zum Einteilungsprinzip erheben und das Material in Durchschüsse (Segmentalschüsse und Transversalschüsse), Tangentialschüsse, Prellschüsse und Steckschüsse gruppieren. Keine dieser Einteilungen scheint eine voraussetzungslose. Die eine supponiert eine Verschiedenartigkeit der Geschoßwirkung, die andere postuliert klinische Differenzen nach der Schußrichtung, beides Behauptungen, die erst bewiesen werden müssen, bevor sie als leitende Gesichtspunkte Geltung beanspruchen dürfen.

Insonderheit scheint es mir, als habe die so allgemein beliebte Einteilung in Tangential- und Durchschüsse usw. mancherlei Unklarheiten und Widersprüche erzeugt, die sich von selbst lösen, wenn man von dieser — m. E. eine petitio principii enthaltenden — Einteilung Abstand nimmt und das Material nach mehr klinischen Gesichtspunkten ordnet, um nach der Sichtung daran die verschiedenen Einteilungsprinzipien zu erproben, anstatt das Material in die vorher angefertigten Rahmen einzwängen zu wollen. Daß diese Anschauung nicht unbegründet ist, hoffe ich im fünften Kapitel dieser Arbeit dartun zu können.

Der überwiegenden Mehrzahl nach handelt es sich bei den beobachteten Fällen um Schußverletzungen. Nur zweimal kamen Säbelverletzungen vor. Es sei hier angemerkt, daß ich eine Reihe von Schädelverletzungen durch Hufschlag u. dgl. nicht mit einbezogen habe; diese Fälle sind der Kriegschirurgie fremd und bieten zumeist nichts, was nicht längst bekannt wäre. Immerhin werden sie gelegentlich Erwähnung finden.

Ohne einer derartigen statistischen Zusammenstellung irgend besonderen Wert beimessen zu wollen, stelle ich in der folgenden Tabelle die Verletzungen nach ihrem anatomischen Sitze zusammen.

Von den 133 „Weichteilschüssen" (operierte und nicht operierte zusammengerechnet) entfielen

auf die Stirnregion . . . . 22 = 16,5%
auf die Schläfenregion. . . . . 25 = 18,8%
auf die Scheitelregion . . . . 56 = 42,2%
auf die Hinterhauptsregion . . . . 30 = 22,5%

Die 83 operierten und nicht operierten schweren Verletzungen verteilen sich folgendermaßen: Es betrafen

die Stirnregion . . . . 16 = 19,2%
die Schläfenregion . . . . 11 = 13,2%
die Scheitelregion . . . . 38 = 45,7%
die Hinterhauptsregion . . . . 18 = 21,6%

In dem gesamten Materiale sieht die Verteilung nach dem Schußorte folgendermaßen aus:

Es kommen auf die

Stirnregion . . . . 38 = 17,5%
Schläfenregion . . . . 36 = 16,6%
Scheitelregion . . . . 94 = 43,5%
Hinterhauptsregion . . . . 48 = 22,2%

Demnach sind die Verletzungen der Scheitelgegend in unserem Materiale am stärksten vertreten, da sie nahezu die Hälfte aller Fälle betreffen. An zweiter Stelle stehen die Verletzungen der Hinterhauptsgegend. Die Häufigkeit der Stirn- oder Schläfenschüsse ist annähernd gleich.

Selbstverständlich ist eine Sonderung der Schüsse nach dem anatomischen Orte immer mit einiger Willkürlichkeit behaftet, da es in manchem Falle zweifelhaft sein kann, ob man ihn dahin oder dorthin rechnen soll, z. B. wenn ein Tangentialschuß die sutura parietotemporalis überquert. Ebenso steht es begreiflicherweise mit den Durchschüssen. Im allgemeinen bin ich so verfahren, daß ich die Region als Sitz der Verletzung angenommen habe, der die nervösen Symptome zu entsprechen schienen.

Bevor nun die einzelnen Krankengeschichten folgen, müssen einige Worte über die angewandten Untersuchungsmethoden gesagt werden. Insbesondere ist es, da ja das vorliegende Material einem Versuche präziserer Indikationsstellung als Grundlage dienen soll, erforderlich, über den Sinn des negativen Befundes Klarheit zu schaffen. Denn nur dann, wenn bekannt ist, welche Prüfungsmethoden regelmäßig angewendet wurden, läßt sich der Wert einer Krankengeschichte und ihre Bedeutung als Stütze dieser oder jener Behauptung einigermaßen beurteilen.

In Kürze zusammengefaßt, lassen sich die vorgenommenen Untersuchungen folgendermaßen darstellen. Von den Hirnnerven wurden Olfaktorius und Glossopharyngeus nicht untersucht. Die Innervation des Fazialis wurde in üblicher Weise durch Stirnrunzeln, Augenschließen, Zähne zeigen, Pfeifen geprüft. Eine perimetrische Gesichtsfeldaufnahme unterblieb, doch wurde eine grobe Prüfung auf Hemianopsie und Gesichtsfeldeinschränkung stets vorgenommen. Die Augenbewegungen wurden stets untersucht; die Hervorrufung von kalorischem Nystagmus wurde unterlassen, hingegen die Reaktion auf Rotation wiederholt untersucht.

Die Prüfung der motorischen Kraft geschah im groben durch Händedruck und Widerstand gegen passive Bewegungen in den großen Gelenken. Die Sensibilität wurde mittels Nadel (Spitze — Kopf) untersucht.

Von Reflexen wurde immer das Verhalten der Sehnen- und Periostreflexe der oberen Extremität, der Patellar- und Achillessehnenreflex, die Bauchdecken- und Kremasterreflexe, der Ausfall des Babinskischen und Oppenheimschen Versuches festgestellt.

Auf Kleinhirnläsionen wurde mittels Prüfung auf Adiadochokinese, mittels des Baranyschen Zeigeversuches, Gehen mit geschlossenen Augen gefahndet.

Lagegefühl, Wahrnehmung passiver Bewegungen und Nachahmung gegebener Stellungen wurden gleichfalls regelmäßig geprüft.

Gegebenen Falles wurden aphasische und apraktische Zustände nach den allgemein üblichen Methoden untersucht, ebenso Störungen im Sinne der Astereognose und Seelenblindheit.

In den meisten Fällen fehlten ausgesprochene psychotische Erscheinungen. Wo solche vorhanden waren, wurde getrachtet, dieselben so gut als es der Zustand des Kranken und die oft beträchtlichen sprachlichen Schwierigkeiten erlaubten, zu charakterisieren. Weit häufiger waren mehr unbestimmte Veränderungen des psychischen Verhaltens zu konstatieren, die sich in dem allgemeinen Verhalten des

Kranken kundgaben. Diese Punkte werden weiter unten eine gesonderte Besprechung erfahren.

Bei allen Kranken wurde die Temperatur täglich zweimal gemessen und eine Temperaturkurve angelegt.

Ich habe oben gesagt, daß man zu einer Beurteilung der verschiedenen Schädelschüsse nur gelangen kann, wenn man sich nicht von vornherein durch eine Einteilung festlegt, die selbst schon eine Bewertung der angenommenen Gruppen als Prinzip enthält. Am wenigsten würde man diese Gefahr laufen, wollte man die Fälle einfach chronologisch oder alphabetisch oder nach dem Sitze der Verletzung usw. gruppiert aufzählen und erst auf Grund dieses ungeordneten Materials die verschiedenen Besonderungen vornehmen. Es würde aber dieses methodologisch korrekteste Verfahren eine, wie ich glaube, unnötige Breite der Darstellung bedingen. Ich habe darum eine Einteilung gewählt, die mir besondere Anschauungen nicht zu involvieren scheint und die daher keine Voreingenommenheit befürchten lassen dürfte. Als Einteilungsprinzip dient nur der anatomische Gesichtspunkt der Wundtiefe sozusagen. Die Fälle werden unterschieden in solche, die nur die Weichteile, solche die außerdem den Knochen, aber nicht die Dura, und schließlich solche, die auch den Schädelinhalt beteiligen. Eine weitere Unterteilung der letzteren Gruppe wurde geflissentlich unterlassen. An sie schließen sich jene nicht operierten Fälle, bei denen nach Analogie mit den operierten und nach den Befunden Hirnläsionen angenommen werden mußten.

Da die Weichteilverletzungen ein geringes Interesse bieten und nur der weiteren Beweisführung wegen benötigt werden, habe ich diese Krankengeschichten nur auszugsweise mitgeteilt. Die nicht operierten Weichteilschüsse werden nur summarisch als Anhang zu der Gruppe der operierten erwähnt.

Dagegen habe ich es, im Interesse einer Nachprüfung etwa aufzustellender Behauptungen, für geboten erachtet, die Krankengeschichten der anderen Gruppen tunlichst vollständig zu bringen.

A. Die Gruppe der operierten Weichteilschüsse.

Krankengeschichte I. 23jähr. Inf. H. F. 14. XI.—21. XI. 15. Am 11. XI. verletzt. Schußwunde $1^1/_2$ Querfinger von der Mittellinie über dem rechten Scheitel. Kann nicht angeben, welcher Art die Verletzung war. Kurzdauernder Bewußtseinsverlust. Geringe Differenz in der Innervation des Fazialis und in den Bauchdeckenreflexen zu ungunsten der linken Seite. Die motorische Kraft links vielleicht etwas geringer. — 15. XI. Operation (Oberstabsarzt Zuckerkandl). Inzision in der Schußwunde in Äthernarkose. Entfernung eines Schrapnellfragmentes aus der Kopfschwarte. Keine Knochenläsion. — 15. XI. Wunde verheilt. Keine Halbseitenerscheinungen mehr. Temperatur stets normal.

Bei einer Schußverletzung der rechten Scheitelregion mit Andeutung von Halbseitenerscheinungen (Bauchdeckenreflexe und Fazialis schwächer) findet sich ein Schrapnellsteckschuß der Kopfweichteile ohne sichtbare Knochenläsion. Die neurologischen Symptome gehen zurück.

Krankengeschichte II. 35jähr. Inf. K. J. 28. VIII.—18. IX. Kann den Tag der Verletzung nicht genau angeben. Wurde vor 3 oder 4 Tagen verletzt. Kurzdauernder Bewußtseinsverlust. Art des Schusses unbekannt. Tangentialer Durchschuß der Schläfengegend. Neurologisch o. B. — 29. VIII. Operation. (Oberstabsarzt Zuckerkandl). In Äthernarkose Verbindung von Ein- und Ausschuß. Keine Splitterung des Knochens. Doch schimmert die Diploë blau verfärbt durch. Explorativ-Trepanation. Knochen sehr blutreich. Keine Splitterung der Vitrea. Naht. Verband. — 7. IX. Heilung per primam. Entfernung der Nähte. Verband. — 11. IX. Wunde vollkommen verheilt. Niemals Temperatursteigerung.

Bei einem neurologisch nicht suspekten, chirurgisch auffallenden tangentialen Durchschuß der Schläfe findet sich ohne Knochenverletzung eine Verfärbung. Probetrepanation mit negativem Ergebnis. Heilung per primam.

Krankengeschichte III. 23jähr. Fähnr. 8. X.—14. X. Am 26. IX. verletzt. Streifschuß durch Schrapnell in der Scheitelgegend. War bewußtlos. 2 Tage nach der Verletzung sollen hohe Temperaturen und intensive Kopfschmerzen aufgetreten sein. Bei der Aufnahme Temperatur 38. Neurologisch o. B. — 8. X. Spaltung der Wunde in Äthernarkose (Oberstabsarzt Zuckerkandl). Anscheinend eine Impression des Knochens. Probetrepanation mit negativem Resultat. — 9. X. Normale Temperatur. Kopfschmerzen gering. — 12. X. Verbandwechsel. Wunde gut granulierend. — 14. X. Verband. Keine Temperatursteigerung.

Nach einem Tangentialschuß durch Schrapnell traten Fieber und Kopfschmerzen auf. Neurologische Erscheinungen bestanden nicht. Die Probetrepanation am 14. Tage nach der Verletzung ergab keine Veränderungen des Knochens.

Krankengeschichte IV. 31jähr. russ. Inf. L. D. 30. IX.—9. X. Aufgetriebener und druckempfindlicher Tangentialschuß mit rinnenförmiger Wunde über dem linken Scheitel. Datum und Zustandekommen der Verletzung sind nicht zu eruieren. Temperatur normal. Neurologisch o. B. — 1. X. Operation (Dr. Allers). Exzision der Hautwunde. Das Periost erweist sich als unverletzt. Naht. Verband. — 7. X. Verbandwechsel. Entfernung der Nähte. Heilung per primam.

Ein keine neurologische Symptome verursachender Streifschuß über dem Scheitel imponiert durch den lokalen Befund als schwerere Verletzung. Das Periost und der Knochen werden unverletzt gefunden.

Krankengeschichte V. 20jähr. Inf. St. S. 16. IX.—4. X. Am 14. IX. verletzt durch Gewehrschuß. Tangentialschuß von Rinnenform über dem linken Hinterhaupt. Wunde schmierig belegt, Umgebung druckempfindlich. Neurologisch o. B. — 17. IX. Operation (Dr. Allers). Spaltung der Wunde in Äthernarkose. Exzision der zerrissenen Wundränder. Knochen unverletzt. — 27. IX. Verband. Wunde granulierend, etwas belegt. Temperatur 38. — 28. IX. Temperaturabfall auf 37,2. — 1. X. Verbandwechsel. Wunde rein. Temperatur normal.

Bei einem neurologisch nicht, durch das Aussehen der Wunde jedoch ziemlich suspekten Streifschuß am Hinterhaupt wird keine Knochenläsion gefunden.

Krankengeschichte VI. 35jähr. Inf. Tr. S. 17. IX.—3. X. Verletzt am 14. IX., weiß nicht, durch welche Waffe. Verlor das Bewußtsein durch kurze Zeit. Klagt über seit der Verletzung anhaltende Kopfschmerzen. Stark druckempfindlicher Streifschuß an der rechten Schläfe. Neurologisch o. B. — 18. IX. Operation (Oberstabsarzt Zuckerkandl). Exzision der Hautwunde. Bloßlegung des Knochens, der sich als intakt erweist. — 10. X. Verbandwechsel. Wunde fast verheilt. Temperatur andauernd normal. Kopfschmerzen verschwunden.

Bei einem durch intensive Kopfschmerzen und Empfindlichkeit der Wundgegend neurologisch intakten Falle von Streifschuß der Schläfe erweist sich der Knochen als unversehrt.

Krankengeschichte VII. 36jähr. Inf. St. J. 10. X.—17. X. Verletzt am 7. X. durch Gewehrschuß. Streifschuß über dem Scheitel. Wunde belegt, druckempfindlich. Neurologisch o. B. Unbestimmte Kopfschmerzen und Schwindelgefühl. — 10. X. Operation (Dr. Allers). Exzision der Hautwunde in Äthernarkose. Nach Freilegung des Knochens sieht man eine etwa 2 cm lange Impression und Fissur. Probetrepanation mit negativem Resultat. Verband. — 11. X. Temperatur 37,4. Befinden gut. — 13. X. Temperatur 37,2. — 14. X. Verbandwechsel. Wunde in guter Heilung. Temperatur normal.

Bei einem Streifschuß des Scheitels, dessen Wundbeschaffenheit Verdacht erwecken konnte, findet sich zwar eine Impression und Fissur der Lamina externa, doch keine weitere Splitterung.

Krankengeschichte VIII. 21jähr. Inf. V. Fr. 10. X.—17. X. Verletzt am 8. X. durch Gewehrschuß. Streifschuß über dem rechten Scheitel mit starker Druck- und Klopfempfindlichkeit. Neurologisch o. B. Kopfschmerzen. — 10. X. Operation (Oberstabsarzt Zuckerkandl). Spaltung der Wunde in Äthernarkose. Nach Freilegung des Knochens sieht man eine Fissur der Lamina externa. Die Probetrepanation ergibt normale Verhältnisse. — 14. X. Temperatur 37,4. Verbandwechsel. — 17. X. Verbandwechsel. Wunde in Heilung.

Bei einem durch Druck- und Klopfempfindlichkeit auffallenden, neurologisch unverdächtigen Streifschuß des Scheitels findet sich eine Fissur der Lamina externa ohne, wie die Probetrepanation zeigt, Betroffensein der Lamina vitrea.

Krankengeschichte IX. 29jähr. Inf. N. L. 23. IX.—12. XI. Am 18. IX. verletzt durch Gewehrschuß. Streifschuß über dem Scheitel. Unbestimmte Beschwerden. Klopfempfindlichkeit der Wundumgebung. Neurologisch o. B. — 24. X. Operation (Oberstabsarzt Zuckerkandl). Exzision der Wunde. Keine Knochenverletzung wahrzunehmen. Abends Temperatur 38,2. — 27. X. Temperatur morgens 39,7. Verbandwechsel. Entzündliches Ödem der Kopfhaut, insbesondere der Stirnschläfengegend. Abends 40. — 28. X. 38,7—39,6. Verbandwechsel. Feuchte Verbände. — 29. X. 37,6—38,3. Verband. — 30. X. 37,3—37,7. Verband. — 5. XI. Entfiebert. Die Schwellung der Kopfhaut ist ganz zurückgegangen. — 10. XI. Verbandwechsel. Wunde verheilend. — 12. XI. Verbandwechsel. Andauernd fieberfrei. Wunde granuliert.

Bei einem chirurgisch suspekten Streifschuß wird der Knochen intakt gefunden. Einige Tage nach der Operation Entwicklung eines entzündlichen Ödems der Kopfschwarte, das mit hohem Fieber einsetzt. Die Temperatur fällt aber in 4 Tagen unter feuchten Verbänden stufenweise ab.

Krankengeschichte X. 25jähr. Inf. M. K. 4. X.—17. X. Am 28. IX. verletzt. Tangentialer Durchschuß über der linken Schläfenstirngrenze mit großer Empfindlichkeit. Neurologisch bis auf eine offenbar peripher oder durch die Schmerzhaftigkeit bedingte Schwäche im linken Stirnfasialis o. B. — 4. X. Operation (Oberstabsarzt Zuckerkandl). Exzision der Hautwunden, Verbindung derselben und Abtragung des lazerierten Periostes in Äthernarkose. Knochen oberflächlich angerissen. Probetrepanation mit negativem Resultat. — 13. X. Verbandwechsel. Wunde rein.

Ein tangentialer Durchschuß der Stirnschläfenregion mit Zerreißung des Periostes und Anschürfung der Lamina externa erweist sich bei der Probetrepanation als unkomplizierte Weichteilverletzung.

Krankengeschichte XI. 21jähr. Gefr. J. S. 2. IX.—16. IX. Verletzungsdatum und Art des Projektils unbekannt. Streifschuß oberhalb der Prominentia occipitalis. —6. IX. Operation (Oberstabsarzt Harmer). Bloßlegung des Knochens, der sich als unverletzt erweist, in Äthernarkose. Naht. — 14. IX. Heilung per primam. Entfernung der Nähte.

Neurologisch und chirurgisch wenig suspekt, erweist sich ein Hinterhauptstreifschuß als harmlos.

Krankengeschichte XII. 35jähr. Inf. G. V. 28. VIII.—4. IX. Am 26. VIII. durch Schrapnell verletzt. Leicht sezernierender, außerordentlich schmerzhafter Streifschuß der Scheitelgegend. — 30. VIII. Operative Bloßlegung (Oberstabsarzt Harmer). Knochen unverletzt.

Ein sehr schmerzhafter und sezernierender Scheitelstreifschuß zeigt bei Bloßlegung keine Knochenläsion.

Krankengeschichte XIII. 33jähr. Inf. K. L. 23. IX.—10. X. Am 20. IX. verletzt durch Schrapnellschuß. Tangentialschuß über dem rechten Scheitel. In der Kopfschwarte ist ein Fremdkörper zu tasten. Temperatur 37,1. Neurologisch o. B. — 23. IX. Operation (Dr. Allers). Inzision in der Wunde. Entfernung eines Schrapnellfragmentes. Bloßlegung des Knochens, der sich als intakt erweist. Naht. Verband. — 4. X. Entfernung der Nähte. Verband. — 9. X. Wunde per primam geheilt.

Ein Steckschuß durch Schrapnellfragment erweist sich bei Bloßlegung als reine Weichteilverletzung.

Krankengeschichte XIV. 20jähr. Jäger. 21. VIII.—25. VIII. Am 18. VIII. verletzt durch Schrapnellwirkung. Tangentialschuß über dem Scheitel mit ziemlich tiefer Wundrinne. Druckempfindlichkeit der Umgebung. Neurologisch o. B. — 22. VIII. Toilette der Wunde in Äthernarkose (Oberstabsarzt Zuckerkandl). Keine Knochenverletzung.

Trotz üblen Aussehens und starker Schmerzhaftigkeit erweist sich ein Tangentialschuß über dem Scheitel als Weichteilverletzung.

Krankengeschichte XV. 21jähr. Inf. C. J. 23. XII.—6. I. Am 18. XII. durch Gewehrschuß verletzt. Verlor das Bewußtsein. Lappenförmige Abhebung der Haut über dem linken Tuber parietale. Neurologischer Befund: Fazialis rechts schwächer innerviert. Die Sehnenreflexe der unteren Extremität beiderseits gleich stark, lebhaft. — 24. XII. Bloßlegung des Knochens und Wundtoilette in Äthernarkose (Dr. Allers). Knochen intakt.

Eine lappenförmige Abhebung der Weichteile über dem linken Scheitel erwies sich als Weichteilschuß ohne Knochenläsion. Neurologisch bestand nur eine Fazialisdifferenz.

Krankengeschichte XVI. 20jähr. Inf. Sch. F. 16. IX.—24. IX. Verletzt am 12. IX. durch Gewehrschuß. Tangentialschuß der rechten Scheitel-Schläfengrenze. Umgebung leicht druckempfindlich. Geringe Fazialisdifferenz zuungunsten der linken Seite. — 17. IX. Explorative Bloßlegung des Knochens in Äthernarkose (Dr. Allers). Der Knochen ist unverletzt. — 24. IX. Wunde rein.

Ein Fall von reiner Weichteilverletzung der Schläfen-Scheitelgegend mit Andeutung von Fazialisschwäche der anderen Seite.

Krankengeschichte XVII. 33jähr. Inf. M. J. 16. IX.—25. IX. Verletzungsdatum nicht mit Sicherheit festzustellen. Durch Gewehrschuß verletzt. Zerrissene, belegte Wunde der rechten Scheitelgegend. Neurologisch o. B. — 16. IX. Bloßlegung in Äthernarkose (Oberstabsarzt Zuckerkandl). Impression der lamina externa. Explorativtrepanation mit negativem Resultat. — 25. IX. Wunde rein.

Ein Fall von Impression der Lamina externa bei übel aussehender Wunde, bei der sich durch die Probetrepanation die sonstige Intaktheit des Knochens feststellen läßt.

Krankengeschichte XVIII. 31jähr. Korp. K. A. 10. IX.—16. IX. Am 6. IX. verletzt durch Schrapnell. Über dem rechten Scheitel in der Mittellinie eine etwa 6 cm lange, quer verlaufende Wunde, sezernierend, belegt. Nach der Verletzung Bewußtseinsverlust. Schmerzhaftigkeit der ganzen Umgebung. Neurologisch o. B. — Subjektiv Kopfschmerzen. — 10. IX. Operative Bloßlegung des Knochens in Äthernarkose (Oberstabsarzt Zuckerkandl). Der Knochen zeigt äußerlich keine Veränderung. Das Periost ist zerrissen. Probetrepanation mit negativem Resultat. — 16. IX. Wunde rein.

Ein großer Tangentialschuß der Scheitelregion mit Zerreißung bis auf das Periost erweist sich bei der Probetrepanation als Weichteilverletzung.

Krankengeschichte XIX. 37jähr. Jäger. C. B. 28. VIII.—14. IX. Durch Schrapnell verletzt am 24. VIII. Verlor das Bewußtsein. Quer verlaufender tangentialer Durchschuß der linken Schläfengegend. Unter dem inkompletten Ausschuß tastet man ein Projektil. Auf Druck entleert sich aus dem Einschuß reichlich Eiter. Temperatur normal. Neurologisch o. B. — 29. VIII. Spaltung des Schußkanals in Äthernarkose (Oberstabsarzt Zuckerkandl). Extraktion einer Schrapnellkugel. Der Wundkanal befindet sich in seiner Gänze innerhalb des Musculus temporalis. Der Knochen erweist sich bei Bloßlegung als unversehrt. — 3. IX. Verband. Wunde reinigt sich. — 8. IX. Verbandwechsel. — 13. IX. Verbandwechsel. Wunde sezerniert kaum noch.

Bei einem Schrapnellsteckschuß der Schläfengegend, der Bewußtlosigkeit zur Folge gehabt hatte, erweist sich der Knochen als unverletzt.

Krankengeschichte XX. 20jähr. Inf. J. P. 21. IX.—29. IX. Verletzt am 16. IX. durch Granatsplitter. Kleine Wunde ungefähr in der Mitte über der

Scheitelhöhe. Keine neurologischen Erscheinungen. Auf Druck entleert sich etwas Sekret. Hatte das Bewußtsein nicht verloren. — 22. IX. Operation (Oberstabsarzt Zuckerkandl). Exzision der Wunde, Bloßlegung des anscheinend leicht imprimierten Knochens. Probetrepanation mit negativem Resultate. — 28. IX. Wunde rein granulierend.

Eine Granatverletzung der Scheitelhöhe, wegen der Wundsekretion operativ angegangen, erweist sich bei der Probetrepanation als Weichteilschuß.

Krankengeschichte XXI. 35jähr. Inf. St. J. 17. IX.—29. IX. Am 14. IX. durch Gewehrschuß verletzt. Verlor das Bewußtsein nur durch wenige Minuten. Streifschuß über dem rechten Scheitel. Kopfschmerzen. Neurologisch o. B. Temperatur 37,5. — 17. IX. Explorative Bloßlegung in Äthernarkose (Oberstabsarzt Zuckerkandl). Knochen intakt. Naht. — 18. IX. Temperatur 37,5. — 23. IX. Normale Temperatur. Entfernung der Nähte. Sekretretention. — 25. IX. Verbandwechsel. Wunde reinigt sich. — 26. IX. Verbandwechsel. Wunde ziemlich rein.

Bei einem neurologisch nicht suspekten Tangentialschuß des Scheitels, der erhöhte Temperatur aufwies, zeigte sich der Knochen als unverletzt. Auftreten eines Nahtabszesses.

Krankengeschichte XXII. 29jähr. Inf. A. M. 1. IX.—7. IX. Am 27. VIII. durch Gewehrschuß verletzt. Horizontal verlaufender Durchschuß von der linken Hinterhaupthälfte bis über den Processus mastoideus. Phlegmonöse Infiltration des ganzen Bereiches. Neurologisch o. B. — 2. IX. Operation (Oberstabsarzt Zuckerkandl). Spaltung des Schußkanals in Äthernarkose. Knochen intakt. — 5. IX. Verbandwechsel. Keine Sekretion mehr.

Fall von Konturschuß des Schädels durch Gewehrschuß. Ein vom Hinterhaupt bis an die Schläfe reichender Schußkanal, der nur in den Weichteilen verläuft.

Krankengeschichte XXIII. 19jähr. Inf. Sch. Fr. 28. VIII.—5. IX. Verletzt durch Granatsplitter am 26. VIII. Klopfempfindlichkeit in der Umgebung der etwa hellergroßen, über dem rechten Scheitel gelegenen Schußwunde. Subjektiv Schwindelgefühl. Hatte das Bewußtsein verloren. Neurologisch o. B. — 28. VIII. Exzision der Wunde in Äthernarkose (Oberstabsarzt Zuckerkandl). Der Knochen erweist sich als intakt.

Reine Weichteilverletzung durch Granatsplitter. Bewußtseinsverlust nach dem Schusse.

Krankengeschichte XXIV. 32jähr. Inf. N. J. 29. VIII.—10. IX. Verletzungsdatum und Art des Schusses unbekannt. Tangentialschuß über dem Scheitel. Neurologisch o. B. Wunde belegt, sezernierend. — 31. VIII. Exzision der Hautwunde in Äthernarkose (Oberstabsarzt Harmer). Knochen unverletzt. Tamponade wegen Blutung.

Fall von reinem Weichteilschuß, bei dem der Zustand der Wunde den Anlaß zum Eingriff abgab.

Krankengeschichte XXV. 36jähr. Inf. T. B. 29. VIII.—5. IX. Tangentialschuß vom 27. VIII. der Schläfenscheitelregion. Kopfschmerzen. Neurologisch o. B. Art des Projektils unbekannt. — 30. VIII. Exzision der Wunde in Äthernarkose (Oberstabsarzt Zuckerkandl). Knochen intakt. Naht. — 4. IX. Wunde rein heilend.

Ein Fall von Tangentialschuß mit Kopfschmerzen ohne neurologische Symptome erweist sich bei der probatorischen Inzision als Weichteilverletzung.

Krankengeschichte XXVI. 24jähr. Inf. T. E. 29. VIII.—4. IX. Verletzt am 27. VIII. vermutlich durch Schrapnell. Breiter Tangentialschuß mit zerrissenen Rändern über dem Scheitel. Angeblich kurze Bewußtlosigkeit. Neurologisch o. B. — 30. VIII. In Äthernarkose wird die Hautwunde exzidiert (Oberstabsarzt Zuckerkandl). Der Knochen ist unverletzt. — 4. IX. Wunde rein. Verbandwechsel.

Reine Weichteilverletzung bei großem und häßlichem Tangentialschuß durch Schrapnellwirkung.

Krankengeschichte XXVII. 32jähr. Korp. D. J. 29. VIII.—5. IX. Verletzt am 27. VIII. durch Gewehrschuß. Typischer tangentialer Durchschuß in der Scheitelregion mit starker Schwellung und Druckschmerzhaftigkeit im Bereiche der beiden Schußöffnungen. Neurologisch o. B. — 30. VIII. Operation (Oberstabsarzt Zuckerkandl). Exzision der Hautwunden und Verbindung derselben in Äther-Chloroformnarkose. Es findet sich eine Fissur im Knochen, jedoch keine Depression. Probetrepanation negativ. — 4. IX. Wunde heilend.

Bei einem tangentialen Durchschuß der Scheitelregion fand sich eine Fissur im Knochen ohne Depression. Die Probetrepanation ergab ein negatives Resultat.

Krankengeschichte XXVIII. 35jähr. Inf. M. J. 7. IX.—22. IX. Am 1. IX. durch Schrapnell verletzt. Verlor das Bewußtsein. Weiß nicht, auf wie lange. Tangentialschuß über dem Scheitel. Umgebung der Wunde druckschmerzhaft. Neurologisch bis auf eine allgemeine Reflexsteigerung keine Erscheinungen. — 8. IX. Bloßlegung des Knochens in Äthernarkose (Oberstabsarzt Zuckerkandl). Im Bereiche des Schusses erscheint der Knochen bläulich verfärbt. Explorative Trepanation mit negativem Resultat. Verkleinerung der Hautwunde durch Naht. — 14. IX. Verbandwechsel. Entfernung der Nähte. — 20. IX. Verbandwechsel. Wunde rein. Reflexe noch immer lebhaft.

Bei einem Falle von Schrapnellverletzung, der sich durch allgemeine Reflexsteigerung auszeichnet, findet sich eine Verfärbung des Knochens, bei der Explorativtrepanation jedoch keine Splitterung.

Krankengeschichte XXIX. 28jähr. Inf. H. G. 17. IX.—25. IX. Am 10. IX. verletzt. Kann nicht angeben durch welches Geschoß. Streifschuß über dem rechten Scheitel, von vorne nach hinten verlaufend. Die hinteren Partien der etwa 5 cm langen Wunde sind verklebt, vorne findet sich eine sezernierende Fistel. Neurologisch o. B. — 18. IX. Inzision in Äthernarkose (Oberstabsarzt Zuckerkandl). Der Knochen ist unverletzt, das Periost jedoch weitgehend zerrissen. Explorativtrepanation mit negativem Resultate. — 24. IX. Verbandwechsel.

Bei einem am 7. Tage noch sezernierenden Streifschuß, der bis auf den Knochen reicht, ergibt die Explorativtrepanation ein negatives Resultat.

Krankengeschichte XXX. 31jähr. Inf. N. J. 29. VIII.—9. IX. Vielleicht vor 5 Tagen verletzt. Die Angaben des wenig intelligenten Pat. sind schwankend. Weiß nicht, durch welches Geschoß die Verletzung geschah. Tangentialschuß über dem Scheitel. Wunde schmutzig, sezernierend. Umgebung druckempfindlich. Keine neurologischen Symptome. — 1. IX. Exzision der Hautwunde in Äthernarkose (Dr. Allers). Knochen unverletzt. Naht. — 8. IX. Entfernung der Nähte. Heilung per primam.

Ein stark sezernierender Streifschuß erweist sich bei der Probeinzision als Weichteilverletzung.

Krankengeschichte XXXI. 26jähr. Patr.-Führ. R. J. 10. IX.—20. IX. Am 6. IX. verletzt durch Granate. Am Scheitel findet sich eine zerrissene Einschußöffnung, etwa 3 cm davon nach vorne tastet man einen Fremdkörper. Umgebung infiltriert und schmerzhaft. Keine neurologischen Symptome. — 11. IX. Spaltung des Schußkanals in Äthernarkose (Oberstabsarzt Zuckerkandl). Entfernung eines Granatsplitters. Der Knochen ist unverletzt. — 16. IX. Verbandwechsel. Wunde sezerniert noch. — 20. IX. Verbandwechsel. Wunde reinigt sich.

Ein Granatsteckschuß der Schädelweichteile hat den Knochen nicht mit betroffen.

Krankengeschichte XXXII. Inf. N. W. 12. II.—15. III. Verletzt am 4. II. durch Gewehrschuß. Etwa hellergroßer Einschuß in der linken Schläfe ohne Schwellung der Umgebung und ohne besondere Schmerzhaftigkeit. Am 20. II. scheint die Wunde geschlossen. Am 1. III. bemerkt man eine Schwellung, die am 8. III. deutliche Fluktuation aufweist. — 9. III. Inzision in Lokalanästhesie durch Chloräthyl (Dr. Allers). Extraktion eines Mantelfragments. Reichlicher Eiterabfluß. Knochen intakt. — 12. III. Verbandwechsel. — 15. III. Heilung in gutem Fortschreiten.

Eine Schußverletzung der Schläfe bleibt fast 4 Wochen symptomenlos. Dann tritt ein Abszeß auf, in dem ein Mantelfragment gefunden wird. Keine Knochenläsion.

Krankengeschichte XXXIII. 20jähr. Inf. D. M. 25. XII.—6. I. Verletzt am 20. XII. Verlor das Bewußtsein. Tangentialer Durchschuß durch Gewehrschuß über dem linken Tuber parietale. Neurologisch o. B. Die etwa 4 cm lange Wunde ist druckempfindlich. — 26. XII. Bloßlegung in Äthernarkose (Dr. Allers). Knochen intakt. Naht. — 4. I. Heilung per primam.

Ein Tangentialschuß über dem Scheitel. ohne nervöse Symptome erweist sich als reine Weichteilverletzung.

Krankengeschichte XXXIV. 32jähr. Inf. L. G. 25. XII.—9. I. Am 22. XII. verletzt durch Handgranate. Verlor das Bewußtsein nicht. Sezernierende Rißwunde über der linken Scheitelgegend, ein Querfinger etwa von der Mittellinie. Neurologisch außer einer leichten rechtsseitigen Fazialisschwäche o. B. Temperatur normal. Täglicher Verbandwechsel, da am 1. I. die Wunde noch sezerniert. Inzision in Lokalanästhesie (Dr. Allers). Knochen intakt. — 2. I. Temperatursteigerung bis 38,4. Kopfschwarte ödematös. Feuchter Verband. — 3. I. Temperatur 38,2—38,6. Starke Schwellung und Schmerzhaftigkeit der Kopfschwarte. Feuchter Verband. — 4. I. Verbandwechsel. Temperatur 37,3—37,9. — 5 I. Verbandwechsel. Temperatur 36,8—37,5. — 6. I. Verbandwechsel. Temperatur normal. — 9. I. Wunde rein granulierend. Normale Temperatur.

Eine Verletzung durch Handgranate hatte außer einer leichten kontralateralen Fazialisdifferenz keinerlei Symptome erzeugt. Die infolge anhaltender Wundsekretion vorgenommene Probeinzision zeigte den Knochen unverletzt. An die Operation schloß sich ein entzündliches Ödem der Kopfschwarte, das unter feuchten Verbänden zurückging.

Überblicken wir nun diese Reihe von 34 Krankheitsgeschichten, so betreffen sie lauter Fälle, bei welchen die explorative Operation den Knochen entweder schon von außen als unverändert erkennen ließ, oder bei denen durch die Explorativtrepanation irgend weitgehende Knochenläsionen ausgeschlossen werden konnten.

Die Explorativtrepanation wurde unter den 34 Fällen elfmal vorgenommen, und zwar war die Indikation gegeben zweimal durch Impression der Lamina externa, je zweimal durch Impression mit Fissur und durch Fissur ohne Impression, einmal durch die Aufrauhung des Knochens infolge des Vorüberstreifens des Geschosses, zweimal durch Verfärbung des Knochens, die eine Blutung vermuten ließ, zweimal durch den Zustand des Periostes, dessen Zerreißung die Annahme einer intensiven Einwirkung auch auf den Knochen nahelegte, einmal durch die anamnestische Angabe, daß Fieber und Kopfschmerzen bestanden hatten.

Symptome von seiten des Nervensystems erscheinen nur viermal verzeichnet. Einmal fand sich eine geringe Herabsetzung der motorischen Kraft des linken Armes und zugleich eine Fazialisschwäche links, zweimal nur eine Fazialisdifferenz, einmal eine allgemeine Reflexsteigerung. Die Symptome im ersten Falle gingen spontan zurück.

Von den Verletzten hatten 11 einen mehr oder weniger langdauernden Bewußtseinsverlust erfahren. Möglicherweise ist die Zahl der derart Betroffenen größer, da kurzdauernde Bewußtlosigkeit vielleicht vielfach übersehen wird[1]). Bei 7 bestanden zur Zeit der Aufnahme noch Kopfschmerzen, Gefühl von Benommenheit im Kopfe oder Schwindelgefühl.

26mal zeigte die Wunde eine Beschaffenheit, die zum Eingriff drängte (schmieriger Belag, Sekretion, Fremdkörper).

Die Verletzung war bei 8 Fällen durch Schrapnell, bei 4 durch Granaten, davon einmal durch Handgranate, erfolgt; 12mal handelte es sich um Gewehrschüsse. 10 Verletzte konnten über die Entstehung der Wunde keine Auskunft geben.

Die Beobachtungsdauer betrug bei 20 Fällen unter 2 Wochen, bei 12 2—3, bei je einem 3—4 und 5—6 Wochen. Manche Kranke mußten infolge des großen Zustromes an Verwundeten sehr rasch abgeschoben werden (Krankengeschichten XXIV, XXV, XXVI und XXVII).

Viermal fanden sich Geschoßfragmente in den Weichteilen.

Bei zwei Fällen war der Wundverlauf durch ein entzündliches

[1]) Über diesen Punkt vgl. den Abschnitt über die psychischen Störungen bei Schädelschüssen.

Ödem der Kopfschwarte kompliziert, das sich indes unter feuchten, täglich gewechselten Verbänden zurückbildete.

Die Operation wurde dreimal am 2., dreimal am 3. Tage nach der Verletzung vorgenommen, elfmal am 4., je dreimal am 5. und 6. und zweimal am 7. Tag; zwei Fälle wurden am 11. und 12. und einer am 33. Tag operiert. Bei 4 Verwundeten konnte das Datum der Verletzung nicht festgestellt werden.

Zu welchen Schlüssen diese Erfahrungen berechtigen und welche sie nicht zulassen, wird an einer späteren Stelle noch eingehend zur Sprache kommen.

An dieser Stelle seien einige Worte über die nicht operierten 99 Weichteilschüsse eingeschaltet. Dieselben bieten in keiner Hinsicht besonderes Interesse. Es muß nur erwähnt werden, daß sich unter denselben 6 Fälle fanden, welche einen positiven neurologischen Befund ergaben, und zwar wurde viermal eine Fazialisdifferenz zuungunsten der der Verletzung entgegengesetzten Seite, einmal eine Differenz der Patellarsehnenreflexe und einmal eine Unsicherheit und Schwäche des einen Armes beobachtet.

Bei allen Fällen verlief die Wundheilung glatt; auch jene Fälle, die nach kurzer Beobachtung entlassen wurden, zeigten verheilende, zumindest ganz rein granulierende Wunden.

B. Die Gruppe der operierten schweren Schüsse.

In dieser Gruppe sollen jene Fälle, bei denen sich zwar eine Zerstörung und Splitterung des Knochens fand, die Dura mater aber sich als unverletzt erwies, zuerst und gesondert besprochen werden. In die zweite Unterabteilung, die also jene Fälle umfaßt, bei welchen nicht nur eine Verletzung des Knochens, sondern auch eine der Dura mater und des Gehirnes selbst erfolgt war, fallen natürlich auch die Durchschüsse.

1. Die Fälle mit unverletzter Dura mater.

Krankengeschichte XXXV. 28jähr. Einj.-Freiw. R. O. 28. IX.—4. XI. Am 23. IX. durch Schrapnell verletzt. Verlor das Bewußtsein. Klagt, daß er seit der Verletzung einen benommenen Kopf habe. Die neurologische Untersuchung läßt keinerlei pathologischen Befund erkennen, mit Ausnahme einer Abschwächung der rechten Bauchdeckenreflexe. Stark verunreinigter Tangentialschuß der linken Scheitel-Hinterhauptgegend. — 28. IX. Operation (Oberstabsarzt Zuckerkandl) in Äthernarkose. Exzision der Hautwunde. Die anscheinend nicht verletzte Lamina externa weist an einer umschriebenen Stelle eine Mißfärbung auf. Trepanation. Nach Passage der Diploë federt die Lamina vitrea. Vergrößerung der Lücke. Weitgehende Splitterung der Lamina vitrea, so daß, um alle Splitter zu entfernen, die Knockenlücke auf Kronengröße erweitert werden muß. Nach Extraktion der Splitter erscheint ein ziemlich beträchtliches epidurales Hämatom. Ausräumung desselben. Die Dura erweist sich als unverletzt. Kochsalztupfer. Verband. — 6. X. Verbandwechsel. Geringe Sekretion der schön granulierenden Wunde. Pat. fühlt sich subjektiv bedeutend wohler. — 9. X., 10. X., 13. X., 20. X., 22. X., 24. X., 26. X. Verbandwechsel. — 28. X. Wunde durch Granulationen fast völlig verschlossen. Verband. — 1. XI. Verband. — Die Temperatur betrug am 30. IX. 37,6, erreichte späterhin gelegentlich 37,2, blieb schließlich ständig unter 37.

Ein Schrapnelltangentialschuß der Hinterhaupt-Scheitelgegend, der keine nervösen Erscheinungen außer einer Differenz der Bauchdeckenreflexe und subjektiv nur das Gefühl des Eingenommenseins im Kopfe erzeugt hatte, ließ eine äußerliche Verletzung des Knochens nicht erkennen. Die allgemeine Beschaffenheit der Wunde aber sowie eine eigenartige Verfärbung des Knochens veranlaßten die explorative Trepanation. Es fand sich eine weitgehende Splitterung der Lamina interna sowie ein epidurales Hämatom. Glatter Heilungsverlauf.

Krankengeschichte XXXVI. 19jähr. Inf. K. A. 25. X.—13. XI. Verletzt am 23. X. durch Schrapnell. Ob das Bewußtsein verloren ging, kann nicht festgestellt werden. Über dem linken Os parietale ein etwa 6 cm langer, ein wenig klaffender, etwas sezernierender Streifschuß. Die Umgebung der Wunde druckempfindlich. Bauchdeckenreflexe rechts schwächer, nur andeutungsweise vorhanden, sonst neurologisch kein Befund. Temperatur 37,5. — 26. X. Operation (Oberstabsarzt Zuckerkandl) in Äthernarkose. Bloßlegung nach Exzision der Hautwunde. Am Außenrande des Scheitelbeines eine Fissur. Trepanation und Erweiterung der Knochenlücke. Depression der ziemlich zahlreichen Splitter der Lamina vitrea, so daß die Dura vom Schädelknochen abgedrängt erscheint. Nach Entfernung der Splitter legt sie sich an. Sie ist unverletzt. Kochsalztupfer. Verband. — 27. X. Bauchdeckenreflexe beiderseits in gleicher Stärke auslösbar. Temperatur 37,5. — 28. X. Die Bauchdeckenreflexe sind rechts wieder bedeutend schwächer. Verbandwechsel. Entfernung des Tampons. Temperatur 37,3. — 29. X. Keine Differenz der Bauchdeckenreflexe mehr. — 1. XI. Verbandwechsel. — 3. XI., 5. XI. Verbandwechsel. — 12. XI. Verbandwechsel. Die Wunde ist mit reinen Granulationen erfüllt. Die Reflexdifferenz ist dauernd verschwunden. — Am 30. X. und den folgenden Tagen bis zum 4. XI. bestanden subfebrile Temperaturen, die indes nicht von der Wunde bedingt waren.

Ein Tangentialschuß durch Schrapnell über dem Scheitelbein erzeugte keinerlei neurologische Symptome, mit Ausnahme einer beträchtlichen Schwäche der Bauchdeckenreflexe auf der entgegengesetzten Seite. Nachdem durch die Operation der Druck auf die unverletzte Dura, den mehrere deprimierte Splitter der Lamina interna ausgeübt hatten, behoben worden war, glich sich die Reflexdifferenz aus. Sie trat im weiteren Verlauf neuerdings auf und verschwand wiederum nach Entfernung des bei der Operation eingelegten Tampons, um dann dauernd auszubleiben. Die Heilung erfolgte ohne Zwischenfall.

Krankengeschichte XXXVII. 20jähr. Inf. E. J. 6. XI.—27. XI. Wurde am 1. XI. durch Schrapnell am Kopf und am Gesäß verwundet. Über der rechten Stirn ein von oben außen nach innen unten verlaufender Streifschuß von etwa 3 cm Länge. Unter der Wunde ist eine Depression im Knochen zu tasten. Neurologisch o. B. — 6. XI. Operation in Äthernarkose (Oberstabsarzt Zuckerkandl). Bloßlegung der umschriebenen Depression des Os frontale. Trepanation. Entfernung mehrerer der unverletzten Dura aufliegender Splitter. Blutstillung durch Kompression. — 11. XI. Entfernung des Tampons. Verbandwechsel. — 13. XI. Abendtemperatur 38,2. Ohne Beschwerden. — 14. XI. Verbandwechsel. Wunde leicht sezernierend. Toilette. Abends 36,2. — 20. XI. Verbandwechsel. Temperatur andauernd normal. — 24. XI. Verbandwechsel. Wunde rein granulierend.

Bei einer durch Schrapnell bewirkten Depression des Os frontale fanden sich keine neurologischen Symptome vor. Doch deckte die Trepanation eine Splitterung der Lamina vitrea auf. Die Heilung ging gut von statten.

Krankengeschichte XXXVIII. 23jähr. Inf. O. P. 17. IX.—9. X. Verletzungsdatum unbekannt. Vielleicht vor 5 Tagen verletzt. Ebenso ist über die Art des Schusses keine Auskunft zu erhalten. Tangentialer Durchschuß der rechten Stirngegend, sezernierend; die beiden Schußöffnungen etwa 3—4 cm voneinander entfernt. Neurologisch o. B. — 17. IX. Operation (Oberstabsarzt Zuckerkandl) in Chloroform-Äthernarkose. Bloßlegung des Knochens. Es findet sich eine rinnenförmige Fraktur der Lamina externa und interna. Entfernung der Splitter und Vergrößerung der Knochenlücke, worauf noch weitere Splitter der Lamina vitrea hervorgeholt werden können. Dura unverletzt. Kochsalztupfer. Verband. — 25. IX. Entfernung des Kochsalztupfers. Verbandwechsel. — 27. IX. Wunde stark sezernierend. Verbandwechsel. Temperatur normal. — 29. IX. Wundsekretion geringer. Verbandwechsel. — 3. X. Verbandwechsel. Temperatur 37,4. — 4. X. Verbandwechsel. — 6. X. Verband. Wunde rein granulierend.

Ein neurologisch symptomlos verlaufender tangentialer Durchschuß der Stirne erweist sich bei der Operation als Rinnenfraktur sowohl der Lamina externa wie der interna, wobei die letztere noch in weiterem Umfange gesplittert ist. Heilung ohne Zwischenfall.

Krankengeschichte XXXIX. 35jähr. Inf. D. V. 17. IX.—9. X. Vor 5 Tagen verletzt durch Gewehrschuß über dem linken Scheitel. Streifschuß. Umgebung empfindlich. Wunde belegt. — 17. IX. Operation in Äthernarkose (Dr. Allers). Nach Bloßlegung des Knochens findet sich eine penetrierende Rinnenfraktur, der eine ziemlich weitgehende Splitterung der Lamina interna entspricht. Erweiterung der Knochenlücke mittels Lüerscher Zange. Entfernung der Splitter. Kochsalztupfer. Verband. Temperatur 37,5. — 27. IX. Entfernung des Kochsalztupfers. Verbandwechsel. Wunde granuliert bereits. — 8. X. Verband. Wunde rein. Verlauf fieberlos.

Eine Rinnenfraktur des Scheitelbeines, die keine neurologischen Symptome gesetzt hat, erweist sich bei der Operation als eine ziemlich weitgehende Splitterung. Glatte Heilung.

Krankengeschichte XL. 27jähr. Inf. M. G. 17. IX.—9. X. Am 11. IX. verletzt durch Schrapnell. Tangentialschuß über dem rechten Scheitelbein. Neurologischer Befund: geringe Fazialisdifferenz. Schwäche des linken Armes. Wunde etwa 4 cm lang, sezernierend. — 17. IX. Operation (Oberstabsarzt Zuckerkandl) in Äthernarkose. Es findet sich eine Impression einer etwa 20-Hellerstückgroßen Stelle der Lamina externa, in deren Umkreis eine Fissur. Das deprimierte Stück ist fest verkeilt. Es wird durch Meißelwirkung freigemacht und entfernt. Darunter eine ausgedehnte Splitterung der Lamina vitrea. Debridement nach Erweiterung der Knochenlücke. Dura unverletzt. — 20. IX. Temperatur 37,4. Verbandwechsel. Wunde rein. Starkes Ödem der Kopfschwarte. — 22. IX. Verbandwechsel. Entfernung des Kochsalztupfers. — 27. IX., 29. IX., 4. X. Verbandwechsel. Temperatur normal. Das Ödem der Kopfschwarte zurückgegangen. — 7. X. Verband. Wunde rein granulierend.

Durch Schrapnellwirkung entstand eine Impressionsfraktur der Lamina externa, der eine weit ausgedehntere Splitterung der Lamina vitrea entsprach. Auf neurologischem Gebiete wurden nur unbedeutende Ausfallserscheinungen gesetzt. Die Heilung ging anstandslos vonstatten.

Krankengeschichte XLI. 24jähr. Kanonier. M. G. 30. IX.—10. X. Verletzt am 25. IX. durch Schrapnell. Ein etwa 2 cm langer Streifschuß über der linken Lambdanaht. Die Umgebung nicht druckempfindlich. Neurologischer Befund negativ. — 1. X. Operation in Äthernarkose (Dr. Allers). In der Lamina externa eine Depression und Fissur. Die Trepanation läßt einen kleinen Splitter auf der unverletzten Dura finden. — 2. X. Verbandwechsel. Temperatur 37,5. — 5. X. Verbandwechsel. Temperatur 37,7. — 9. X. Verbandwechsel. Wunde rein heilend. Temperatur normal.

Bei einem neurologisch nicht suspekten Fall von Tangentialschuß findet sich eine Fissur und Impression der Lamina externa, der eine nur geringfügige Splitterung der inneren Tafel entspricht.

Krankengeschichte XLII. 23jähr. Inf. R. R. 17. IX.—16. X. Verletzt am 13. IX. durch Schrapnell. Tangentialschuß der linken Schläfengegend. Sezernierende Wunde von etwa $^1/_2$ cm Länge. Druckschmerzhaftigkeit der Umgebung. Neurologisch o. B. Bewußtseinsverlust durch den Schuß. — 17. IX. Operation in Äthernarkose. (Oberstabsarzt Zuckerkandl). Inzision in der Wunde. Es liegt ein Schrapnellfragment dem Knochen auf. Nach dessen Entfernung wird ein punktförmiger Defekt im Knochen sichtbar. Trepanation. Starke Splitterung der Lamina interna. Extraktion der Splitter nach entsprechender Erweiterung. Dura unverletzt. Kochsalztupfer. Verband. Temperatur normal. — 29. IX. Abendtemperatur 37,6. — 20. IX. Verbandwechsel. Es werden nur die oberflächlichen Schichten entfernt. Keine Sekretion. — 27. IX. Verbandwechsel. Entfernung der Tampons und der die Hautwunde verkleinernden Nähte. Temperatur normal. — 1. X. Verbandwechsel. — 6. X. Verbandwechsel. Wunde trocken, fast verheilt. — 13. X. Wunde geheilt. Kein Verband mehr.

Einer punktförmigen Öffnung der Lamina externa, über der noch das Schrapnellfragment liegt, entspricht eine sehr weitgehende Splitterung der Lamina interna. Die Dura war unverletzt. Neurologische Symptome fehlten.

Krankengeschichte XLIII. 21jähr. Inf. K. J. 29. VIII.—18. IX. Verletzt am 27. VIII. durch Gewehrschuß. Hellergroße Schußwunde an der Lambdanaht links nahe der Mitte. Hatte das Bewußtsein verloren. Neurologisch o. B. bis auf eine Differenz der Bauchdeckenreflexe. — 1. IX. Operation in Äthernarkose (Dr. Allers). Exzision der Hautwunde. Man findet eine Delle im Knochen mit einer von derselben ausgehenden 1,5—2 cm langen Fissur. Trepanation. Erweiterung der Knochenlücke. Entfernung eines großen, der Dura anliegenden und dieselbe vom Schädeldach abdrängenden Splitters der Lamina vitrea, etwa 2,5 × 1,5 cm groß. Die Dura ist unverletzt. Kochsalztupfer. Verband. — 11. IX. Wunde ganz rein. Verbandwechsel. — 15. IX. Wunde fast völlig durch Granulationen erfüllt.

Bei einer kleinen Delle der Lamina externa mit Fissur findet sich ein ziemlich großes ausgesprengtes Stück der Lamina vitrea der Dura anliegend, so daß dieselbe vom Schädeldach abgedrängt wird und sich erst nach Entfernung dieses Knochenstückes wiederum anlegt. Trotzdem also zweifellos ein gewisser Druck auf das Gehirn durch den Splitter ausgeübt sein mußte, fehlten alle Symptome von seiten des Nervensystems, bis auf die Abschwächung der rechtsseitigen Bauchdeckenreflexe.

Krankengeschichte XLIV. 29jähr. Inf. V. 28. VIII. — 25. IX. Verletzt am 25. VIII. durch Granate. Verlor durch mehrere Stunden des Bewußtsein. Über dem rechten Scheitelbein eine etwa kronengroße, unregelmäßig geformte, stark gequetschte Wunde. Neurologisch o. B. — 29. VIII. Operation (Oberstabsarzt Zuckerkandl) in Äther-Chloroformnarkose. Bloßlegung des Knochens nach Exzision der Hautwunde. Hellergroßer Defekt der Lamina externa. Nach Vergrößerung mit Meißel und Hammer kommt man auf ein deprimiertes, etwa kronengroßes Stück der Lamina vitrea. Nach Ausmeißelung eines entsprechenden Stückes kann das deprimierte Fragment entfernt werden. Die Dura darunter ist unverletzt und legt sich alsbald der knöchernen Decke an. Kochsalztupfer. — 16. IX. Verband. Wunde ganz rein. — 17. IX. Wunde mit Granulationen erfüllt. Verband.

Unter einer großen, übel aussehenden Wunde infolge von Granatverletzung findet sich ein kleiner Defekt in der Lamina externa und eine Absprengung eines etwa kronengroßen Stückes der Lamina vitrea, das auf die Dura drückte. Trotzdem bestanden keinerlei neurologische Symptome.

Krankengeschichte XLV. 23jähr. Inf. M. St. 29. VIII.—18. IX. Verletzt am 27. VIII. durch Schrapnell. Typischer Tangentialschuß über dem Scheitel. Zwei Wunden, etwa 3 cm voneinander entfernt, zerrissen, sezernierend. Subjektiv keine Beschwerden. Neurologisch außer einer allgemeinen Reflexsteigerung o. B. — 29. VIII. Operation (Oberstabsarzt Zuckerkandl) in Äther-Chloroformnarkose. Verbindung von Ein- und Ausschuß. Hellergroße, stark deprimierte Delle im Knochen. Der Defekt muß bedeutend vergrößert werden, um das ganze darunterliegende, über kronenstückgroße Fragment der Glastafel zu entfernen, das aus seiner Lage gerückt, fest unter den intakten Partien verkeilt ist und die Dura vom Knochen abdrängt. Dieselbe ist unverletzt. Jodoformgazetampon. — 31. VIII. Lüftung und Wechsel der äußeren Verbandschichten. Temperatur normal. — 5. IX. Entfernung des Jodoformgazetampons. Verband. Wunde rein. — 15. IX. Andauernd afebril. Reflexsteigerung geschwunden. Verband. — 18. IX. Verbandwechsel.

Durch Schrapnellschuß war ein tief deprimierter, aber kleiner Defekt der äußeren Knochentafel entstanden, während aus der inneren ein kronenstückgroßes Fragment ausgesprengt und unter den normalen Knochen verschoben und eingekeilt worden war. Die Dura war abgedrängt. Auf nervösem Gebiete bestand eine allgemeine Steigerung der Reflexe, die sich nach der Operation zurückbildete.

Krankengeschichte XLVI. 25jähr. Inf. K. J. 24. IX.—17. X. Verletzt am 18. IX. durch Schrapnell. Streifschuß über der linken Schläfenscheitelgegend von etwa 3,5 cm Länge, horizontal verlaufend. Neurologisch o. B. Kurzdauernder Bewußtseinsverlust. — 24. IX. Operation (Dr. Glas) in Äthernarkose. Exzision der Hautwunde. Im Knochen ein etwa linsengroßer Defekt. Erweiterung mittels Lüerscher Zange. Mehrere deprimierte Fragmente der Lamina vitrea werden entfernt. Kochsalztupfer. Verband. — 25. IX. Ziemlich starke Wundsekretion. Verbandwechsel. Temperatur 37,4. — 2. X. Wundsekretion gering. Verbandwechsel. Temperatur normal. — 9. X., 13. X., 16. X. Verbandwechsel. Andauernd afebril.

Typischer Fall von kleinem Defekt der Lamina externa und weiter gehender Splitterung der Lamina interna ohne neurologische Symptome. Glatte Heilung.

Krankengeschichte XLVII. 21jähr. Inf. Sk. J. 27. XI.—23. XII. Verletzt am 23. XI. durch Gewehrschuß. Verlor das Bewußtsein nicht. Schuß über der linken Hinterhauptscheitelgrenze von etwa Linsengröße, verklebt. Die Umgebung fluktuiert. Neurologisch o. B. bis auf Unsicherheit der Bewegungen im rechten Arm, die besonders bei seitlichen Exkursionen auffallen. — 28. XI. Operation (Dr. Allers) in Chloroformnarkose. Inzision, Extraktion zweier Splitter eines Geschoßmantels. Der Knochen ist dellenförmig imprimiert. Trepanation. Auf der Dura mehrere kleine Knochensplitter. Dura unverletzt. Verband. — 29. XI. Abendtemperatur 39,2. — 30. XI. Verbandwechsel. Wunde rein, nicht sezernierend. Temperaturabfall auf 36,7. — 2. XII. Morgentemperatur 37,7. Verbandwechsel. — 8. XII. Temperatur normal geblieben. Verbandwechsel. Toilette der Wunde. — 9. XII. 38,4 bis 37,5; 10. XII., 11. XII. normale Temperaturen. — 12. XII. Morgentemperatur 38. Verbandwechsel. — 16. XII. Verband. Wunde granuliert. — 22. XII. Verband. Fieberfrei geblieben.

Ein Gewehrschuß, bei welchem zwei Splitter des Mantels in den Weichteilen steckengeblieben waren, erzeugte einen kleinen Defekt der äußeren und nicht sehr beträchtlichen der inneren Tafel. Der Verlauf war durch mehrfache Temperatursteigerungen gestört, bei denen sich ein Zusammenhang mit den Wundverhältnissen aus dem Aussehen der Wunde zwar nicht erkennen ließ, die jedoch auf Verbandwechsel hin stets verschwanden.

Krankengeschichte XLVIII. 23jähr. Inf. P. F. 27. XI.—23. XII. Verletzt durch Gewehrschuß am 23. XI. War durch etwa 10 Minuten bewußtlos. Über dem rechten Tuber parietale etwa 2,5 cm lange, horizontal verlaufende, verklebte Wunde. Bei Druck auf die fluktuierende Umgebung entleert sich Eiter. Neurologisch o. B. bis auf allgemeine Reflexsteigerung. Temperatur 38,8. — 28. XI. Operation (Oberstabsarzt Zuckerkandl) in Äthernarkose. Starke phlegmonöse Schwellung der Kopfschwarte. Nach Bloßlegung kommt eine rinnenförmige Vertiefung von etwa 1 cm Länge zum Vorschein. Erweiterung mit Meißel und Hammer. Entfernung eines etwa 1,5 cm im Quadrat messenden Stückes der Lamina vitrea über der verletzten Dura. Verband. Abendtemperatur 38,8. — 29. XI. Temperatur 38,2—38,3. Verbandwechsel. — 30. XI. Temperatur 36,4 bis 37,5. Verbandwechsel. — 6. XII. Verbandwechsel. Fieber geschwunden seit 1. XII. — 9. XII. Verbandwechsel. Wunde mäßig sezernierend. — 16. XII. Verbandwechsel. Wundsekretion geringer. Toilette der Wunde. — 22. XII. Verband. Wunde mit reinen Granulationen erfüllt. Reflexe normal.

Ein Tangentialschuß durch Gewehrprojektil erzeugte eine rinnenförmige Vertiefung der Lamina externa mit Absprengung eines 1,5 mal 1,5 cm großen Fragmentes der Lamina interna. Außerdem bestand eine Phlegmone der Kopfschwarte; die hohen, dadurch bedingten Temperaturen gingen unter häufigem Verbandwechsel stufenweise in 3—4 Tagen zurück. Neurologische Symptome bestanden nicht, nur Reflexsteigerung.

Krankengeschichte XLIX. 20jähr. Inf. Z. M. 2. IX.—3. X. Verletzt am 1. IX. Über das Projektil vermag Pat. keine Auskunft zu geben. Etwa 5 cm lange Rißwunde mit tastbarer Knochendepression über der Stirn. Neurologisch o. B. — 4. IX. Operation (Oberstabsarzt Harmer). Freilegung des Knochens. Entfernung von Knochensplittern. Naht. Verband. — 14. IX., 22. IX., 30. IX., 2. X. Verbandwechsel. Wunde verheilt.

Bei einem Streifschuß über der Stirn mit Impression der äußeren und Splitterung der inneren Tafel fehlten alle Symptome von seiten des Nervensystems.

Krankengeschichte L. 36jähr. E.-Fr. A. A. 31. VIII.—5. X. Verletzt am 29. VIII. durch Schrapnell. Streifschuß von etwa 4 cm Länge über der rechten Scheitelgegend. Vollkommene schlaffe Hemiplegie links; nur die Finger können ganz wenig bewegt werden, und die Gesichtsmuskulatur ist nur in geringem Ausmaße mitbetroffen. Verlor nach der Verletzung das Bewußtsein[1]). — 31. VIII. Operation (Oberstabsarzt Zuckerkandl) in Äthernarkose. Exzision der Hautwunde. Bloßlegung des Knochens, der äußerlich keine Veränderung erkennen läßt. Trepanation. Es findet sich ein extradurales Hämatom und Splitterung der Lamina interna. Die Splitter sind im Hämatom eingebettet. Vergrößerung der Knochenlücke. Entfernung der Splitter und tunlichste Ausräumung des Hämatoms. Toilette der Wunde. Kochsalztupfer. Verband. — 1. IX. Zustand unverändert. — 4. IX. Zustand unverändert. — 8. IX. Verbandwechsel. Wunde rein. Subjektiv Wohlbefinden. — 19. IX. Leichte Besserung. Die Beweglichkeit der Finger hat etwas zugenommen. Verbandwechsel. Dabei ziemlich starke Blutung. Tamponade. — 22. IX. Verbandwechsel. Wunde granuliert. Die Hemiparese ist im Rückgang begriffen. Die Finger sind gut beweglich. Die Beugung und Streckung im Ellbogengelenk gelingt ebenfalls, wenn auch die motorische Kraft noch äußerst gering ist. Auch im Hüftgelenk und Knie sind Bewegungen möglich. Die Sehnenreflexe sind nachweisbar. Bewegungen der Zehen sind unmöglich. — 30. IX. Verbandwechsel. Weiterer Rückgang der Hemiparese. Auch die Zehen können bereits bewegt werden. Pat. beginnt mit Unterstützung zu gehen. — 4. X. Verbandwechsel. — Eine schriftliche Mitteilung von Anfang November berichtete von weitgehender Besserung, die einer Wiederherstellung fast gleichkomme.

Es handelt sich hier um einen Streifschuß durch Schrapnell, der keinerlei äußerlich sichtbare Knochenverletzung gesetzt hatte. Doch wies die bestehende Hemiplegie auf weitergehende Veränderungen hin. In der Tat ergab die Trepanation neben einer Splitterung der Lamina interna ein beträchtliches, der unverletzten Dura aufliegendes Hämatom. Nach der Entfernung der Knochensplitter und möglichst voll-

[1]) Nicht unwichtig scheint es, daß dieser Patient von der betreffenden Sanitätsanstalt in der Front uns mit der Diagnose: Kopfstreifschuß, Quetschung des linken Beines, zugegangen ist.

kommener Ausräumung des Hämatoms gingen die nervösen Ausfallserscheinungen rasch zurück. Nach etwa 4 Wochen war die Innervation sämtlicher Muskelgebiete der betroffenen Körperhälfte wieder möglich, und 2 Monate später konnte der Kranke über eine fast vollkommene Wiederherstellung berichten.

Krankengeschichte LI. 29jähr. Inf. T. M. 4. IX.—5. X. Verletzt am 1. IX. durch Granate. Verlor bei der Verletzung das Bewußtsein. Tangentialer Durchschuß der Kopfschwarte über dem linken Scheitel. Neurologisch o. B. Doch fällt Pat. durch ein eigenartig apathisches Wesen auf. — 6. IX. Operation (Oberstabsarzt Zuckerkandl) in Äthernarkose. Verbindung von Ein- und Ausschuß. Dem letzteren entsprechend findet sich fest in den Knochen eingepreßt ein kleiner Granatsplitter von unregelmäßiger Form. Derselbe wird ausgemeißelt. Nach Vergrößerung der Knochenlücke kommen mehrere Splitter der Lamina interna zum Vorschein, welche der unverletzten Dura aufliegen. Debridement. Tamponade mit Kochsalztupfer. Verband. — 11. IX. Verbandwechsel. Wunde rein. Psychisch vollkommen frei. Die Antworten erfolgen im Gegensatz zu früher prompt, die Bewegungen sind energisch, rasch. — 25. IX. Verbandwechsel. Wunde granuliert. — 2. X., 4. X. Verbandwechsel.

Ein Tangentialschuß durch Granatsplitter hinterließ einen fest in den Knochen eingebohrten Metallteil, nach dessen Entfernung ein kleiner Knochendefekt mit beträchtlicherer Splitterung der Glastafel sichtbar wurde. Eine zur Zeit der Aufnahme bestehende Apathie mit Verlangsamung der Bewegungen und Reaktionen verschwand im Verlaufe der glatten Heilung vollkommen.

Krankengeschichte LII. 26jähr. Inf. S. S. 12. I.—26. I. Verletzt am 3. I. durch Gewehrschuß. Verlor das Bewußtsein nur auf einen kurzen Augenblick. Einschuß linsengroß, etwa 3 cm von der Mittellinie an der linken Hinterhauptshälfte in der Höhe der Protuberantia occipitalis externa. Ausschuß etwas größer über der Protuberanz. Intensive Druckempfindlichkeit des stark infiltrierten Schußkanalbereiches. Kopfschmerzen und Schwindelgefühl. Apathisches, deprimiertes Wesen. Langsamkeit der sprachlichen und motorischen Reaktionen. Neurologischer Befund: Fazialisdifferenz zuungunsten der rechten Seite. Schwankender Gang, mit Tendenz nach links zu fallen. Keine ausgesprochene, zeitweise angedeutete Abweichung nach links beim Gehen mit geschlossenen Augen. — 13. I. Operation in Äthernarkose (Dr. Allers). Verbindung der Schußöffnungen. Aus den Weichteilen werden mehrere Mantelsplitter entfernt. Der äußerlich intakte Knochen ist bläulich verfärbt. Trepanation. Medial und unterhalb der Schußrichtung stößt man auf ein ziemlich starkes extradurales Hämatom, das ausgeräumt wird. Anscheinend keine Splitterung des Knochens. Verkleinerung der Hautwunde durch zwei Nähte. Kochsalztupfer. Verband. — 20. I. Andauernd normale Temperaturen. Verbandwechsel. Entfernung der Nähte. — 26. I. Verbandwechsel. Fieberfrei. Kein Schwindel mehr und kein Schwanken beim Gehen; macht einen freien Eindruck. Fazialisdifferenz besteht fort.

Wir sehen hier durch einen tangentialen Durchschuß am Hinterhaupt ohne Splitterung des Knochens ein starkes epidurales Hämatom entstehen, das undeutliche Kleinhirnerscheinungen erzeugte. Die beobachtete Differenz in der Fazialisinnervation ist wohl als akzessorisch aufzufassen, da sie im Gegensatz zum Schwindel und den leichten

Gleichgewichtsstörungen nach der Operation nicht verschwand. Auch das apathische Gehaben und die allgemeine Reaktionsverlangsamung gingen nach der Druckentlastung schnell zurück.

Krankengeschichte LIII. 20jähr. Inf. R. M. 23. IX.—17. X. Verletzt am 14. IX. durch Schrapnell. Über der Stirnscheitelgrenze ein fistelnder Schuß. Neurologisch o. B. War bewußtlos gewesen. — 24. IX. Operation (Dr. Allers) in Chloroform-Äthernarkose. Nach der Bloßlegung des Knochens findet sich eine leichte dellenförmige Vertiefung im Knochen. Trepanation. Es kommt ein epidurales Hämatom mit fibrinösen Auflagerungen zum Vorschein, in dem ein etwa 0,5×0,2 cm großer Splitter eingebettet liegt. Die Dura ist unverletzt. Kochsalztupfer. Verband. Temperatur abends 37,7. — 2. X. Verbandwechsel. Keine Temperatursteigerung seit 26. IX. mehr. — 11. X. Verbandwechsel. Wunde rein granulierend. — 16. X. Verband.

Bei einem Tangentialschuß, der keine nervösen Symptome erzeugt hatte, ließ die Wundbeschaffenheit (sezernierende Fistel am 9. Tage) auf eine schwerere Veränderung in der Tiefe schließen. Die Operation deckte eine Delle der Lamina externa und eine Absprengung eines Splitters der Lamina interna auf, nebst einem bereits mit fibrinösen, organisierten Auflagerungen vergesellschafteten extraduralen Hämatom. Glatte Heilung.

Krankengeschichte LIV. Inf. W. A. 29. III.—10. V. Verletzt am 22. III. durch Gewehrschuß. Einschuß an der Innenfläche des linken Ohres. Streifschuß von unten außen nach oben innen, 6 cm lang über der linken Hinterhauptshälfte. Am Grunde der Wunde liegt der des Periostes entblößte Knochen zutage, außen unten sieht man einen etwa erbsengroßen Defekt im Knochen. War bewußtlos geworden. Neurologischer Befund negativ, mit Ausnahme von Unsicherheit beim Gehen, mit Abweichen nach links beim Gehen mit geschlossenen Augen und Adiadochokinese der linken oberen Extremität. Zeigeversuche infolge mangelnder Aufmerksamkeit des Pat. nicht ausführbar. Macht einen leidenden, apathischen Eindruck. Keine wesentlichen subjektiven Beschwerden. — 31. III. Operation (Oberstabsarzt Zuckerkandl) in Äthernarkose. Exzision der Hautwunde. Der Knochendefekt erweist sich als etwa 10-Heller-Stück groß. Erweiterung mit Lüerscher Zange. Entfernung einer 1,5×2 cm großen, die Dura vom Knochen abdrängenden, abgesprengten Platte der Lamina interna. Die Dura von wenigen fibrinösen Auflagerungen bedeckt, unverletzt. Abendtemperatur 37,8. — 3. IV. Verbandwechsel. Wunde rein. Deutliche Pulsation der der Knocheninnenfläche anliegenden Dura mater. — 10. IV. Der Knochendefekt beginnt sich zu verkleinern. Die nervösen Symptome bestehen noch. Pat. psychisch frei, lebhafter als früher. — 20. IV. Wundgrund fast völlig von Granulationen verschlossen. Ein kleiner Knochensplitter, der in denselben steckt, wird entfernt. Verband. — 1. IV. Wunde von Granulationen erfüllt. — 3. V. Subjektiv Klagen über Schwindel und Unsicherheit beim Gehen. Objektiv keine Gleichgewichtsstörungen und keine Adiadochokinese mehr nachweisbar.

Bei einem am 10. Tage nach der Verletzung operierten Tangentialschuß der Hinterhauptsgegend findet sich ein deprimiertes, die Dura abdrängendes Fragment der Glastafel neben fibrinösen Auflagerungen auf der Dura. Es bestanden Kleinhirnsymptome (Abweichen beim Gehen, Adiadochokinese), die im Laufe der Wochen verschwanden.

Der Kranke machte anfangs einen schwer leidenden Eindruck, erholte sich aber nach der Operation bald.

Krankengeschichte LV. 24jähr. Korp. E. J. 16. XII.—26. XII. Verletzt am 4. XII. durch Schrapnell. Über der rechten Hinterhauptshälfte eine tiefe, bis auf den teilweise vom Periost entblößten Knochen reichende, die Mittellinie nach links um etwa zwei Querfinger überschreitende, etwa 9 cm lange, horizontal verlaufende Wunde, in deren linken oberen Winkel ein hellergroßer, unregelmäßig geformter Knochendefekt sichtbar ist. In der Tiefe desselben liegen nicht pulsierende, nekrotische Massen. Neurologischer Befund: Lidspaltendifferenz, linke weiter. Abduzensschwäche links. Beim Gehen mit geschlossenen Augen Abweichen nach links. Adiadochokinese rechts. Vorbeizeigen des linken Armes vom Schultergelenk aus nach links. Beim Gehen fällt eine Differenz in der Haltung der Beine auf, indem das linke steifer und unsicherer erscheint. Ebenso werden seitliche Exkursionen des linken Armes mit geringerer Sicherheit ausgeführt. Pat. ist leicht benommen, stumpf, deprimiert. Eine Auffassungserschwerung besteht nicht. — 17. XII. Operation in Äther-Chloroformnarkose (Dr. Allers). Entfernung zahlreicher Knochensplitter der Lamina externa und interna nach Erweiterung des Defektes. Die Knochensplitter sind verschiedenartig übereinander und unter dem Schädeldach verkeilt. Der Sinus transversus, der im unteren Wundrand verläuft, ist von einem der Splitter durchbohrt und blutet nach dessen Entfernung. Koagulentamponade. Verband. — Nachmittags starke Wundsekretion, aber keine Blutung. Temperatur 38,2. — 19. XII. Temperatur 39,2—39,7. Verbandwechsel. — 20. XII. Verbandwechsel. Der Wundgrund pulsiert nicht. Lumbalpunktion: Es entleert sich ohne Drucksteigerung trüber Liquor, der reichlich polynukleäre Leukozyten und vereinzelte, vielleicht dem Ependym angehörende Zellen enthält. Bakteriologisch (Prof. Dr. Kučera) lassen sich grampositive Streptokokken nachweisen. Temperatur 38,7—40. — 21. XII. Verbandwechsel. Wunde unverändert. Temperatur 38—39,8. — 22. XII. Temperatur 39,8—40. — 23. XII. In der Tiefe des nicht pulsierenden Wundgrundes kommt unter dem oberen Wundrand ein neuer, federnder Knochensplitter zum Vorschein. Eitersekretion. Verband. Temperatur 38,9—39,7. — 24. XII. Motorische Kraft des linken Armes bedeutend geringer als des rechten. Bauchdeckenreflex links schwächer als rechts. Die P.-S.-R. nicht auszulösen. Keine Nackensteifigkeit. Kein Kernig. Psychisch stumpf, apathisch. Nachts ruhig. Operation (Dr. Allers) in Äther-Chloroformnarkose. Entfernung des vorgetretenen Knochensplitters nach geringer Erweiterung des Defektes. Der Splitter, etwa 1,5 qcm groß, läßt die Sinusfurche deutlich erkennen. Eine fluktuierende Stelle erweist sich bei Inzision als eine größere Ausbuchtung des Sinus. Tamponade. Verband. Temperatur 38,6—40. — 25. XII. Zunehmende Benommenheit. Der Strabismus ist stärker geworden. Pat. ist delirant. Zupft an den Decken. Hält Gegenstände, die er zufällig in die Hand bekommt, krampfhaft fest. Zerknittert Papier, redet viel und unverständlich vor sich hin. Reagiert auf Anruf nicht. Große nächtliche Unruhe. Beruhigung auf 4,0 g Chloralhydrat als Klysma. Temperatur 38—39,5. — 26. XII. Zustand unverändert. Morgentemperatur 39. Nachmittags Koma. Abends Exitus letalis bei einer Körpertemperatur von 40,5. — Obduktionsbefund (Reg.-Arzt Priv.-Doz. Dr. Goldzieher). — 27. XII.: Am Hinterhaupt in der Höhe des Sinus links der Mittellinie ein Zwei-Kronen-Stück großer Defekt im Knochen. Die korrespondierende Stelle der Dura mit frischen Granulationen bedeckt, zwischen welchen angeheilte Knochensplitter fühlbar sind. Die Innenfläche der Dura zeigt an dieser Stelle kleine Ausbuchtungen, doch ist die Kontinuität überall erhalten. Die entsprechende Stelle des linken Hinterhauptlappens ist an der Oberfläche injiziert, an einer etwa bohnengroßen Stelle ganz oberflächlich erweicht. Ein etwas größerer Erweichungsherd findet sich in der Nachbarschaft des linken Lobus olfactorius. Auf der Hirnbasis, besonders an der Brücke und beiderseits davon, starke fibrinöse Infiltration der Meningen, wahrscheinlich älter als 8 Tage. Seröse Durchtränkung der Meningen über den Fossae Sylvii. Die Ventrikel enthalten eine stark getrübte Flüssigkeit.

Bei einem Tangentialschuß über das Hinterhaupt fand sich eine weitgehende Splitterung, wobei durch die Splitter der Sinus transversus mehrfach verletzt war. Infolge des Alters der Verletzung, die erst am 14. Tage zur Operation kam, waren vereinzelte Splitter bereits mit der Dura verwachsen. Die Verletzung setzte mannigfache nervöse Symptome. Einmal solche, die auf das Kleinhirn zu beziehen sind (Adiadochokinese, Abweichen beim Gehen, Vorbeizeigen), sodann solche, die auf die Hirnbasis hinweisen (Strabismus), und endlich entstanden im weiteren Verlaufe auch Symptome von seiten der Konvexität (Parese, Reflexdifferenz). Wies schon das Entstehen der letzteren auf einen progredienten, also vermutlich meningitischen Prozeß hin, so wurde diese Annahme durch den Liquorbefund (polynukleäre Pleozytose) zur Sicherheit. Trotzdem nun eine basale Meningitis in der Tat, wie die Autopsie zeigte, bestand und sogar wahrscheinlich noch vor der ersten Operation entstanden war, erwies sich die Dura als unverletzt. Der Pyozephalus war in diesem Falle nicht etwa durch die Progredienz eines Hirnabszesses in die Tiefe entstanden, sondern hatte sich offenbar erst sekundär an die Infektion der Leptomeninx angeschlossen. Die Hirnsubstanz war nur an zwei umschriebenen Stellen unbedeutend verändert.

Bemerkenswert ist hier, wie später noch des weiteren auszuführen sein wird, daß trotz Intaktheit der Dura infolge der Splitterung und Infektionsmöglichkeit sich eine letale Meningitis entwickeln konnte.

Krankengeschichte LVI. 19jähr. Inf. V. J. 19. XII.—19. I. Verletzt am 15. XII. Verlor das Bewußtsein auf kurze Zeit. Kann nicht angeben, welcher Art das Projektil war. Tangentialer Durchschuß von links oben nach rechts unten am Hinterhaupt. Neurologischer Befund: Sehr geringe motorische Kraft in den oberen Extremitäten, die links noch bedeutend schwächer ist. Doch können beide Arme bis zur Vertikalstellung gehoben werden. Allgemeine Reflexsteigerung. Psychisch auffallend durch große Apathie, Stumpfheit, Verlangsamung der Reaktionen, Erschwerung der Auffassung, zögernde Sprache. Leidender Ausdruck. — 19. XII. Operation (Dr. Allers) in Äther-Chloroformnarkose. Der bloßgelegte Knochen zeigt eine etwa 3 cm lange Impression. Trepanation. Eine Splitterung der Lamina interna wird nicht gefunden, hingegen ein ziemlich beträchtliches epidurales Hämatom, das ausgeräumt wird. Unter demselben erscheint die Dura mißfarben und vorgetrieben. Spaltung derselben. Altes, verändertes Blut mit Hirnbrei untermischt strömt unter Druck aus. Die Knochenlücke wird erweitert, bis überall normale, nicht mit Auflagerungen bedeckte Dura sichtbar ist. Am unteren Wundrand verläuft der Sinus transversus. Kochsalztupfer. Verband. — 20. XII. Verbandwechsel. Hirn im Knochenniveau, pulsiert nicht. Lumbalpunktion: Unter ziemlichem Druck entleert sich klarer Liquor. Es werden etwa 20 ccm abgenommen. Der Liquor enthält weder Zellen noch Mikroorganismen. — 21. XII. Verbandwechsel. Wundzustand unverändert. Pat. ist freier, reagiert prompt und fühlt sich wohl. Reflexe gesteigert. Temperatur stets normal. — 23. XII. Verbandwechsel. Hirn nicht pulsierend, etwas vorgetrieben. Keine Sekretion. — 26. XII. Verbandwechsel. Pulsierender, kleiner Hirnprolaps. — 28. XII. Verbandwechsel. — 1. I. Verbandwechsel. Wunde durch Granulationen erfüllt, der Grund stark pulsierend. Toilette. Reflexe von normaler Stärke. Psychisch frei. — 6. I. Verbandwechsel. — 11. I. Verbandwechsel und Toilette der Wunde. Granulationen rein, am Wundgrund deutlich pulsierend. Normale Temperaturen. — 18. I. Verbandwechsel.

Bei einem tangentialen Durchschuß am Hinterhaupte fand sich eine allgemeine Reflexsteigerung neben einer auffallenden Schwäche in der Muskulatur der oberen Extremitäten. Außerdem bestand eine bemerkenswerte psychische Störung, die sich in Apathie, Verlangsamung aller Reaktionen und Auffassungserschwerung kundgab. Bei der am 5. Tage vorgenommenen Operation wurde nur eine Impression des Knochens, aber keine Splitterung gefunden. Dagegen war ein starkes, extradurales Hämatom entstanden, unter welchem die Dura vorgetrieben und verfärbt erschien. Daher wurde die Dura gespalten, und es entleerte sich Hirnbrei nebst altem, verändertem Blute. Da die Verletzung in unmittelbarer Nähe des Sinus transversus gelegen war, darf man sich vielleicht vorstellen, daß derselbe durch die bei dem Schusse gesetzten Durchbiegung der knöchernen Schädelkapsel beschädigt wurde und sowohl extra- als intradural Blut entleert hat. Jedenfalls zeigt dieser Fall, daß schwere Hirnveränderungen vorliegen können, ohne daß der Knochen zersplittert wäre.

Der weitere Verlauf war ein günstiger. Die nervösen Erscheinungen verschwanden, und die Wunde heilte. Die Reflexsteigerung muß wohl als Ausdruck des allgemeinen Hirndruckes angesehen werden. Welche Bewandtnis es mit der starken Herabsetzung der motorischen Kraft beider oberer Extremitäten, vornehmlich aber der linken hat, ist kaum zu entscheiden.

Krankengeschichte LVIa. 20jähr. Inf. G. L. 25. X.—29. X. Wurde am 24. X. durch Gewehrschuß verletzt. Verlor das Bewußtsein. Am Hinterhaupte in der Mittellinie eine etwa 2 cm lange Einschußwunde, rechts vor der Lambdanaht eine 4 cm lange Ausschußwunde. Neurologischer Befund: Linksseitige homonyme Hemianopsie. Anisokorie; die linke Pupille ist etwas weiter. Pat. klagt über Augenschmerzen. Apathisch, indolentes Wesen, leicht deprimiert, sehr langsam. — 26. X. Operation in Äthernarkose (Oberstabsarzt Zuckerkandl). Verbindung der Schußöffnungen nach Exzision der Wundränder. Am Knochen eine leichte Depression mit Fissur in der Richtung des Schußkanales. Trepanation mit Meißel und Hammer. Eine starke und große Platte der Lamina vitrea ist deprimiert. Sie wird durch Erweiterung des Knochendefektes befreit und entfernt. An einer umschriebenen Stelle erscheint die Dura gequetscht und blau durchschimmernd. Nach Spaltung derselben quillt massenhaft Blut und Hirnbrei unter Druck hervor. Das Hirn beginnt zu pulsieren. Kleiner Hirnprolaps. Kochsalztupfer. Verband. — 27. X. Hemianopsie besteht unverändert fort. Psychisch keine Änderung. Temperatur 37—38,2. — 28. X. Verbandwechsel. Keine Zunahme des Prolapses. — 29. X. Temperatur 38,1—38,8. Pat. wird nachts sehr unruhig. Ist benommen. Spontaner

Harnabgang. Hemianopsie unverändert. Hemiparese links. Verbandwechsel. Größere Mengen von Hirnbrei quellen vor. — Nachmittags Exitus letalis im Koma. — 30. X. Autopsie (Reg.-Arzt Priv.-Doz. Dr. Goldzieher): Pachymeningitis haemorrhagica der rechten Hirnhemisphäre. Verletzung des rechten Okzipetallappens in einer bedeutend den Umfang der Knochenläsion überschreitenden Ausdehnung.

Bei diesem Kranken handelte es sich um einen tangentialen Durchschuß über der Hinterhauptsschuppe, der nur eine geringe Fissur und Depression der Lamina externa erzeugt und von der Lamina vitrea ein großes, plattenförmiges Fragment ausgesprengt hatte. Die Dura erwies sich als unverletzt, zeigte aber ein blaues und gequetschtes Aussehen. Dieser Befund zusammen mit den bestehenden nervösen Ausfallserscheinungen (Hemianopsie) veranlaßte die Spaltung der Dura, worauf verflüssigte Hirnmasse und Blut unter Druck hervorquollen. Eine Besserung weder der neurologischen Symptome noch des apathisch indifferenten Wesens kam nicht zustande. Vielmehr ging die Apathie rasch in Benommenheit über. Das Vorquellen von Hirnbrei dauerte beim Verbandwechsel an. Pat. wurde nachts unruhig, dann komatös und starb am 4. Tage nach der Operation. Die Autopsie zeigte, daß die Zertrümmerung des Hirngewebes im Bereiche des Hinterhauptlappens weit über den Umfang der Knochenläsion oder der sichtbaren Duraveränderungen hinausging. Über der ganzen rechten Hirnhemisphäre bestand eine frische hämorrhagische Pachymeningitis. Mit diesem Prozesse dürfte wohl z. T. die Temperatursteigerung zusammengehangen haben.

Krankengeschichte LVIb. 31 jähr. Inf. W. W. 5. II.—1. III. Wurde am 20. I. durch Schrapnell verletzt; verlor das Bewußtsein. Lappenförmiger Abriß der Kopfschwarte der Regio praecentralis rechts entsprechend. Neurologischer Befund: Fazialis links, auch im Bereiche der Stirne schwächer. Sehnenreflexe und grobe Kraft der linken oberen Extremität beträchtlich geringer als rechts. Patellarsehnenreflex und Achillessehnenreflex rechts schwächer. Bauchdeckenreflexe beiderseits schwach. Fußsohlenreflexe beiderseits plantar. In der Zunge nahe der Spitze am rechten Rande eine frische Bißwunde. Apathisches Wesen, klagt über Eingenommensein. — 5. II. Morgens generalisierter epileptiformer Anfall; Schaum vor dem Munde, Zyanose. Pupillen lichtstarr. Im Anfall die Augen nach rechts gerichtet. Auch unmittelbar nach dem Anfall kein Babinski. Dauer etwa 2 Minuten. Bewußtseinsverlust, der den Anfall etwa um 5 Minuten überdauert. — Pat. gibt an, an den Anfällen seit der Verletzung zu leiden, bisher etwa neun Anfälle gehabt zu haben. Keine Aura. — Operation (Oberstabsarzt Zuckerkandl) in Äthernarkose. Bloßlegung des Knochens, der eine umschriebene verfärbte Stelle und eine kleine Fissur zeigt. Trepanation mit Meißel und Hammer. Mehrere kleine deprimierte Splitter der Lamina vitrea. Erweiterung des Knochendefektes. Extraktion der Splitter. Starkes epidurales Hämatom, das nach Tunlichkeit ausgeräumt wird. Partielle Naht der Hautwunde. Kochsalztupfer. Verband. — 6. II. Verbandwechsel. Temperatur normal. — 10. II. Verbandwechsel. Kein Krampfanfall mehr, nur einmal Zuckungen im linken Bein ohne Bewußtseinsverlust. — 13. II. Vollkommenes Wohlbefinden. Verbandwechsel. Entfernung der Nähte. Wunde rein granulierend. Motorische Kraft der linken oberen Extremität bedeutend gebessert.

Keine Reflexdifferenz mehr nachweisbar. — 20. II. Andauerndes Wohlbefinden. Keinerlei Anfall, auch kein abortiver, mehr aufgetreten. Verbandwechsel. Wunde rein granulierend. — 25. II. Verbandwechsel. Andauerndes Wohlbefinden. Temperaturen normal. — 28. II. Verbandwechsel. Wunde verschlossen.

Es handelt sich hier um eine Schrapnellverletzung, die etwa in der Gegend des Sulcus praecentralis, und zwar seinem oberen Anteil entsprechend äußerlich eine geringe Depression, Verfärbung und Fissur des Knochens bewirkt hatte. Als der Verletzte am 17. Tage nach der Verwundung in unsere Beobachtung gelangte, zeigte er nebst Halbseitenerscheinungen epileptiforme Anfälle, deren einer sich unter unseren Augen abspielte. Er gab an, vor der Verletzung niemals an ähnlichen Anfällen gelitten zu haben. Die Trepanation deckte eine Splitterung der Lamina interna und ein ziemlich starkes epidurales Hämatom auf.

Während der Kranke vor der Operation ungefähr neun Anfälle gehabt, also etwa jeden zweiten Tag einen solchen erlitten hatte, blieben dieselben nach der Operation vollkommen aus. Nur einmal kam es zu einer Andeutung eines Jackson-Anfalles im Bereiche der unteren Extremität.

Auch die hemiparetischen Erscheinungen gingen nach der Operation rasch zurück, wie auch das anfänglich gedrückte Wesen des Kranken bald einem frischen und lebhaften bei vollkommenem subjektiven Wohlbefinden Platz machte.

Es folgen hier zwei Krankengeschichten, bei welchen auch während der Operation nicht mit Sicherheit festgestellt werden konnte, ob die Dura mater unverletzt geblieben war oder nicht. Vermutlich war sie wohl unbeschädigt. In der weiteren Verarbeitung werden diese beiden Fälle der eben behandelten Gruppe zugezählt werden.

Krankengeschichte LVII. 19jähr. Drag. W. A. 10. XI.—19. XII. Wurde am 18. X. durch Säbelhieb verletzt. Am Hinterhaupt eine etwa 8 cm lange, quergestellte Hiebwunde, die von einem basalwärts gestielten, stark granulierenden Lappen gedeckt wird und beträchtlich eitert. Neurologischer Befund: Nystagmus beim Blick nach links. Starker Drehschwindel bei Bewegungen im Sinne von rechts nach links. Keine Hemianopsie. Keine Reflexdifferenzen. Keine Adiadochokinese. Zeigeversuche normal. — 11. XI. Operation (Oberstabsarzt Zuckerkandl) in Äthernarkose. Nach Abhebung des Hautlappens liegt ein die ganze Dicke des Knochens umfassendes Knochenfragment lose in der Wunde, das entfernt wird. Der Defekt in der Hinterhauptschuppe ist durch Granulationen erfüllt, so daß der Zustand der Dura nicht festgestellt werden kann. Lockere Naht. Drainage. Verband. — 12. XI. Verbandwechsel. Teilweise Entfernung der Nähte wegen hoher Temperatur. — 13. XI. Entfernung der restlichen Nähte. Wunde belegt, mit Blutkoagula erfüllt. Reinigung. Kochsalztupfer. Verband. Temperatur normal. — 14. XI. Verbandwechsel. Ziemlich starke Blutung aus der Schädelschwarte. — 16. XI., 22. XI., 8. XII. Verbandwechsel. — 17. XII. Verbandwechsel. Wunde granuliert rein. Nystagmus noch vorhanden. Schwindel geschwunden. Subjektives Wohlbefinden.

Ein Fall von Säbelhieb über das Hinterhaupt mit Abtrennung eines kalottenförmigen Fragmentes des Os occipitale kam erst am

23. Tage nach der Verletzung zur Operation. Das Fragment lag lose dem mit Granulationen erfüllten Knochendefekt auf. Es bestanden Nystagmus und Schwindel. Mit Sicherheit ließ sich die Intaktheit der Dura nicht feststellen. Glatte Heilung nach vorübergehendem, durch Retention bedingten Fieber.

Krankengeschichte LVIII. 25jähr. Ob.-Leutn. Sz. B. 15. IX.—13. XI. Wurde am 6. IX. verletzt durch Schrapnell. Verlor das Bewußtsein nicht. 3 cm lange Rißwunde hinter der linken Stirnschläfengrenze. Keine subjektiven Beschwerden. Neurologisch o. B. Temperatur normal. — 16. IX. Operation (Oberstabsarzt Zuckerkandl) in Äthernarkose. Inzision in der Wunde. In der Tiefe erscheint ein hellergroßer, unregelmäßig geformter Knochendefekt. Erweiterung mit Meißel und Hammer. Mehrere deprimierte Splitter der Lamina externa und zahlreichere der Lamina interna werden entfernt. Es erscheint ein extradurales Hämatom. Da die Dura mit festhaftenden Auflagerungen bedeckt ist, kann ihre Unverletztheit nicht mit Sicherheit festgestellt werden. Versorgung der Wunde. Fixationsverband mit Gipsschiene. — 20. IX. Abnahme der Schiene. Verbandwechsel. Wunde rein. In der Umgebung Ödem. Temperatur 38. — 21. IX. Temperatur 37,2—38,1. Eiterretention hinter den Nähten. Entfernung derselben. Verbandwechsel. — 22. IX. Temperatur 37,2—37,7. Am hinteren Wundrande, über und unter der Ohrmuschel, ist ein Abszeß aufgetreten, der in der Kopfschwarte lokalisiert ist. Verbandwechsel. Kein Hirnprolaps. Operationswunde rein. — 24. IX. Temperatur normal. — 25., 26., 27., 28., 29. IX. Verband. — 30. IX. Temperatur 38—40. Aus dem Abszeß kann eine Schrapnellkugel extrahiert werden. Verband. — 1. X. Temperatur 38—38,2. Verbandwechsel. — 2. X. Temperatur 38,2—39,7. Verbandwechsel. — 3. X. Temperatur 38,3—39. Verbandwechsel. — 4. X. Temperatur 40—39,5. Verbandwechsel, wobei in der Operationswunde ein etwa 1,5 qcm großer Knochensplitter auftaucht, der leicht extrahiert werden kann. Dahinter Eiterretention. Suspekte Rötung und Schwellung der Stirnhaut. — 5. X. Erysipel. Wird isoliert. — 6. X. Starke arterielle Blutung aus der Operationswunde. Stillung durch koagulengetränkte Tampons. — 10. X. Erysipel abgeklungen. Temperatur normal. — 16. X. Arterielle Blutung, die durch Tamponade gestillt wird. Die Wunde zeigt keinerlei Heilungstendenz. Die Blutung entstammt einem am vorderen Wundwinkel endenden Ast der Art. meningea media. — 18. X. Profuse arterielle Blutung. Ligatur der Art. carotis externa in Äthernarkose (Oberstabsarzt Zuckerkandl) an typischer Stelle. — 21. X. Verbandwechsel. — 23. X. Verbandwechsel. Wunde beginnt zu granulieren. Von nun an täglicher Verbandwechsel. Temperatur bleibt bis auf eine interkurrente Periode vom 22. X.—25. X. normal. — 9. XI. Operationswunde am Halse geheilt. Kopfwunde ist bedeutend seichter geworden und füllt sich mit Granulationen. Verband. — 12. XI. Verbandwechsel.

Es handelt sich hier um einen typischen Tangentialschuß. Die Schrapnellkugel war hinter und unter der eigentlichen Wunde in den Kopfweichteilen steckengeblieben und wurde erst später gefunden. Bei der am 11. Tage nach der Verletzung vorgenommenen Operation konnte die Dura nicht sichtbar gemacht werden, da sie mit festhaftenden Auflagerungen bedeckt war. Es ist also unentschieden, ob eine Verletzung derselben vorlag. Man könnte meinen, daß für die Annahme einer solchen das spätere Erscheinen eines Knochensplitters sprechen würde; denn dieses Ereignis kommt bei penetrierenden Hirnschüssen nicht so selten vor (s. weiter unten). Doch zeigt gerade der Fall LV, daß dieselbe Erscheinung auch bei unverletzter Dura vorkommen kann. Angesichts des Fehlens nervöser Ausfallserscheinungen, die doch bei einer Hirnverletzung in der linken Schläfengegend recht wahrscheinlich wären, ist wohl die Unverletztheit der Dura eher anzunehmen.

Der Heilungsverlauf wurde gestört einmal durch ein Erysipel, das aber in wenigen Tagen abklang; sodann ganz beträchtlich durch wiederholte arterielle Blutungen aus der Operationswunde. Diese Blutungen waren, wie der Erfolg der Unterbindung der Carotis externa zeigte, die Ursache der mangelnden Wundheilung. Von dem Augenblicke an, da die Blutungen durch die Ligatur gestillt waren, begann die Wunde lebhaft zu granulieren.

Überblicken wir nun die 26 Fälle dieser Gruppe[1]), so ist bei 23 derselben die Unverletztheit der Dura mater intra operationem festgestellt worden, bei einem (Fall LVI) bei der Obduktion, während bei zweien (LVII und LVIII) die Intaktheit der harten Hirnhaut zwar als sehr wahrscheinlich, jedoch nicht mit Sicherheit erwiesen wurde. Wenn trotzdem diese beiden Fälle mit den übrigen 24 vereinigt werden, so geschieht es, um nicht die bei den schweren Hirnschüssen erzielten Resultate besser erscheinen zu lassen, als sie wirklich sind. Denn das Verhältnis von Geheilten und Verstorbenen würde vielleicht merklich zugunsten der ersteren verschoben werden. Hingegen ist der Unterschied nicht beträchtlich, ob wir nun zwei Todesfälle auf 24 oder auf 22 Genesene zu verzeichnen haben.

Was die Ursachen der Verletzung anlangt, so gibt darüber die nachstehende Tabelle eine Übersicht. Es wurden verletzt durch

Schrapnell	13
Gewehr	7
Granate	2
Säbel	1
Keine Angaben	3

Die Beobachtungsdauer betrug:

1—2	Wochen	in	3	Fällen
2—3	„	„	3	„
3—4	„	„	9	„
4—5	„	„	6	„
5—6	„	„	3	„
7—8	„	„	1	Fall
8—9	„	„	1	„

---

[1]) Anm. b. d. Korr. Seit Abschluß sind weitere 6 Fälle hinzugekommen.

Unter den kurz beobachteten Fällen befinden sich natürlich vor allem jene, bei welchen keine nennenswerten Läsionen vorlagen, ferner die beiden noch innerhalb der ersten Woche Verstorbenen.

Der Ausgang war in 24 Fällen Heilung oder ein dieselbe gewährleistender Wundzustand. Zwei Fälle starben, was einer Mortalität von 7,7% gleichkommt[1]). Die Todesursache war in beiden Fällen Meningitis, die sich trotz der fehlenden Duraläsion entwickelt hatte. (Näheres darüber weiter unten.) Der eine dieser Fälle war am **3.**, der andere am **14.** Tage nach der Verletzung operiert worden.

Was überhaupt den Operationszeitpunkt anlangt, so wurden operiert

am 3. Tage	. . . .	4 Fälle
„ 4. „	. . . .	1 Fall
„ 5. „	. . . .	3 Fälle
„ 6. „	. . . .	7 „
„ 7. „	. . . .	3 „
„ 10. „	. . . .	1 Fall
„ 11. „	. . . .	3 Fälle
„ 14. „	. . . .	1 Fall
„ 16. „	. . . .	1 „
„ 23. „	. . . .	1 „
Unbekannt	. . . .	1 „

Über die bei der Operation erhobenen Befunde läßt sich sagen, daß die Weichteilwunden keine Besonderheiten boten, wenn auch deren Aussehen allein oft schon zur Operation drängte, indem selbst mehrere Tage nach der Verletzung sich auch bei kleinen äußeren Verletzungen keine Heilungstendenz zeigte. Dreimal fanden sich Geschoßfragmente in den Weichteilen.

Die Lamina externa des Schädelknochens war dreimal anscheinend unversehrt, zweimal dabei zeigte sie eine blaue Verfärbung. Wie gleich vorweggenommen sei, fand sich bei zwei dieser Fälle eine Splitterung der Lamina vitrea und ein extradurales Hämatom, einmal erwies sich auch die Glastafel als intakt, und es bestand nur ein starkes Extravasat (Fall LII). Sechsmal fand sich außen eine Depression, dreimal Depression und Fissur, zweimal nur eine Fissur, davon einmal neben einer starken Verfärbung des Knochens, dreimal bestand ein rinnenförmiger Defekt, sechsmal eine punkt- bis hellergroße Knochenlücke, einmal war der Schädelknochen durch Säbelhieb in seiner ganzen Dicke abgehoben worden (Fall LVII). Einmal war der Defekt durch ein Projektilfragment ausgefüllt.

Einmal (Fall LVIII) fand sich in den Weichteilen unterhalb der Wunde eine Schrapnellkugel.

---

[1]) Mit Einberechnung der neuen Fälle 6,2%.

Bis auf zwei war die Lamina interna in allen Fällen gesplittert. Einer dieser Fälle wurde eben erwähnt; bei dem zweiten war eine Delle an der Lamina externa entstanden, ohne daß es zur Fraktur der Glastafel gekommen wäre (Fall LVI). In der Regel zersprang die innere Knochenlamelle in viele kleine Splitter; fünfmal aber waren große, über kronenstückgroße plattenförmige Stücke ausgesprengt worden.

Solche große Stücke, aber auch kleinere Splitter, vermögen, wenn sie unter den intakten Knochen oder gegeneinander verkeilt sind, die Dura abzudrängen. Man sieht dann bei der Operation, wie nach Entfernung der Splitter sich die Dura wieder an den Knochen anlegt. Zweifelsohne kann auf diese Weise ein nicht unbeträchtlicher Druck auf das Hirn ausgeübt werden.

Achtmal bestand ein mehr oder weniger beträchtliches extradurales Hämatom, das zweimal ohne Splitterung der Lamina vitrea zustande gekommen war und zweimal bereits der Dura fest anhaftete. Diese Fälle kamen am 5. und am 11. Tage nach der Verletzung zur Operation.

Zweimal erwies sich die Dura als gequetscht und verfärbt, und man fand unter derselben Zerstörungen und Verflüssigungen des Hirngewebes sowie Blutergüsse in dasselbe (Fälle LVI und LVIa). Dabei ist bemerkenswert, daß bei dem ersten dieser Fälle die Splitterung der Lamina vitrea vermißt wurde.

Von Komplikationen ist zu erwähnen, daß zweimal der Sinus transversus oder sigmoideus von Knochensplittern angespießt war und nach der Extraktion derselben zu bluten begann.

Einmal bestand eine immer wieder rezidivierende Blutung aus einem Aste der Arteria meningea media, wodurch die Granulationsbildung stets gestört wurde. Schließlich mußte die Arteria carotis externa unterbunden werden, worauf die Blutungen ausblieben und normale Granulationen sich einstellten (Fall LVIII).

Bei demselben Kranken kam überdies als störendes Moment eine interkurrente Erysipelerkrankung dazu. Meist war der Verlauf fieberfrei. Einmal kam es zu wiederholten Temperatursteigerungen, die stets auf den Verbandwechsel hin zurückgingen, ohne daß die Beschaffenheit der Wunde dafür eine Erklärung geboten hätte. Bei einem anderen Falle dürfte weniger Sekretretention eine Rolle gespielt haben als eine Kopfschwartenphlegmone. Die beiden letal ausgegangenen Fälle fieberten infolge Meningitis.

Bewußtseinsverlust wurde von den Kranken zwölfmal angegeben; wiederholt klagten sie über Schwindelgefühle und Kopfschmerzen, ohne daß sich eine Beziehung zu der Schwere oder dem Sitze der Erkrankung feststellen ließe.

Ein positiver neurologischer Befund wurde 15mal unter den 26 Fällen erhoben, also bei 57,6%[1]). Es wurden verzeichnet: dreimal Differenzen in den Bauchdeckenreflexen allein, zweimal Hemiplegie bzw. Hemiparese, zweimal motorische Schwäche des Armes, einmal davon mit Fazialisparese vergesellschaftet, einmal Unsicherheit des Armes bei seitlichen Exkursionen, viermal Kleinhirnsymptome (Nystagmus, Unsicherheit und Abweichen beim Gehen, Adiadochokinese, Baranyscher Versuch), dreimal bestand allgemeine Reflexsteigerung (einmal in Verbindung mit Parese des Armes), einmal fand sich homonyme Hemianopsie mit Anisokorie, einmal bestanden epileptische Anfälle von Jacksonschem Typus.

Bei elf Fällen wurden nervöse Symptome vermißt. Fünf dieser Fälle betreffen Verletzungen der Stirn, drei der Scheitel-, zwei der Schläfengegend und einer der Lambdanaht.

Fünfmal bestand bei der Aufnahme ein eigenartiges psychisches Zustandsbild, das später unter der Bezeichnung des „apathischen Syndroms" eingehende Würdigung finden soll. Hier sei nur angemerkt, daß es bei einem Falle das einzige Symptom und der Anlaß zum operativen Eingriff gewesen ist (Fall LI).

Um nun eine Übersicht über die zwischen nervösen Erscheinungen und lokalen Befunde zu ermöglichen, was für die spätere Erörterung der Indikationsstellung von großer Bedeutung sein wird, möchte ich in nebenstehender Tabelle die einschlägigen Daten zusammenstellen. Ich werde mich im weiteren Verlaufe der Darstellung mehrfach auf diese Tabelle beziehen.

Betrachten wir die neurologisch negativen Fälle auf den chirurgischen Befund hin, so sehen wir, daß die anatomischen Läsionen zumeist geringfügige waren, wie nachstehende Übersicht (s. Seite 34) zeigt.

Wir sehen demnach, daß bei den neurologisch positiven Fällen nur dreimal pathologische Befunde an der Dura neben der Splitterung vermißt wurden, daß hingegen bei den Fällen mit negativem neurologischen Befund nur einmal ein abnormer Befund, nämlich Abdrängung der Dura vom Knochen, erhoben werden konnte. Die Häufigkeit von schwereren Veränderungen außer der bloßen Splitterung beträgt also bei den neurologisch positiven Fällen 80%, bei den negativen 9%.

---

[1]) Anm. b. d. Korr. Von den neu hinzugekommenen Fällen zeigten sämtliche einen positiven Nervenbefund, daher die Häufigkeit auf 65% anwächst. Bemerkenswert sind 2 Fälle mit Kleinhirnsymptomen und einer mit motorischer Aphasie infolge Blutung unter der intakten Dura. Am Tage nach der Operation war die Aphasie geschwunden.

Fall	Neurologischer Befund	Lamina externa	Lamina interna	Dura mater	Sitz des Schusses
XXXV	Differenz der Bauchdeckenreflexe	unverletzt, verfärbt	gesplittert	Hämatom	Scheitelhinterhaupt
XXXVI	Differenz der Bauchdeckenreflexe	Fissur	gesplittert	abgedrängt	Scheitelbein
XL	**Fazialisparese. Motorische Schwäche des Armes**	Depression	gesplittert	—	Scheitelbein
XLIII	Differenz der Bauchdeckenreflexe	Depression. Fissur	gesplittert	—	über der Lambdanaht
XLV	Allgemeine Reflexsteigerung	hellergroßer Defekt	Absprengung einer Platte	abgedrängt	Scheitelbein
XLVII	Unsicherheit der seitlichen Armbewegungen	Depression	gesplittert	—	Scheitelhinterhaupt
XLVIII	Allgemeine Reflexsteigerung	Rinnenschuß	Absprengung einer Platte	—	Scheitelbein
L	Hemiplegie	—	gesplittert	Hämatom	Scheitelbein
LII	Fazialisdifferenz Gangstörung	Verfärbung	—	Hämatom	Hinterhaupt
LIV	Kleinhirnsymptome	Defekt	Absprengung ein. Platte	abgedrängt	Hinterhaupt
LV	Kleinhirnsymptome	Defekt	gesplittert	m. Splittern verwachsen	Hinterhaupt
LVI	Schwäche des Armes. Allgemeine Reflexsteigerung	Depression	—	**Hämatom mit fibrinösen Auflagerungen. Hirnzertrümmerung**	Hinterhaupt
LVI a	Homonyme Hemianopsie Anisokorie	Depression. Fissur	Absprengung einer Platte	gequetscht Hirnzertrümmerung	Hinterhaupt
LVI b	Hemiparese. Epileptiforme Anfälle	Verfärbung. Fissur	gesplittert	Hämatom	Scheitelbein
LVII	Nystagmus	Abhebung einer Kalotte i. d. ganzen Knochendicke		m. Granulation. bedeckt	Hinterhaupt

Fall	Lamina externa	Lamina interna	Dura
XXXVII	Depression	gesplittert	—
XXXVIII	Rinnenschuß	gesplittert	—
XXXIX	Rinnenschuß	gesplittert	—
XLI	Depression. Fissur	kleine Splitter	—
XLII	punktförmiger Defekt	gesplittert	—
XLIV	hellergroßer Defekt	Absprengung einer Platte	abgedrängt
XLVI	linsengroßer Defekt	kleine Splitter.	—
XLIX	Depression	gesplittert	—
LI	Granatsplitter im Knochen	Splitterung	—
LIII	Depression	gesplittert	—
LVIII	hellergroßer Defekt Schrapnellkugel in den Weichteilen	gesplittert	—

Erwähnt sei noch, daß auch das psychische apathische Syndrom fünfmal zusammen mit nervösen Ausfallserscheinungen, einmal[1]) (Fall LI) ohne dieselben zur Beobachtung kam.

Es folgen nun jene Krankengeschichten, welche die Fälle mit Verletzung der Dura mater und der Hirnsubstanz selbst betreffen.

2. Die Fälle mit verletzter Dura mater.

Krankengeschichte LIX. 27jähr. Inf. S. A. 29. VIII.—5. X. Verletzt am 26. VIII. durch Granate. Verlor das Bewußtsein. Am Schädel finden sich drei Schußverletzungen. In einer an der linken Schläfengegend liegt prolabiertes Hirn bloß zutage. Psychisch unauffällig. Neurologischer Befund: Differenz der Bauchdeckenreflexe zuungunsten der rechten Seite. Patellarsehnenreflex links lebhafter. Kein Klonus. — 1. IX. Operation in Äthernarkose (Oberstabsarzt Zuckerkandl). Nach Spaltung der Weichteile wird der linsengroße Defekt im Knochen mittels Lüerscher Zange erweitert. Mehrere Knochensplitter werden aus dem zertrümmerten Hirngewebe entfernt, worauf das Hirn zu pulsieren beginnt. Kochsalztupfer. Verband. — 11. IX., 15. IX., 20. IX., 22. IX., 26. IX., 29. IX., 1. X. Verbandwechsel. Differenz der Patellarsehnenreflexe besteht fort. — 3. X. Die beiden Weichteilwunden sind verheilt. Die Operationswunde ist mit reinen Granulationen erfüllt. Verband.

Aus einem linsengroßen Knochendefekt quoll nekrotisches Hirn bis zum Hautniveau vor. Das Debridement am 6. Tage ergab eine Splitterung. Mehrere Splitter waren in das zertrümmerte Hirn eingedrungen. Nach mehrwöchentlicher Beobachtung wurde Pat. in guter Heilung entlassen. Die Reflexdifferenzen waren verschwunden.

Krankengeschichte LX. 22jähr. Inf. U. J. 23. IX.—16. X. Verletzungsdatum unbekannt. Vermutlich vor etwa 4 Tagen verletzt. Über die Art des Pro-

[1]) Ferner unter den neuen Fällen einmal.

jektils sind keine Angaben zu erhalten. Tangentialer Durchschuß über der linken Stirn. Die beiden kleinen Schußöffnungen sind fast verheilt. Im Verlauf des Schusses ist eine Kontinuitätstrennung des Knochens zu tasten. Angebliche Verminderung der Sehkraft des linken Auges. Neurologisch sonst kein abnormer Befund. — 25. IX. Operation in Äthernarkose (Oberstabsarzt Harmer). Verbindung der Schußwunden. Es erscheint ein rinnenförmiger Defekt im Knochen, in den die Lamina externa eingedrückt ist. Vergrößerung mit Meißel und Hammer. Entfernung der Splitter der Lamina interna, die in das Hirngewebe eindringen. Erweiterung der Knochenlücke, bis ringsum normale Dura zutage liegt. — 30. IX. Verbandwechsel. Lockerung des Tampons. — 2. X. Verbandwechsel. Entfernung des Tampons. Einführung eines mit Kochsalz getränkten Streifens in die Hirnhöhle, deren Grund deutlich pulsiert. — 5. X. Nach Angabe des Pat. ist die früher angeblich fast völlig geschwundene Sehkraft des linken Auges in langsamer, aber stetiger Zunahme begriffen. — 12. X., 16. X. Verbandwechsel. Wunde granuliert rein.

Ein tangentialer Rinnenschuß über der linken Stirnhälfte setzte keinerlei nervöse Ausfallserscheinungen. Eine Verschlechterung der Sehkraft auf derselben Seite ist wohl irgendwie peripher bedingt gewesen, wenn auch das Zustandekommen nicht klar ist. Die Operation zeigte, daß zahlreiche Splitter in das Hirn eingedrungen waren. Nach dem Debridement pulsierte das Hirn. Die Wunde verschloß sich durch reine Granulationen.

Krankengeschichte LXI. Russ. Kriegsgef. R. St. 16. VIII.—18. IX. Über das Datum der Verletzung und der Art des Projektils waren Angaben nicht zu erhalten. Tangentialschuß über dem linken Scheitelbein, aus dem das Hirn pulsierend hervorragt. Man tastet eine starke Splitterung des Knochens in der Umgebung der Wunde. Neurologischer Befund: Schwäche im rechten Arm und Herabsetzung des rechten Bauchdeckenreflexes. Leicht benommen. Temperatur 37,4. — 18. VIII. Operation (Oberstabsarzt Zuckerkandl) in Äthernarkose. Bloßlegung des Knochendefektes und Ausräumung zahlreicher, in dem Hirn steckender Knochensplitter. Das Hirngewebe ist zertrümmert und zum Teil verflüssigt. Nach Entfernung der Knochenfragmente tastet man einen Fremdkörper, der mit der Kornzange extrahiert wird und sich als deformierte Schrapnellkugel erweist. Der Rand des Knochendefektes wird mittels Lüerscher Zange geglättet, und die nekrotischen Hirnmassen werden abgetragen. Abendtemperatur 37,3. — 19. VIII. und 20. VIII. hält sich die Temperatur über 37. — 21. VIII. Temperatur 36,5—36,7. Pat. macht einen freieren Eindruck. — 28. VIII. Verbandwechsel. Wunde rein, reaktionslos, kein Prolaps. Unter dem Knochenniveau sieht man das Hirn pulsieren. — 10. IX. Verbandwechsel. Wunde granuliert. Neurologischer Befund unverändert. — 15. IX. Verbandwechsel. Wunde durch reine Granulationen fast ganz erfüllt.

Ein Streifschuß über dem linken Scheitelbein erwies sich bei der Operation als oberflächlicher Schrapnellsteckschuß. Trotzdem das Hirn bloß zutage lag und in das Hautniveau vorgetrieben war, gelang es durch Debridement und Entfernung der nekrotischen Hirnmassen, eine reine Wundheilung zu erzielen. Die Differenz der Bauchdeckenreflexe und eine motorische Schwäche im Arme auf der entgegengesetzten Seite blieben auch nach der Heilung bestehen. Sie sind also wohl auf die lokale Zertrümmerung zurückzuführen.

Krankengeschichte LXII. 22jähr. Inf. D. J. 17. VIII.—18. IX. Verletzt am 14. VIII. im Nahkampf durch Revolverschuß. Kein Bewußtseinsverlust. Tangentialer Durchschuß an der rechten Schläfengegend. Einschuß oberhalb der Ohrmuschel, Ausschuß an der Basis des Jochbeins. Müdes, deprimiertes Wesen. Neurologisch o. B. Temperatur 38,2. — 18. VIII. Operation (Oberstabsarzt Zuckerkandl) in Äther-Chloroformnarkose. Der zentrale Teil des Schußkanals, der in seiner ganzen Länge gespalten wird, verläuft im Musculus temporalis. Er endet am großen Keilbeinflügel, wo sich ein hellergroßer, penetrierender Knochendefekt findet. In demselben liegt eine Revolverkugel, die nebst einigen Knochensplittern extrahiert wird. Naht der zentralen Wundpartie. Tamponade des vorderen Teiles. — Nachmittags schreit Pat. laut (Narkosenachwirkung?). Versucht sich den Verband herunterzureißen. Erhält eine Scopolamininjektion. — 19. VIII. Ruhig, sonderbar deprimiert und gehemmt, gibt nur wenig und widerstrebend Auskunft. Nahrungsaufnahme gering. Temperatur 39—40. — 20. VIII. Verbandwechsel. Wunde reaktionslos. Ödem des rechten Augenlides. Entfernung des Tampons, Einführung eines Drains. Psychisch unverändert. Temperatur 38,5 bis 38,9. — 21. VIII. Temperatur 37,2—37,4. — 22. VIII. Temperatur 36,6—36,1. Verbandwechsel. Wunde rein. — 25. VIII. Anhaltend normale Temperaturen. Verbandwechsel. Eitersekretion aus dem hinteren Wundwinkel. Entfernung einer Naht. Starke Sekretion aus dem Drain. — 28. VIII. Psychisch freier, gibt Auskunft, geht herum. Noch immer etwas apathisch. Nahrungsaufnahme befriedigend. — 3. IX. Ohne äußeren Anlaß tritt, während Pat. zu Bett liegt, ein epileptiformer Anfall auf. Krämpfe beiderseits, links anscheinend stärker als rechts. Keine postparoxysmale Bewußtseinstrübung. Kein Babinski. Der Anfall dauerte nur ganz kurze Zeit. Verbandwechsel. Wunde rein, keine Sekretion mehr. Entfernung des Drains. Früher angeblich niemals ähnliche Anfälle. — 7. IX. Verbandwechsel. Pat. macht psychisch einen normalen Eindruck. Ist lebhafter, lacht auch zuweilen, was früher nie vorkam. — 11. IX. Verbandwechsel. — 15. IX. Verbandwechsel. Wunde rein. Pat. ist freier, verhält sich aber meist sehr still, ist meist für sich. Inwieweit sprachliche Schwierigkeiten (Bosniak) und das Gefühl der Vereinsamung unter lauter Anderssprechenden dabei eine Rolle spielen, ist nicht zu entscheiden.

Es handelte sich im vorliegenden Falle anscheinend um einen Durchschuß der Weichteile in der Schläfenregion. Die Operation war durch das hohe Fieber indiziert. Es zeigte sich nun, daß das Projektil im inkompletten Ausschuß verblieben war und die knöcherne Schädelkapsel an der Ala maior des Keilbeines durchschlagen hatte. Die Unzugänglichkeit der Schußöffnung brachte es mit sich, daß die Toilettierung des Schädeldefektes nicht mit Sicherheit vollkommen durchgeführt werden konnte. Eine weitergehende Bloßlegung, die zu großen operativen Eingriffen hätte führen müssen, schien auch angesichts des Fehlens nervöser Symptome nicht unbedingt erforderlich. Tatsächlich zeigten der rasche Temperaturabfall sowie die Besserung im Allgemeinbefinden, daß offenbar die wesentlichsten Störungen behoben worden waren. Bestand anfangs eine ausgesprochene psychische Beeinträchtigung, Depression und Apathie, so machte Pat. etwa 2 Wochen später bereits einen viel besseren Eindruck. Wahrscheinlich war sein Seelenleben überdies durch die mangelnde Verständigungsmöglichkeit gestört[1]). Der weitere Verlauf wurde indes durch einen epileptiformen Anfall gestört, der 16 Tage nach der Operation auftrat. Wiewohl bei demselben die Krämpfe auf der der Verletzung entgegengesetzten Körperhälfte überwogen, war eine deutliche Ausprägung des Jacksonschen Typus nicht zu konstatieren. Ob nun dieser Anfall mit der Verletzung in einem direkten oder indirekten Zusammenhange steht, ist nicht zu entscheiden. In den weiteren 15 Tagen der Beobachtungen hat sich der Anfall nicht wiederholt. Derselbe ist andererseits schwerlich als psychogen aufzufassen, wenn auch der Bewußtseinsverlust nur kurz war und postparoxysmale Störungen sowie Symptome organischer Läsion fehlten.

Krankengeschichte LXIII. 34jähr. Inf. B. Str. 1. IX.—5. X. Verletzt am 27. VIII. durch Gewehrschuß. Verlor das Bewußtsein. Streifschuß über dem rechten Stirnhöcker; aus der Wunde ragt pulsierendes Hirn hervor. Neurologisch o. B. — 1. IX. Operation (Oberstabsarzt Zuckerkandl). Exzision der Hautwunde. Abtragung des prolabierten, nekrotisch zerfallenen Hirngewebes bis in das Knochenniveau. Glättung der etwa 5-Kronen-Stück großen Knochenwunde mittels Lüerscher Zange. Paquelinisierung der Hirnoberfläche. Verband. — 2. IX. Temperatur 37,4—37,6. Subjektives Wohlbefinden. — 3. IX. Temperatur 37,6 bis 36,3. — 4. IX. Temperatur 36,9—37,5. Verbandwechsel. Keine Zunahme des Prolapses. Das Hirn liegt pulsierend im Knochenniveau. Der Hirnoberfläche liegen lose einige Knochensplitter auf, die entfernt werden. Jodierung der Hirnoberfläche. — 6. IX. Temperatur normal. Erregtes Wesen, spricht und lacht viel, motorisch unruhig. Reißt sich abends den Verband vom Kopf. Verband nach Jodierung. — 8. IX. Temperatur 39—37,2. Für den Fieberanfall kein Grund ersichtlich. Unverändert. — 9. IX. Temperatur 37,8—38,5. Verbandwechsel. Das Hirn, mit reinen, zarten, rosafarbenen Granulationen bedeckt, ragt etwa 1,5 cm über das Knochenniveau vor; seine Windungen sind deutlich zu erkennen. Wiederum liegen der Oberfläche einige kleine Knochensplitter auf, die leicht abgehoben werden können. Das Hirn pulsiert stark. In einem Winkel eine etwa 1 cm tiefe, leicht belegte Grube, deren Grund ebenfalls pulsiert. — Spontane und Schmerzhaftigkeit auf Druck in der Gegend des rechten Ohres, insbesondere des Processus mastoideus. — Unverändert erethisches Wesen. — 10. IX. Temperatur 36,5—37,4. — 11. IX. Verbandwechsel. Wundbefund unverändert. Die Untersuchung des Ohres (Stabsarzt Priv.-Doz. Dr. Frey) ergibt ein negatives Resultat. Temperatur normal. — 13. IX. Verbandwechsel. Normale Temperatur. — 16. IX. Verbandwechsel. Hirn andauernd vorgetrieben, pulsiert stark. Psychisch unverändert. — 17. IX. Abendtemperatur 37,5. — 22. IX. Wieder fieberfrei seit 18. IX. Verbandwechsel. Wunde rein, unverändert. — 25. IX. Verbandwechsel. Der Hirnprolaps ist geschwunden; die Hirnoberfläche ist tief unter das Knochenniveau gesunken und pulsiert kräftig. — 27. IX., 29. IX., 1. X. Verbandwechsel. — 4. X. Pat. etwas ruhiger. Verbandwechsel. Wunde zum großen Teil von Granulationen erfüllt. Andauernd normale Temperaturen.

---

[1]) Daß die Isolierung durch die Unmöglichkeit sprachlichen Verkehrs psychische Störungen erzeugen kann, habe ich wiederholt beobachten können. Die Genese derselben ist wohl dieselbe wie bei den Gefängnispsychosen oder der „Psychose der Schwerhörigen“ Kraepelins, denen sie auch symptomatologisch nahe stehen.

Ein Tangentialschuß über der Stirn, bei dem das Hirn über das Hautniveau vorgedrungen war, aber noch pulsierte, ließ bei der Bloßlegung keine Knochensplitter finden. Die Oberfläche des Prolapses war nekrotisch, und derselbe wurde abgetragen. Die Wundfläche mittels Paquelin verschorft. Eine Austastung der Hirnwunde auf Knochensplitter konnte nicht vorgenommen werden, da eine Wundhöhle im Hirngewebe nicht bestand. Nach der Operation sank die anfangs hohe Temperatur in einigen Tagen zur Norm ab. Zweimal fanden sich beim Verbandwechsel mehrere kleine, der Hirnoberfläche aufliegende Knochensplitter, die offenbar aus der Tiefe hervorgewandert waren. Im Verlaufe traten mehrfach z. T. hohe Temperatursteigerungen auf, für die das klinische Bild keine Erklärung bot. Ausfallssymptome auf nervösem Gebiete bestanden nicht. Hingegen fiel der Kranke durch seine außerordentliche Lebhaftigkeit auf, die durch die motorische Unruhe und den Rededrang an manische Bilder gemahnte. Doch war der Gedankengang ein geordneter und das Verhalten des Kranken im großen und ganzen adäquat.

Krankengeschichte LXIV. 20jähr. Inf. O. D. 5. IX.—5. X. Wurde vor etwa 14 Tagen (etwa am 22. VIII.) verletzt durch Schrapnell. Verlor das Bewußtsein. Tangentialer Durchschuß der rechten Scheitelgegend. Neurologischer Befund: Linksseitige Hemiparese mit vollkommener Lähmung der unteren und oberen Extremität, während die Beckenmuskulatur weniger betroffen zu sein scheint. Lähmung des linken Fazialis. Hypästhesie der gelähmten Partien mit Ausnahme des Gesichtes. Leicht verwirrt, teilweise etwas örtlich desorientiert. Aufmerksamkeit schwer zu fixieren. Gibt seine Personalien richtig an. Keine Halluzinationen, keine Konfabulation nachzuweisen. Merkfähigkeit schwer zu prüfen, anscheinend verringert. — 5. IX. Operation (Oberstabsarzt Zuckerkandl) in Äthernarkose. Bloßlegung der Knochenwunde, die etwa 5-Kronen-Stück groß ist. Vom Scheitelbein sind zahlreiche Fragmente in der ganzen Dicke des Knochens abgesprengt, viele von ihnen sind in das zertrümmerte Hirn eingepreßt. Die Splitter werden abgetragen, das nekrotische Hirngewebe nach Tunlichkeit entfernt. Eine sorgfältige Austastung läßt keine weiteren Splitter finden. Paquelinisation der Wundfläche, die etwas vorgequollen ist. Verband — 6. IX. Temperatur normal. Pat. ist unruhig, zerrt an den Bettdecken; nachts warf er alle Decken und Polster auf den Boden. Rüttelt an der am Kopfende angebrachten Kopftafelstange, wirft sie um. Macht einen verwirrten, ratlosen Eindruck. Ist aber nicht delirant. Örtlich anscheinend mangelhaft orientiert. Reagiert auf Anruf nur wenig und läßt sich in seinem Treiben nicht beeinflussen. — 7. IX. Etwas ruhiger, aber nicht völlig klar. Nahrungsaufnahme zureichend. Macht einen leicht euphorischen Eindruck. — 10. IX. Im wesentlichen unverändert. Verbandwechsel. Wunde rein, das Hirn prolabiert nicht, pulsiert. — 15. IX. Bedeutend ruhiger. Orientiert. Schreibt eine geordnete Karte nach Hause. Andauernd afebril. Die Parese der oberen Extremität ist etwas zurückgegangen, indem die Bewegung im Ellbogengelenk, wenn auch mit nur sehr geringer motorischer Kraft, gelingt. Die Bewegungen im Schultergelenk sind bedeutend besser ausführbar. Verbandwechsel. — 21. IX. Verbandwechsel. Wunde stark und rein granulierend. Toilette. — 25. IX., 29. IX. Verbandwechsel. — 1. X. Verbandwechsel. Die Hemiparese in weiterem Rückgange. Psychisch vollkommen frei. Subjektives Wohlbefinden. — 4. X. Verbandwechsel. Die Bewegungen aller

Muskelgruppen der gelähmten Seite sind möglich, im Gebiete des N. radialis und des N. peronaeus allerdings nur andeutungsweise. Erinnerung an die erste Zeit nur unklar.

Es handelt sich hier um einen großen Tangentialschuß der linken Scheitelregion, der recht spät, am 15. Tage etwa nach der Verletzung, zur Operation kam. Aus der ganzen Dicke des Knochens waren Stücke ausgesprengt und in das zertrümmerte Hirn hineingetrieben. Nach sorgfältiger Reinigung wurde die zutage liegende Hirnoberfläche mit dem Paquelin verschorft. Die Verletzung hatte, ihrem Sitze nahe der Regio centralis entsprechend, eine kontralaterale Hemiparese zur Folge gehabt, von der der Becken- und Schultergürtel sowie der Fazialis relativ am schwächsten betroffen waren. Im Verlaufe der Beobachtung besserten sich diese Ausfallserscheinungen so weit, daß wieder alle Muskelgruppen innerviert werden konnten. Die motorische Kraft freilich war nur in geringem Ausmaße wiedergekehrt.

Bemerkenswert ist bei diesem Kranken das psychische Verhalten. Bei der Aufnahme bereits fielen die leichte Verwirrtheit, schwankende Aufmerksamkeit, zeitweise mangelnde Orientierung auf. Im weiteren Verlaufe traten mäßige Erregungszustände auf mit motorischer Unruhe, Benommenheit, offenbar aber ohne Halluzinationen. Die psychische Störung ging allmählich zurück. In das Abklingen schob sich ein kurzes, durch leichte Benommenheit und Euphorie charakterisiertes Zwischenstadium ein. 10 Tage nach der Operation war Pat. zwar noch nicht vollkommen normal, konnte jedoch eine ganz geordnete Karte schreiben. Schließlich verschwand die Psychose gänzlich. Die Erinnerung war recht lückenhaft.

Krankengeschichte LXV. 22jähr. Inf. R. J. 30. IX.—21. XII. Verletzt am 24. IX. durch Gewehrschuß. Tangentialschuß über und hinter dem rechten Tuber parietale. Eine Depression im Knochen ist deutlich zu tasten. Hat das Bewußtsein nicht verloren, konnte allein zum Hilfsplatz gehen. Neurologisch: Nur eine geringe Differenz der Bauchdeckenreflexe zuungunsten der linken Seite. Pat. ist apathisch, langsam in Sprache und Bewegung. Die Auffassung ist sichtlich erschwert. Klagt über Kopfschmerzen. — 30. IX. Operation in Äthernarkose (Oberstabsarzt Zuckerkandl). Tangentialer Rinnenschuß mit weitgehender Zertrümmerung innerhalb desselben. Dura zerrissen. Nach Entfernung der Splitter fließt unter starkem Druck erweichte Hirnmasse ab. Das Gehirn beginnt zu pulsieren. Kochsalztupfer. Verkleinerung der Hautwunde durch Naht. Verband. — 2. X. Temperatur 36,7—38,1. Verbandwechsel. Ödem der Kopfschwarte. — 3. X. Temperatur 36,9—38,2. Verbandwechsel. Entfernung der Nähte. Kopfschwarte ödematös-entzündlich geschwollen. — 4. X. Temperatur 37—38. — 5. X. Temperatur 37,5—38,2. Verbandwechsel. Das Hirn über das Knochenniveau vorgedrungen. — 6. X. Temperatur 37,8—36,4. Psychisch unverändert. Gleichgültig. Klagt nicht. — 7. X. Temperatur 36,3—37,4. Der Hirnprolaps hat zugenommen. Er pulsiert nicht und zeigt eine zähflüssige Beschaffenheit. — 10. X., 13. X., 14. X. Verbandwechsel. Temperaturen zwischen 37 und 38. — 17. X. Normale Temperatur seit dem 14. abends. Verbandwechsel. Abends neuerlich 38. — 20. X. In den letzten Tagen ist die Temperatur wieder gefallen. Nach dem heutigen Verbandwechsel wieder 37,6. — 23. X., 26. X. Verbandwechsel, worauf jedesmal Temperaturen von 37,1. Wunde unverändert. Einzelne Fetzen nekrotischen Hirngewebes stoßen sich ab. — 27. X. Abends 38,4. Klagt über Ohrensausen. — 28. X. Temperatur 38—39. Verbandwechsel. Wunde unverändert. — 29. X. Temperatur 37,8—39,2. Verbandwechsel. — 30. X. Temperaturabfall 37,4—37,3. — 31. X. Verbandwechsel. Ein großes Stück nekrotischen Hirngewebes stößt sich ab. Temperatur normal. — 5. XI. Verbandwechsel. Kein Hirnprolaps mehr. Normale Temperaturen. — 11. XI. Verbandwechsel. Wunde beginnt zu granulieren. Bauchdeckenreflexe beiderseis gleich. — 13. XI. Abends Temperaturanstieg auf 38,3. Subjektives Wohlbefinden. Keine Kopfschmerzen. — 15. XI. Verbandwechsel. In den die Wunde bereits ziemlich ausfüllenden Granulationsmassen erscheinen zwei ziemlich große Knochensplitter, die entfernt werden. — 16. XI. Temperatur 37,2—38,4. — 24. XI. Verbandwechsel. Wunde rein granulierend. Wie Pat. erst jetzt angibt, ist er rechtsseitig seit der Verletzung fast taub geworden. — 26. XI. Verbandwechsel. Auf den Granulationen erscheinen leichte Eitertröpfchen. — 27. XI. Temperatur 37—38. — 30. XI. Verbandwechsel. Neuerliche Entfernung zweier kleinerer Knochensplitter, die aus den Granulationen hervorgewandert sind. Temperatur 38—37,2. — 4. XII. Verbandwechsel. Pat. macht einen psychisch freien Eindruck, geht herum, nimmt an der Umgebung lebhaften Anteil. — 9. XII., 14. XII. Verbandwechsel. Ein kleiner Knochensplitter wird entfernt. — 18. XII. Verbandwechsel. Wunde vollkommen durch Granulationen verschlossen. — 20. XII. Verbandwechsel. Temperaturen seit 4. XII. andauernd normal.

Wir haben es hier mit einem typischen Kleinkaliber-Tangentialschuß zu tun, welcher eine ausgedehnte Zertrümmerung des Gehirnes und eine Versprengung von Knochensplittern bis tief in das Hirngewebe erzeugt hatte. An neurologischen Symptomen bestand nur eine Differenz der Bauchdeckenreflexe, die in dem Augenblicke verschwand, als die Wundverhältnisse günstige zu werden begannen. Der Operation folgte eine durch entzündliches Ödem der Kopfschwarte bedingte Periode mit beträchtlicher Temperatursteigerung. Am 6. Tage nach der Operation begann sich ein nicht pulsierender Hirnprolaps geltend zu machen, der sich in den folgenden Tagen mächtiger entwickelte. Es stießen sich von ihm in größeren und kleineren Partien Massen nekrotischen Hirngewebes ab. Auffallend ist das schwankende Verhalten der Temperatur. Vor allem verdient angemerkt zu werden, daß bis in die letzten Wochen der Beobachtung jeder Verbandwechsel von einer anfänglich beträchtlichen, später immer geringer werdenden Temperaturerhöhung gefolgt war. 30 Tage nach der Operation traten reine Granulationen auf, nachdem einige Tage zuvor ein großes Stück nekrotischen Gewebes abgestoßen worden war. Trotzdem nun die Granulation ständige Fortschritte machte und trotzdem offenbar durch Prolapsbildung und Abstoßung größere Mengen des in der Tiefe verbliebenen lädierten Gewebes entfernt worden waren, drangen zu wiederholten Malen Knochensplitter durch die verschließenden Granulationen zur Oberfläche durch.

In psychischer Hinsicht bestand ein Zustandsbild von Apathie,

Schwerbesinnlichkeit, Verlangsamung der Reaktionen, Interesselosigkeit, das erst nach mehreren Wochen einem normalen Verhalten wich.

Krankengeschichte LXVI. 19jähr. Inf. M. H. 7. XI.—12. XII. Verletzt am 3. X. durch Schrapnell. Verlor das Bewußtsein. Gibt an, gleich darauf schlecht gesehen zu haben. Streifschuß am rechten Hinterhaupt. Die neurologische Untersuchung ergibt einen negativen Befund. Eine gewisse, vielleicht als konzentrische Einschränkung geringen Grades zu deutende Störung des Gesichtsfeldes wird anscheinend aggraviert. Jedenfalls besteht keine Hemianopsie. Apathisches, müdes Wesen, leidender Ausdruck. — 8. XI. Operation in Äthernarkose (Dr. Allers). Exzision der Hautwunde und des lazerierten Periostes. Rinnenschuß mit Fissur. Erweiterung des Knochendefektes mittels Lüerscher Zange. In der Tiefe zwei übereinandergeschobene, ziemlich fest verkeilte Splitter der Lamina vitrea, deren einer in den Sinus transversus eingebohrt ist. Starkes epidurales Hämatom, das ausgeräumt wird. Die nach Entfernung der Splitter auftretende, nicht sehr heftige Blutung aus dem Sinus wird durch Tamponade gestillt. Toilette der Durawunde. Verkleinerung der Hautwunde durch zwei Nähte. Verband. — 11. XI. Normale Temperaturen. Verbandwechsel. In der Tiefe der Wundhöhle pulsiert das Hirn. Keine Tendenz zum Prolaps. Pat. fühlt sich sehr wohl, gibt an, sich bedeutend besser zu fühlen als vor dem Eingriff, legt ein auffallend erethisches Wesen an den Tag. Scheint gut zu sehen, findet sich leicht überall zurecht. Eine konzentrische Einengung nicht nachzuweisen. — 14. XI. Neuerliche Einengung des Gesichtsfeldes auf etwa 60°. Verbandwechsel. Mäßige Sekretretention. — 22. XI. Gesichtsfeld ganz frei. Wunde füllt sich aus der Tiefe her mit reinen Granulationen. Toilette. Verbandwechsel. — 4. XII. Verbandwechsel. — 8. XII. Verbandwechsel. Die Wundhöhle bereits bis an das Knochenniveau mit Granulationen erfüllt.

Ein Streifschuß am Hinterhaupte hatte zwei ziemlich große Splitter durch die Dura in das Hirn bzw. den Sinus transversus eingebohrt. Die durch Entfernung der letzteren entstehende Sinusblutung war aber nur geringfügig. Offenbar war infolge des Fremdkörpers bereits eine gewisse Thrombosierung im Sinus eingetreten. Die Wundheilung ging ohne Zwischenfall vor sich.

Eine Hemianopsie, die man bei dem Orte der Verletzung hätte erwarten können, bestand nicht. Hingegen eine gewisse konzentrische Einengung des Gesichtsfeldes. Ob dieselbe einen der Hemianopsie angenäherten Charakter besaß, konnte mangels eines Perimeters nicht mit Sicherheit festgestellt werden. Sie machte allerdings bei der ersten Untersuchung keinen organischen Eindruck. Andererseits muß der Umstand Bedenken erregen, daß diese bereits verschwundene Störung wieder manifest wurde gerade zu einer Zeit, da in der Wunde eine Sekretstauung aufgetreten und somit wahrscheinlich auf das Hirn neuerlich ein Druck ausgeübt worden war.

Auf psychischem Gebiete bestand Apathie und Krankheitsgefühl, das bald nach der Operation von einer erethischen Euphorie gefolgt wurde. Auch diese verschwand aber im weiteren Verlaufe.

Krankengeschichte LXVII. 42jähr. Inf. Sch. J. 19. IX.—10. X. Verletzt am 3. IX. durch Schrapnell. Verlor das Bewußtsein entweder nicht oder nur auf Augenblicke. 1,5 cm lange sezernierende Wunde ohne Heilungstendenz über dem rechten Scheitel. Neurologisch läßt sich nur eine Schwäche der linken Bauchdeckenreflexe nachweisen. — 19. IX. Operation in Chloroform-Äthernarkose (Dr. Allers). Exzision der Hautwunde. Der Knochen ist eingedrückt und mehrfach von Sprüngen durchzogen, an einer Stelle besteht ein Defekt. Vergrößerung mittels Lüerscher Zange. Zahlreiche bis 2 cm tief in das Hirn reichende Splitter werden entfernt. Es entsteht eine Kleinnußgroße Wundhöhle. Die vorsichtige Austastung läßt keinen weiteren Splitter fühlen. Kochsalzstreifen. Verband. — 21. IX. Verbandwechsel. Die Wunde ist rein, das Hirn pulsiert in ihrem Grunde. Auf der Hirnoberfläche liegt ein kleiner Monturfetzen. — 24. IX. Verbandwechsel. Wunde ziemlich stark sezernierend. Keine Prolapstendenz. Bauchdeckenreflexe beiderseits gleich. — 25. IX., 28. IX., 3. X., 6. X. Verbandwechsel. Stets normale Temperaturen. 10. X. Verbandwechsel. Wunde fast völlig von reinen Granulationen ausgefüllt.

Bei einem erst am 16. Tage nach der Verletzung eingegangenen Falle von Tangentialschuß der Scheitelgegend fand sich eine typische Fraktur mit Versprengung zahlreicher Splitter in das Hirngewebe.

Beim ersten Verbandwechsel erschien im Wundgrunde ein Stückchen feldgrauer Stoff, offenbar aus der Kappe stammend. Die Wundheilung erfolgte glatt bei vollkommen fieberfreiem Verlaufe. Psychische Abweichungen konnten nicht konstatiert werden. Als einziges nervöses Symptom bestand eine Differenz der Bauchdeckenreflexe, indem der der entgegengesetzten Seite schwächer war. Diese Differenz verschwand 5 Tage nach der Operation.

Krankengeschichte LXVIII. 21 jähr. Kadett. D. K. 24. IX.—22. X. Verletzt am 19. IX. durch Schrapnell. Verlor das Bewußtsein. Lappenwunde der rechten Scheitelgegend. Neurologisch o. B. Sehr apathisch, gleichgültig, müde, will in Ruhe gelassen werden; ob er operiert wird oder nicht, ist ihm einerlei, deprimiert. Langsame Sprache. Auffassungserschwerung. Die folgenden Tage Zustand unverändert. Kein ausgesprochenes Krankheitsgefühl. — 30. IX. Operation (Oberstabsarzt Zuckerkandl) in Äthernarkose. Der Knochen erweist sich äußerlich als unverletzt. Trepanation. Starkes extradurales Hämatom, in dem zahlreiche Splitter der Lamina vitrea eingebettet sind. Nach Ausräumung des Hämatoms sieht man, daß einer der Splitter die Dura durchbohrt und ins Hirn eindringt. Kochsalzstreifen. Verband. — 1. X. Vollkommen verändert, lebhaft, spricht viel und faßt schnell auf. Subjektiv ganz bedeutend besseres Gefühl. — 5. X. Verbandwechsel. Wunde rein. — 15. X., 21. X. Verbandwechsel. Wunde rein granulierend. Temperatur stets normal.

Ein Fall von Tangentialschuß der Scheitelgegend bot neurologisch gar keine Erscheinungen, zeigte aber, als er am 6. Tage nach der Verletzung eintraf, eine starke Depression und Apathie, die auch während der nächsten Woche keine Veränderung erkennen ließ. Angesichts dieses Umstandes wurde zur Operation geschritten. Es fand sich unter der unversehrten Lamina externa eine starke Splitterung der Glastafel sowie ein beträchtliches extradurales Hämatom. Ein Splitter hatte die Dura durchbohrt und stak im Hirn. Der Erfolg war auffallend. Bereits 24 Stunden später waren die psychischen Symptome vollkommen verschwunden und hatten einer normalen Lebhaftigkeit Platz gemacht. Ein eigentliches Krankheitsgefühl hatte nicht bestanden. Trotzdem fühlte Pat. sich nach der Operation „ganz anders“ als vor derselben.

Krankengeschichte LXIX. 23jähr. Fähnrich. W. A. 20. IX.—22. X. Verletzt am 17. IX. durch Gewehrschuß. Verlor das Bewußtsein. Tangentialschuß über der linken Schläfengegend; die Wunde zeigt keine Besonderheiten. Auffallend deprimiert, sehr apathisch, macht einen müden, interesselosen Eindruck. Sprache und Bewegungen langsam. Kein Krankheitsgefühl. Neurologischer Befund negativ; allerdings ist die Untersuchung durch den psychischen Zustand sehr erschwert. — 22. IX. Wunde unverändert. Psychisch keine Besserung. — 26. IX. Der andauernden psychischen Alteration wegen wird zur Operation geschritten. — Operation (Oberstabsarzt Zuckerkandl) in Äthernarkose. Exzision der Hautwunde. Ein mit koaguliertem Blute und Knochenfragmenten erfüllter, etwa 5 cm langer, 1 cm breiter Rinnenschuß kommt zum Vorschein. Der Knochendefekt wird mit Meißel und Lüerscher Zange erweitert. Zahlreiche bis 2,5×1 cm und 3×1,5 cm große Stücke der Lamina vitrea stecken tief im Hirn. Nach Entfernung der ersten großen Splitter strömt die verflüssigte Hirnmasse unter Druck vor, neue Splitter mit sich schwemmend. Nach vollständiger Ausräumung pulsiert das Hirn unter dem Knochenniveau. Kochsalzstreifen. Verkleinerung der Hautwunde durch vier Nähte. Fixation mittels dorsaler Gipsstrohschiene. — 30. IX. Abnahme des Fixationsverbandes. Verbandwechsel. Wunde rein. Die Depression und Apathie verschwunden. — 5. X. Verbandwechsel. — 15. X. Verbandwechsel. Wunde von reinen Granulationen fast vollkommen erfüllt, am Grunde pulsierend.

Ein einen Splitter von beträchtlicher Größe tief in das Hirn treibender Kleinkaliber-Streifschuß hatte auf neurologischem Gebiete anscheinend keine Symptome erzeugt. Dagegen bestand bei dem Kranken jene nun schon mehrfach erwähnte Depression, Apathie, Verlangsamung aller Äußerungen und Reaktionen, wodurch vielleicht etwa vorhandene nervöse Symptome unerkennbar werden mochten. Als dieselbe auch am 10. Tage nach der Verletzung noch nicht geschwunden war, gab sie, trotzdem die Wunde nicht unschön aussah, den Fingerzeig zum operativen Eingreifen. Auch in diesem Falle trat mit der Behebung der Fremdkörperwirkung und dem Debridement ein sofortiger Umschlag im psychischen Zustande ein. Die Heilung verlief glatt.

Krankengeschichte LXX. 19jähr. Inf. N. St. 4. IX.—14. IX. Pat. ist etwas benommen, schwerbesinnlich, nicht leicht zu fixieren. Seine Angaben sind schwankend, ohne indes den Charakter von Konfabulationen zu haben. In der Regel antwortet er, er könne sich nicht erinnern. Doch scheint festzustehen, daß er vor etwa 2 Wochen verletzt wurde. Durch welche Projektilart, ist nicht zu eruieren. Klagen über unbestimmte Kopfschmerzen. Neurologisch o. B. bis auf eine Differenz der Bauchdeckenreflexe und im Fazialis. Tangentialschuß über dem linken Scheitelbein hinter und oberhalb des Tuber parietale gelegen. In der Wunde schmutzig belegtes Hirngewebe, das kaum pulsiert. — 4. IX. Operation (Oberstabsarzt Zuckerkandl) in Äthernarkose. Exzision der Hautwunde. Erweiterung des Knochendefektes mit Lüerscher Zange. Entfernung zahlreicher großer, bis 3 cm und mehr in die Tiefe des Gehirns reichender Knochensplitter. Verschorfung des Hirnprolapses mit Paquelin bis in das Knochenniveau. Kochsalztupfer. Verband. — 5. IX. Pat. macht einen etwas freieren Eindruck. — 6. IX. Psychisch gebessert. Zugänglicher. Gibt wiederum an, vor etwa 2 Wochen verletzt worden zu sein. Temperatur 37,8. — 7. IX. Verbandwechsel. Keine Zunahme des Hirnprolapses. Temperatur 37,2—37,5. — 10. IX. Befinden unverändert. Temperaturen stets unter 37,5. — 12. IX. Temperatur 37,9—38,8. Verbandwechsel. Das Hirn hat das Knochenniveau nicht überschritten, pulsiert. — 13. IX. Temperatur 37,8—39. Plötzlich nachmittags Ausbruch intensiver Kopfschmerzen, so daß Pat. laut schreit und jammert. Ziemlich klares Bewußtsein. Lokalisierte Druckempfindlichkeit rechts hinten unterhalb der Operationswunde und Ödem der Kopfschwarte daselbst lassen an Abszeßbildung denken. Inzision in Novokainanästhesie mit negativem Resultate. Zunahme des Hirnprolapses, der zu pulsieren aufgehört hat. Aus dem oberen Wundwinkel fließt verflüssigte Hirnmasse ab. Weder durch Punktion noch durch tiefgreifende Spaltung des Prolapses gelingt es, einen Abszeß zu finden. Unvermindertes Andauern der Kopfschmerzen, die auch durch Lumbalpunktion nicht beeinflußt werden. Im Liquor polynukleäre Pleozytose. Keine Nackenstarre. Kein Kernig. — Abends rhythmisches Schreien. Einförmige Wiederholung der gleichen Satzfolge ins Unendliche: Gestern hat es lange gedauert — gestern hat es nicht lange gedauert. Große motorische Unruhe. Benommenheit. Hyoszininjektion. — 14. IX. Soporös. Schreit zeitweise auf. Reagiert nicht auf Anruf. Temperatur 39—39,6. — 15. IX. Morgens um $2^1/_2$ Uhr tritt im Koma der Tod ein.

Es handelt sich um einen Fall von Streifschuß an den rückwärtigen Partien des Scheitelbeines, der sehr spät, etwa 2 Wochen nach der Verletzung, in unsere Hände kam. Die Läsionen waren beträchtliche, da große Knochenfragmente tief in das Hirn eingedrungen waren. Nervöse Ausfallserscheinungen fehlten jedoch nahezu ganz. Dagegen bestand anfangs ein Zustand von Schwerbesinnlichkeit und Beeinträchtigung des Erinnerungsvermögens. Doch war die Orientierung erhalten, und es ließen sich keine Konfabulationen nachweisen. Nach der Operation schien sich der Zustand des Kranken zu bessern; insbesondere wich die Schwachbesinnlichkeit. Die Temperatur war stets subfebril. Plötzlich traten bei dem Kranken, der eben noch ganz munter gewesen war, intensive Kopfschmerzen auf. Eine Erklärung für dieselben gab der lokale Wundbefund nicht. Es kann wohl angesichts der hohen Temperaturen und des Liquorbefundes nicht zweifelhaft sein, daß es sich um eine Meningitis gehandelt hat. Es fehlten zwar sowohl das Kernigsche Zeichen als die Nackenstarre, doch werden wir dies auch bei autoptisch sichergestellten Meningitiden wiederholt finden. Anfangs bei klarem Bewußtsein, verfiel der Kranke binnen weniger Stunden in Benommenheit, schrie rhythmisch auf, wiederholte endlos unsinnige Sätze, wurde dann soporös und starb unter hohem Fieber im Koma kaum 36 Stunden nach dem Einsetzen der Kopfschmerzen.

Eine Autopsie konnte in diesem Falle leider nicht gemacht werden. Nach Analogie anderer Fälle ist wohl anzunehmen, daß von der Schußwunde aus die Infektion in die Tiefe gegen die Ventrikel gewandert ist und sodann die Meningen ergriffen wurden.

Krankengeschichte LXXI. 35jähr. Ldst.-Mann. N. A. 9. IX.—18. X. Verletzt am 3. IX. durch Schrapnell. Etwa 4 cm voneinander entfernt finden sich an der rechten Schläfe Ein- und Ausschuß. Der Schußkanal verläuft von hinten unten nach vorne oben. Aus dem Ausschuß, der etwa kronengroß ist, dringt Sekret und verflüssigte Hirnmasse und unter rhythmischen Pulsationen eine helle Flüssigkeit, die wohl als Liquor cerebrospinalis anzusprechen ist. Psychisches Verhalten normal. Hatte das Bewußtsein verloren. — Neurologischer Befund: Fazialisschwäche links, linker Arm bleibt beim Heben zur Vertikalen zurück. Händedruck annähernd gleich. Bauchdeckenreflex, besonders unten, links geringer. — 9. IX. Operation (Oberstabsarzt Zuckerkandl) in Chloroform-Äthernarkose. Verbindung von Ein- und Ausschuß. Es findet sich ein spaltförmiger Defekt im Knochen. Exzision des lazerierten Periostes. Erweiterung des Knochendefektes mit Lüerscher Zange, bis ringsum normale Dura sichtbar ist. Ausströmen von Hirnbrei. In der entstehenden haselnußgroßen Höhle im Gehirn liegt ein kleinerer Knochensplitter, der entfernt wird. Kochsalzstreifen in die Hirnhöhle. Verband. — 10. und 11. IX. Abendtemperatur 37,5. — 13. IX. Normale Temperaturen. Verbandwechsel. In der Tiefe der Wundhöhle sind mehrere kleine und ein 1 × 2,5 cm großer Knochensplitter erschienen, die sich leicht extrahieren lassen. Das Hirn liegt, stark pulsierend, unter dem Knochenniveau. In der Mitte der Hirnwunde die Höhle, deren Grund ebenfalls pulsiert. Subjektives Wohlbefinden. — 16. IX. Verbandwechsel. Wunde rein. Hirn pulsiert. Temperaturen stets normal. Gute Nahrungsaufnahme. Wohlbefinden. — 21. IX. Verbandwechsel. — 25. IX. Verbandwechsel. Ein etwa 2,5 cm langer, spindelförmiger Knochensplitter, der frei in der Wundhöhle liegt, wird entfernt. — 26. IX. Psychisch auffällig; ist deprimiert, appetitlos, hat Heimweh, weint viel, drängt fort. Dabei schlafsüchtig und reaktionsunlustig. — 27. IX. Ein Abszeß in der Wange wird gespalten und ein Schrapnellkugelfragment extrahiert. Verband. — 29. IX. Unverändert. Abendtemperatur 38. — 30. IX. Temperatur 38—37,5. Verbandwechsel. Das Hirn beginnt vorzutreten, pulsiert aber. Die Depression und weinerliche Stimmung der letzten Tage haben einer auffallenden Euphorie und Lebhaftigkeit Platz gemacht. Reichliche, fast an Polyphagie grenzende Nahrungsaufnahme. — 1. X. Temperatur 37,5—39. Verbandwechsel. Das Hirn ist noch etwas weiter hervorgetreten. — 2. X. Temperatur 38,5—37,5. Verbandwechsel. Der Hirnprolaps ist im Zunehmen begriffen und pulsiert nicht mehr. Er tritt bereits über das Knochenniveau vor. Punktion mit negativem Resultate. — 3. X. Fieberfrei. Verbandwechsel. Wundzustand unverändert. — 4. X., 5. X. Verbandwechsel. Der Prolaps kriecht pilzartig über den Knochendefekt hinaus, an der Oberfläche nekrotisch, von zähflüssiger Beschaffenheit. — 7. X. Verbandwechsel. Weitere Zunahme des Hirnprolapses. Pat. ist unverändert euphorisch und eßlustig; er fühlt sich sehr wohl und ist sehr zufrieden. Schläft ziemlich viel. — 9. X. Verbandwechsel. Temperatur normal. — 10. X. Abendtemperatur 37,8. Verbandwechsel. Prolaps zunehmend. Beginnende Apathie und steigende Schlafsucht. — 11. XI. Temperatur 38,2—38,3. — 12. XI. Temperatur 39,7—39,7. Sehr apathisch, liegt ruhig im Bett, reagiert auf Anruf; aufgeweckt ist er andauernd euphorisch. — 13. XI. Temperatur 39—39,2. — 14. XI. Temperatur 39—39,2. Verbandwechsel. Aus der Wunde quillt der verflüssigte, übelriechende Hirnprolaps vor. Teilweise Abtragung. Pat. sehr ruhig, apathisch, reagiert kaum mehr. — 15. XI. Bewußtlosigkeit, die ununterbrochen andauert, bis am 18. XI. der Exitus letalis eintritt. In den letzten Tagen Temperaturen zwischen 38 und 39,5.

Wir haben es hier mit einem Falle von Tangentialschuß zu tun, der am 7. Tage nach der Verletzung in recht wenig befriedigendem Zustande uns zuging. Aus den Schußwunden quoll verflüssigtes Hirn hervor, und es bestand Liquorabfluß, der eine sehr tiefgreifende Zertrümmerung des Gehirnes annehmen ließ. Bei der Operation konnte trotz sorgfältiger Austastung des nach Abfließen des nekrotischen Hirnbreies entstandenen Hohlraumes nur ein kleiner Knochensplitter gefunden werden. Zunächst ließ sich der weitere Verlauf nicht ungünstig an. Die Temperatur war normal, und die Wunde sah gut aus. Das Hirn zeigte keine Neigung zur Prolapsbildung und pulsierte. Zweimal wurden beim Verbandwechsel ziemlich große Knochensplitter, die aus der Tiefe hervorgedrungen waren, entfernt. Am 17. Tage nach der Operation fiel Pat. durch deprimiertes Wesen, Unruhe, Appetitlosigkeit auf. Er klagte über Heimweh, bat flehentlich, man möge ihn nach Hause schicken. Inzwischen hatte sich in der Wange ein Abszeß gebildet, aus dem ein Stückchen einer Schrapnellkugel extrahiert wurde. Nachdem der depressive Zustand 4 Tage gedauert hatte, trat plötzlich ein auffallender Umschlag im Verhalten des Kranken ein. Er wurde außerordentlich euphorisch, lebhaft, war mit seinem Lose sehr zufrieden. Er legte ein beträchtliches, an Polyphagie grenzendes Nahrungsbedürfnis an den Tag. Zugleich aber stieg die Temperatur an, und es begann das Hirn vorzutreten. Dieser erst beginnende Prolaps, der am folgenden Tage noch zunahm, pulsierte noch. Einen Tag später hatte die Pulsation sistiert. Der Hirnprolaps wuchs mehr und mehr und kroch schließlich pilzartig wuchernd über die Haut hervor, an seiner Oberfläche nekrotisch und sich verflüssigend. Die Lebhaftigkeit des Pat. machte einer euphorischen Apathie und Schlafsucht Platz. Nach einem fieberfreien Intervall stieg die Temperatur neuerlich an. Pat. verfiel in einen soporösen Zustand, dann in Koma, in welchem er 38 Tage nach der Verletzung starb.

Offenbar waren die Splitter des Schädelknochens so tief in das Hirn getrieben worden, daß sie bei der Operation durch Tasten nicht gefunden werden konnten. Ein Teil derselben trat späterhin in der Wundhöhle zutage. Diese in der Tiefe verbliebenen Fremdkörper waren wohl der Anlaß für die spät einsetzenden deletären Veränderungen, die eben beschrieben wurden. Es handelt sich hier um ein Bild, dem wir noch mehrfach begegnen werden, das in seiner extremsten Form, wie es hier vorliegt, zu einer vollkommenen Verflüssigung und Nekrotisierung der ganzen betroffenen Hemisphäre führt. Die Sektion mußte in diesem Falle aus äußeren Gründen unterbleiben. Die klinische Übereinstimmung mit den später zu nennenden Fällen, bei welchen ein autoptischer Befund vorliegt, ist jedoch eine derart genaue, daß hinsichtlich der Deutung des Zustandes kein Zweifel obwalten kann.

Krankengeschichte LXXII. 22jähr. Zugsf. K. F. 29. VIII.—16. IX. Am 26. VIII. verletzt durch Schrapnell. Verlor das Bewußtsein nicht. Weichteildurchschuß des linken Unterschenkels und lange, als oberflächlich imponierende Schußwunde in der rechten Scheitelgegend, die Mittellinie etwas überquerend, flach, etwa 2-Kronen-Stück groß. Eine zweite vor dem rechten Ohr, klein, rißförmig.

Neurologisch o. B. bis auf eine leichte Differenz der Bauchdeckenreflexe. Temperatur normal. — 5. IX. Abendtemperatur 37,8. — 6. IX. Temperatur 37,5—38. Klagt über Kopfschmerzen. Die Umgebung der Wunde am Scheitel etwas druckempfindlich. — 8. IX. Temperaturen andauernd nur 38. Kopfschmerzen in Zunahme begriffen. Neurologischer Befund: Linker Arm motorisch schwächer als rechts, Bauchdeckenreflex links herabgesetzt. Pat. fühlt sich bis auf die Kopfschmerzen wohl, ist jedoch schwer besinnlich, etwas motorisch unruhig und zeigt Perseveration und Echolalie. So wiederholt er lange Zeit hindurch spontan und als Antwort auf Fragen die aufgefangenen Worte: Budapest — Jodtinktur. Auch andere Worte werden in eintönigem Rhythmus wiederholt, ebenso zugerufene Worte. — Operation (Oberstabsarzt Zuckerkandl) in Äthernarkose. Bloßlegung des Knochens in der Scheitelwunde. Keine äußerliche Verletzung. Trepanation. Beim Passieren der Lamina vitrea entleert sich unter großem Druck Eiter. Nach Vergrößerung des Knochendefektes können einige Knochensplitter entfernt werden, die im Hirn stecken. Drainage mittels Kochsalzstreifens. Verband. — 9. IX. Die Parese des linken Armes ist deutlicher geworden. Verbandwechsel. Wunde mäßig sezernierend. Das Hirn pulsiert. Psychisch gebessert. — 10. IX. Vollkommene Lähmung des linken Armes. Die linke untere Extremität ist frei. Verbandwechsel. — 12. IX. Verbandwechsel. Wunde ohne Prolapsbildung, keine Sekretion. Lähmung des linken Armes unverändert. Punktionen in der Richtung auf die motorischen Zentren sowie in die Tiefe fördern nirgends Eiter zutage. Pat. klagt über Kopfschmerzen, ist unruhig, leicht benommen. Parese auch der unteren Extremität. — 14. IX. Unveränderter Wundzustand. Verband. Zunehmende Benommenheit. — 15. IX. Tiefes Koma. — 16. IX. Exitus letalis.

In diesem Falle verführten das harmlose Aussehen der Wunde und das Fehlen jeglicher nervöser und psychischer Erscheinungen zu einem expektativen Verhalten, da die Differenz der Bauchdeckenreflexe — zu Unrecht — als belanglos angesehen wurde, das dem Kranken nicht zum Heile gereichte. Erst Kopfschmerzen, Temperaturerhöhung und in Gestalt einer leichten Parese und Differenz der Bauchdeckenreflexe angedeutete nervöse Ausfallserscheinungen veranlaßten am 13. Tage nach der Verletzung den operativen Eingriff. Da fand sich nun sofort nach Passieren der Lamina interna eine Eiteransammlung, die offensichtlich auf der Dura gelegen, mit vereinzelten in das Hirn eingetriebenen Knochensplittern auch auf dieses übergegriffen hatte. Der weitere Verlauf ist der des progredienten Hirnabszesses. Weitere Partien des Hirns wurden in Mitleidenschaft gezogen, die Ausfallserscheinungen nahmen zu. Die Probepunktion vermochte keinen Eiterherd aufzudecken. Es trat Koma und bald auch der Tod ein.

Das psychische Verhalten vor der Operation war ziemlich merkwürdig. Es bestand leichte Unbesinnlichkeit, Perseveration, Echolalie, aber keinerlei an Delirien oder das amnestische Syndrom erinnernde Erscheinungen.

Krankengeschichte LXXIII. 34jähr. Inf. U. St. 10. IX.—14. IX. Pat. wird in benommenem Zustande eingeliefert. Über den Tag und die Art der Verletzung sind keine Angaben zu erhalten. Neurologische Untersuchung infolge der Bewußtseinstrübung nur in geringstem Umfange möglich. Keine Reflexdifferenzen. Pupillen reagieren. 2 cm lange aufgetriebene Wunde an der linken Hinterhauptscheitelgrenze. Liquorabfluß aus der Wunde. Temperatur 38. — 10. IX. Operation (Dr. Allers) in Äthernarkose. Es findet sich nach Exzision der Hautwunde ein 8 cm langer, spaltförmiger, tief ins Hinterhaupt reichender Knochendefekt, von dem nach allen Seiten klaffende Fissuren ausgehen. Große Knochenplatten sind mobil. Debridement, ohne daß eine vollständige Bloßlegung normaler Dura gelingt. Jodierung. Verband. — 11. IX. Temperatur 38—39,2. Starke Wundsekretion. Nachts sehr unruhig. Stark benommen. Verbandwechsel. Entfernung weiterer Knochensplitter. — 12. IX. Koma. Temperatur 38,3—39,5. Lumbalpunktion: Trüber, zellreicher Liquor. — 13. IX. Beginn der Agonie. — 14. IX. Exitus letalis.

Hier handelt es sich um einen in äußerst schlechtem Zustande eingebrachten Kranken mit weitgehendster Zertrümmerung des Os occipitale und, wie die Lumbalpunktion zeigte, Meningitis. Der Fall war von vornherein als aussichtslos zu betrachten.

Krankengeschichte LXXIV. 35jähr. kriegsgef. Russe. K. P. 21. IX. bis 25. IX. Wurde vor 4 Tagen durch Schrapnell (?) verletzt. Über dem rechten Scheitel zwei je kronenstückgroße, durch eine etwa 9 cm breite Hautbrücke voneinander getrennte Schußwunden. Unter der Hautbrücke sowie in der nahen Umgebung der Wunden tastet man weiche, prolabierte Massen. Das Hirn quillt auch in Gestalt bräunlicher, zerrissener Massen, die keine Pulsation zeigen, aus den Schußwunden hervor. Neurologischer Befund: Linksseitige Fazialisparese. Im Augenblicke der Aufnahme angeblich ohne Hemiparese. Auf der Abteilung, etwa $1^1/_2$ Stunden später, besteht bereits eine linksseitige Hemiparese. Augenbewegungen anscheinend frei. Befolgt einfache Aufforderungen; gibt auch bei wiederholtem eindringlichen Fragen Auskunft. Schwer besinnlich. — 21. IX. Operation (Dr. Allers) in Äthernarkose. Exzision und Verbindung der Hautwunden. Abtragung des den Knochenrand allerorten überschreitenden Hirnprolapses. Vom Knochenrand ziehen nach allen Seiten Fissuren. Der Knochendefekt ist etwa 6 cm lang, oval und von unten außen nach der Mitte und nach vorne gerichtet. Große Knochenplatten sind mobil. Verschorfung der Hirnoberfläche mittels Paquelin. Das Hirn pulsiert. Kochsalztupfer. Verband. — Nachmittags deutlich ausgesprochene linksseitige Hemiplegie. Pat. ist klarer, demonstriert die Zunahme der Lähmung, indem er mit der rechten Hand salutiert und auf die linke deutend, eine verneinende Bewegung macht. — 22. IX. Nachts sehr unruhig. Wirft die Decken herum. Erst gegen Morgen tritt Beruhigung ein. Hemiplegie ausgesprochen. Temperatur 38,6. Verbandwechsel. Hirn noch unter dem Knochenniveau, pulsiert aber nicht. — 23. IX. Temperatur 38—38,5. Subjektives Wohlbefinden. — 24. IX. Temperatur 38,6—39,5. Verbandwechsel. Hirnprolaps im Zunehmen, keine Pulsation. Spastische Hemiparese. Abends Koma. — 25. IX. Morgens um 5 Uhr Exitus.

Auch hier handelt es sich um einen Fall, der durch die Schwere der Verletzung an sich als verloren anzusehen war. Die dennoch unternommene Operation war unternommen worden in der Hoffnung, einen Abszeß finden zu können, der durch die rasche Propredienz der nervösen Ausfallserscheinungen nicht allzu unwahrscheinlich schien. Trat doch binnen 1—2 Stunden eine Hemiparese auf. Die unmittelbare Wirkung der Operation zeigte sich in der Wiederkehr der Hirnpulsation im Schußbereiche. Auch trat eine wesentliche Besserung im psychischen Zustande des Pat. auf, indem die Schwerbesinnlichkeit fast ganz verschwand. Aber schon die Unruhe der folgenden Nacht sowie der rasche Fortschritt der Lähmungserscheinungen zeigten, daß die Besserung nur zu vorübergehend gewesen war. Auch sistierten die Hirnpulsationen wieder; es trat neuerlich ein Hirnprolaps auf, es kam zum Koma, in dem am 5. Tage nach der Operation der Tod erfolgte.

Krankengeschichte LXXV. 23jähr. Inf. L. L. 17. IV.—19. IV. Wurde am 13. III. durch Prellschuß verletzt, indem ein feindliches Gewehrprojektil an den Gewehrlauf des Kranken anschlug, abprallte und ihn verletzte. Verlor das Bewußtsein. Eine vom rechten Auge zur Nasolabialfalte herabziehende oberflächliche Hautwunde ist bereits vollkommen verheilt. Es besteht über der Stirn, etwa 1,5 cm oberhalb der Glabella, eine etwa 2 cm lange, horizontal gestellte Wunde mit zerrissenen, von Granulationen bedeckten Rändern. In der Mitte derselben sieht man eine fistelartige Einziehung, aus der sich eitriges Sekret entleert und in deren Grunde man eine deutliche Pulsation wahrnimmt. Bei Sondierung der Fistel stößt man auf einen rauhen, federnd resistenten Körper am oberen Wundrand. Neurologisch o. B. — 19. IV. Operation in Äthernarkose (Oberstabsarzt Zuckerkandl). Exstirpation der gesamten Hautwunde. In der Wunde einige den Knochendefekt erfüllende Knochensplitter, die entfernt werden. Der Knochendefekt ist hellergroß und mit Granulationen ausgekleidet. Erweiterung mittels Lüerscher Zange. Nach Abschabung der Granulationen erscheint eine tief in das Hirn eingepreßte Knochenlamelle der Lamina vitrea, die extrahiert wird. Starke Blutung. Blutstillung durch Tamponade. Verband. Beim Erwachen aus der Narkose klagt Pat. über starke Kopfschmerzen. Abendtemperatur 37. — 20. IV. Morgentemperatur 38,8. Klagt über Kopfschmerzen. Besserung auf 0,6 Pyramidon. Erbrechen. Nahrungsaufnahme gering, nur Flüssigkeit. Puls 96. Nachmittags wird Pat. unruhig, wirft sich im Bett herum, setzt sich bald auf, bald wälzt er sich stöhnend hin und her. Benommen, gibt keine Äußerung von sich. Frequente Atmung. Puls 84. Temperatur 39,3. Beruhigung auf 4,0 g Amylenhydrat als Klysma, dann narkoseähnlicher Schlaf. Abends ein epileptiformer Anfall mit Zuckungen der Extremitäten beiderseits und im rechten Fazialis. Schaum vor dem Munde. Verbandwechsel. Keine besondere Durchblutung. Lockerung des Tampons. Abends um $^1/_2$9 Uhr plötzlicher Kollaps. Atemstillstand. Exitus. — 21. IV. Obduktion (Priv.-Doz. Dr. Wieser): Kronengroßer Defekt des Os frontale in der Medianlinie, fingerbreit über der Nasenwurzel. Frische extradurale Blutung im Bereiche des linken Stirnhirns. Einzelne scharfe Knochensplitter im vorderen Pol des rechten Stirnhirns nach Durchreißung der Dura mater an dieser Stelle. Traumatische Enzephalitis im vorderen Abschnitte des rechten Stirnlappens. Thrombophlebitis des Sinus longitudinalis und frische fibrinös-eitrige Leptomeningitis über beiden Großhirnhemisphären. Akutes Hirnödem.

Durch einen Prellschuß war hier eine Zertrümmerung im Bereiche des Stirnbeines beiderseits der Mittellinie entstanden. Da die inkomplette Wundheilung keinen Zweifel darüber ließ, daß in der Tiefe Knochensequester vorhanden sein müßten, wurde am 38. Tage nach der Verletzung zur Operation geschritten. Ein Teil der Knochensplitter, die in das Hirn eingedrungen waren, und zwar diejenigen aus dem linken Stirnlappen, wurden entfernt und eine auftretende Blutung durch Tamponade gestillt. Überraschend schnell entwickelte sich nun eine Reihe von Ereignissen, die binnen 24 Stunden zum Tode führten. Kopfschmerzen, Erbrechen und Temperatursteigerung am Morgen nach der Operation mochten noch als direkte Operationsfolgen angesehen werden, um so mehr als die ziemlich hohe Pulsfrequenz an einen Hirndruck zunächst nicht denken ließ. Nachmittags aber wurde Pat. benommen und unruhig. Später trat ein allgemeiner epileptiformer Krampfanfall ein, bei dem aber nur das rechte Fazialisgebiet mitbetroffen war. Unter zunehmender Benommenheit und steigender Temperatur starb der Kranke noch an demselben Abend.

Die Autopsie zeigte, daß das Debridement am linken Stirnhirnpol restlos durchgeführt worden war, daß aber rechts noch Splitter im Hirn steckten und daß daselbst ferner eine Enzephalitis bestand, die zweifelsohne bereits in die Zeit der Verletzung zurückreichen dürfte. Ebenso ist auch die Thrombophlebitis des Sinus longitudinalis nicht als Operationsfolge, sondern im Anschlusse an jene Enzephalitis entstanden. Frische Läsionen waren hingegen eine mäßige extradurale Blutung im Bereiche des linken Stirnhirns und eine beiderseitige Leptomeningitis.

Man kann hier nur annehmen, daß durch den Eingriff der Verbreitung der in dem enzephalitischen Herde und der Thrombophlebitis des Sinus vorhandenen Infektionskeime plötzlich Vorschub geleistet worden ist und so die allgemeine Aussaat auf die Leptomeninx zustande kam. Auffallend ist immerhin der außerordentlich rasche Verlauf.

Krankengeschichte LXXVI. 20jähr. Inf. P. D. 29. III.—27. IV. und 16. V.—24. V. Verletzt am 20. III. durch Gewehrschuß. Einschuß ungefähr in der Mittellinie, zwei Querfinger oberhalb der Glabella, verschorft, linsengroß, Ausschuß über dem linken Tuber frontale in Gestalt eines etwa 2-Kronen-Stück großen, unregelmäßig konturierten, quergestellten Defektes, der mit einer schmutzigroten, über das Hautniveau vorragenden Masse erfüllt ist. An den Wundrändern sind mobile, knisternde Knochensplitter zu tasten. Pat. klagt über Abnahme der Sehkraft rechts und über starke Lichtscheu. Neurologischer Befund negativ, mit Ausnahme einer offensichtlich peripher bedingten Differenz im Stirnfazialis zuungunsten der rechten Seite und einer Druckempfindlichkeit des N. supraorbitalis ebendort. Es besteht jedoch eine allgemeine Reflexsteigerung. Hatte das Bewußtsein verloren. — 30. III. Am Röntgenbild sieht man eine vom Ausschuß ausgehende, horizontal bis in das Os parietale rechts verlaufende Fissur, die etwas hinter und unter dem Tuber parietale endet. — 31. III. Operation (Oberstabsarzt Zuckerkandl) in Äthernarkose. Verbindung von Ein- und Ausschuß. Exzision der Hautwunde. Der erscheinende, unregelmäßig begrenzte Defekt des Os frontale wird mittels Lüerscher Zange erweitert. Die im Defekt liegende Masse erweist sich als verändertes, zum Teil mit Granulationen bedecktes, von Knochensplittern durchsetztes Hirn. Extraktion der Splitter. Bei Austastung finden sich noch weitere Splitter, die der hinteren Wand des Sinus frontalis angehören und die gleichfalls entfernt werden. Nach Toilettierung und Glättung des Knochendefektes sieht man das Hirn lebhaft pulsieren. Blutstillung mit Koagulen. Jodierung. Verkleinerung der Hautwunde am Einschuß durch drei Nähte. Verband. — 1. IV. Temperatur 37—37,7. Pat. klagt über starke Kopfschmerzen. — 2. IV. Temperatur 37—37,2. Verbandwechsel. Aussehen der Wunde gut. Das Hirn liegt pulsierend im Hautniveau. — 3. IV. Temperatur 37,7—37,9. — 4. IV. Temperatur 37,7 bis 38,4. — 5. IV. Temperatur 37,4—37,9. — 6. IV. Temperatur 37,5—38,1. — 7. IV.

Temperatur 38,2—39,7. Verbandwechsel. Entfernung der Nähte. Aussehen der Wunde unverändert. Hirn vielleicht etwas stärker vorgetreten. Jodierung der Oberfläche. Starke Lichtscheu. Überempfindlichkeit für Geräusche, daher Isolierung. Nahrungsaufnahme befriedigend. — 11. IV. Der Verband wird täglich gewechselt. Die Temperatur steigt staffelförmig ab. Der Hirnprolaps ist unter das Hautniveau zurückgesunken. Die Wundränder rein granulierend. — 15. IV. Weiterer Temperaturrückgang unter täglichem Verbandwechsel. Seit 14. IV. normale Temperatur. Ein kleiner oberflächlicher Abszeß in der Nahtlinie wird eröffnet. — 20. IV. Andauernd afebril. Verbandwechsel. Das Hirn liegt pulsierend tief im Grunde des Defektes. — 22. IV. Verbandwechsel. Am unteren medialen Wundwinkel erscheint, vielleicht infolge Rückganges des Prolapses erst jetzt sichtbar, eine Eiter sezernierende Fistel. — 23. IV. Temperatur 37,0—37,5. — 24. IV. Verbandwechsel. Bei Sondierung der Fistel gelangt man in den Sinus frontalis. Einführung eines dünnen Drains. Temperatur 37,6—38,5. — 25. IV. Temperatur 37,8—37,5. Pat. klagt über Ohren- und Kopfschmerzen, die auch gegen den Hals zu ausstrahlen und Schluckbeschwerden verursachen. Verbandwechsel. Wechsel des zum Sinus frontalis führenden Drains, aus dem sich reichlich Eiter entleert. — 26. IV. Temperatur 37,4—39,8. Verbandwechsel. Der Hirnprolaps hat etwas zugenommen. Einführung eines dickeren Drains in die Fistel, das aber plötzlich statt bisher nach unten weit nach hinten gleitet. Kopfschmerzen. Deprimiertes, weinerliches Wesen. — 27. IV. Temperatur 39,4—40,2. Der stark pulsierende Hirnprolaps ist in die Höhe des Hautniveaus gelangt. Rötung und Ödem der rechten Augenbrauengegend und des rechten oberen Augenlides. Druckempfindlichkeit im rechten inneren Augenwinkel. Starke Eitersekretion der Fistel. — Röntgenbefund: Im Bereiche des rechten nasalen Recessus des Sinus frontalis ein Schatten, während links klare Verhältnisse bestehen. Kein lokaler Ohr- oder Nasenbefund (Oberstabsarzt Prof. Neumann). — Lumbalpunktion: Keine Drucksteigerung, keine Pleozytose, Phase II negativ. — Abends 40,6. Behufs Operation transferiert in das k. u. k. Garnison-Spital I, Abt. III. B. (Oberstabsarzt Prof. Neumann). — Daselbst sofortige Aufmeißelung des Sinus frontalis (Kilian) in Chloroformnarkose mittels Junkerschen Apparates (Oberstabsarzt Neumann). Es entleert sich dicker Eiter. Drainage zur Nasenhöhle. — In den folgenden Tagen kehrten allmählich normale Temperaturen und Wohlbefinden zurück. Die Eiterung des Sinus frontalis sistierte. Aber bald trat neuerdings Temperaturerhöhung ein, und das Befinden verschlechterte sich. Pat. wurde am 16. V. in unser Spital zurücktransferiert. — 16. V. Temperatur 39,2—40,1. — 17. V. Temperatur 39,5 bis 39,5. — 18. V. Temperatur 39—39,4. — 19. V. Operation (Oberstabsarzt Zuckerkandl). Spaltung des nicht pulsierenden Hirnprolapses, wobei man in ziemlicher Tiefe auf Eiter stößt. Drainage mittels Glasdrains. Temperatur 39,3 bis 39,9. Der Eiter enthält laut Mitteilung des k. k. Serotherapeutischen Instituts grampositive, kurzkettige Streptokokken. Pat. ist reizbar, weinerlich. Zeitweise sehr ungeschickt, greift daneben, läßt Gegenstände fallen. Leicht benommen. Neurologisch o. B. Keine Nackenstarre, kein Kernig. — 20. V. Temperatur 38,5 bis 39,7. Verbandwechsel. — 21. V. Temperatur 37,1—38,9. Verbandwechsel. Starke Eiterung. Pat. ist soporös. — 22. V. Temperatur 38,2—38,3. Verbandwechsel. Deutlich benommen. Verfällt. — 23. V. Temperatur 38,1—40,3. Verbandwechsel. Agonie. — 24. V. Temzeratur 39,3—41. Exitus letalis. — 25. V. Autopsie (Dr. Jaffé): Defekt im rechten Stirnbein. Die Leptomeninx ist hyperämisch, das Hirn weich und ödematös. Kleinapfelgroßer Abszeß im rechten Stirnlappen mit dickem, gelbgrünem Eiter gefüllt. Starke Erweichung des Gehirns in der Umgebung des Abszesses. Ventrikel erweitert und mit trüber, rötlicher Flüssigkeit erfüllt. An der Hirnbasis in der Gegend der Pedunculi cerebri und der Brücke eitrig-sulziges Exsudat.

Durch einen frontal verlaufenden tangentialen Durchschuß des Stirnbeines war im vorliegenden Falle die Schädelhöhle über dem Pol des rechten Stirnhirnes eröffnet, gleichzeitig aber auch die Wandungen des Sinus frontalis frakturiert worden, so daß das zertrümmerte und prolabierende Hirn zum Teil in den pneumatischen Raum eingedrungen war. Bei der am 12. Tage nach der Verletzung vorgenommenen Operation konnten viele Splitter aus dem Hirn entfernt werden, das auch nach der Wundtoilette zu pulsieren begann. Nach einer Periode von Temperatursteigerung und starken Kopfschmerzen, Lichtscheu, Hyperakusie trat Entfieberung ein. Das Hirn sank in die Tiefe zurück, und die Wunde schien der Heilung entgegenzugehen. Nach einer Woche erschien jedoch am medialen Wundrand eine Eiter sezernierende Fistel. Trotz Drainage stieg die Temperatur neuerlich. Der Lokalbefund (Lidödem, Röntgen) ließ auf ein Empyem des Sinus frontalis schließen, das auch in der Tat bei der Eröffnung gefunden wurde. Die Entleerung des Empyems hatte einen völligen Temperaturrückgang und wesentliche Besserung zur Folge, die jedoch nicht lange anhielten. Der neuerliche Fieberanstieg zusammen mit dem Verhalten des Kranken (Kopfschmerzen, weinerliches Wesen) ließen eine zerebrale Ursache annehmen. Die Operation eröffnete einen Abszeß im Stirnhirn. Trotzdem durch Drainage für Eiterabfluß gesorgt war, erlag Pat. 5 Tage darauf seinem Leiden.

Die Autopsie ergab, daß im Stirnhirn ein kleinapfelgroßer Abszeß bestand, der die Ventrikel erreicht hatte, wenn er auch noch nicht geradezu in dieselben durchgebrochen war. Es fand sich Eiter in den Hirnventrikeln und eine basale Meningitis.

Zweifelsohne war der Hirnabszeß nicht erst in letzter Zeit entstanden. Da er aber keinerlei Symptome verursacht hatte, die nicht auch auf das gleichzeitig bestehende Stirnhöhlenempyem hätten zurückgeführt werden können, so wurde er zu spät entdeckt. Er hatte damals schon einen Pyozephalus erzeugt, und die basale Leptomeninx war bereits von den Ventrikeln aus infiziert.

Krankengeschichte LXXVII. 31jähr. Inf. G. A. 12. II.—9. III. Verletzt am 3. II. durch Gewehrschuß. In der Gegend des linken Scheitelbeinhöckers ein unregelmäßig konturierter, etwa talergroßer Defekt des Schädeldaches. Der Knochen liegt im weiteren Umfange bloß, das Periost fehlt. In der Tiefe des Defektes liegt das lazerierte Hirn pulsierend zutage. Auf der Oberfläche desselben sammelt sich eine gelbliche, seröse Flüssigkeit. Vor und unter dem Defekt findet sich ein zweiter, kleinerer. Neurologischer Befund: Vollkommene rechtsseitige schlaffe Hemiplegie. Motorische totale Aphasie. Pat. bringt nur unartikulierte Laute hervor. Sensorische Aphasie nicht nachzuweisen. Pat. faßt gut auf, befolgt Aufforderungen. Demonstriert spontan die Beherrschung der linken Körperhälfte. Temperatur 36,8. — 13. II. Temperatur 36,9—38. — 14. II. Temperatur 39,2 bis 39,3. Verbandwechsel. Das Hirn ist in das Niveau des Knochens getreten; die Pulsationen sind weniger ausgiebig geworden. Am rückwärtigen Rande des

Defektes mobile Knochenstücke. Nachts unruhig, delirant. Zupft an den Bettdecken. Gibt unaufhörlich grunzende Laute von sich. Muß katheterisiert werden. — 15. II. Temperatur 39,6—39,7. Operation in Äthernarkose (Oberstabsarzt Zuckerkandl). Spaltung der Hautbrücke. Entfernung der mobilen Fragmente. Toilette des Knochendefektes. Im Hirn keine Knochensplitter zu tasten. — 16. II. Temperatur 39,2—37,9. Nahrungsaufnahme befriedigend. Pat. ist tagsüber klar. Nachts Schlaf auf 1,0 Veronal. — 17. II. Temperatur 37,8—37,8. Verbandwechsel. Wundzustand unverändert. — 18. II. Temperatur 37,8—38. — 19. II. Temperatur 38—39,1. Verbandwechsel. Der Hirnprolaps nimmt zu. — 20. II. Temperatur 37,8—40. Nachmittags ein starker Schüttelfrost. — 21. II. Temperatur 40,5 bis 37,5. Vormittags Schüttelfrost. Nachts starke Unruhe, wirft mit den Decken, versucht aus dem Bett zu steigen. Schlaf auf 4,0 Amylenhydrat per Klysma, da die Aufnahme jeglichen Medikamentes per os verweigert wird. — 22. II. Temperatur 40,3—37,8. Verbandwechsel. Zunehmender Hirnprolaps. Zustand unverändert. — 23. II. Temperatur 37,8—39,9. Nachmittags Schüttelfrost. — 24. II. Temperatur 37,8—37,3. Pat. ist ruhiger. Nimmt wieder reichlicher Nahrung zu sich. — 26. II. Temperatur subfebril. Verbandwechsel. Diarrhöische Stuhlentleerungen (Folge der Milchdiät?). Opium. — 27. II., 28. II. Temperaturen unter 37,5. Verbandwechsel. — 1. III. Temperatur 38,2—38,2. Verbandwechsel. Pat. leicht benommen. Nachts unverändert delirant. 4,0 Amylenhydrat. — Von nun an steigende Temperaturen. Zunehmende Benommenheit bei starker, auch tagsüber anhaltender deliranter Unruhe. — 5. III. Temperatur 39—38,5. Dyspnoe. Bronchopneumonische Herde über beiden Lungen. — 6. III. Temperatur 39,2 bis 38,5. — 7. III. Temperatur 39,3—38,5. Hirnprolaps bedeutend, pulsiert nicht. — 9. III. Exitus letalis. — Obduktion: Basale und Konvexitätsmeningitis mit festhaftendem febrinösen Exsudat. Bronchopneumonie.

Es handelt sich hier um einen schweren Tangentialschuß der linken Schläfenscheitelregion, bei dem die fehlenden Knochenpartien nebst Teilen der Gehirnoberfläche offenbar durch die Gewalt der Schußwirkung weggerissen worden waren. Denn auch bei der Operation konnten in die Tiefe des Gehirnes gedrungene Knochensplitter nicht gefunden werden. Die Ausdehnung und Schwere der Verletzung ließen den Fall von vornherein als aussichtslos erscheinen. Der operative Eingriff, der des beginnenden Hirnprolapses und der ansteigenden Körpertemperatur wegen am 13. Tage nach der Verletzung vorgenommen wurde, mußte sich auf eine bloße Toilettierung der Wunde beschränken. Dem Sitze der Verletzung und dem offensichtlich bestehenden Defekt an Hirnsubstanz entsprechend bestand eine vollkommene kontralaterale Hemiplegie und motorische Aphasie. Wie schon bei manchen Fällen beschrieben wurde, zeitigte auch in diesem die Operation eine vorübergehende Besserung, indem die Temperatur absank. Es traten auch die in den ersten Tagen stark bemerkbaren, vornehmlich nächtlichen Delirien zurück. Diese Besserung aber dauerte nur sehr kurz. Unter zunehmenden Temperaturen, neuerdings stärker vortretendem Hirnprolaps und wechselnden psychotischen Symptomen ging es ziemlich rasch dem Ende zu, das durch eine komplizierende Bronchopneumonie beschleunigt wurde.

Die Obduktion ergab, daß bereits eine ältere basale Meningitis bestand und eine vermutlich ebenfalls ältere Leptomeningitis der Konvexität. Die Infektion der Meninx reichte wahrscheinlich zumindest 3 Wochen zurück.

Es ist anzunehmen, daß der Transport für die Verschlechterung des Befindens ausschlaggebend geworden ist. Denn bei der Aufnahme war der Kranke noch fieberfrei, während am ersten Tage des Spitalsaufenthaltes bereits hohe Temperaturen einsetzten.

Krankengeschichte LXXVIII. 24jähr. Inf. K. J. 16. IX.—10. X. Wurde am 10. IX. verletzt durch Schrapnell. Verlor das Bewußtsein. Einschuß etwa 10-Heller-Stück groß in der rechten Schläfengegend, nahe der Schläfenstirngrenze. Ausschuß etwa in der Mittellinie, über dem Augenbrauenrand, stark gequetscht, unregelmäßig konturiert, etwa talergroß. Neurologisch o. B. Apathisch, deprimiert. — 17. IX. Operation (Oberstabsarzt Zuckerkandl) in Chloroformnarkose. Bloßlegung des ganzen Schußkanals. Im Bereiche desselben ein rinnenförmiger Defekt des Stirnbeines, aus dem nekrotisches Hirn prolabiert. Zertrümmerung des Supraorbitalrandes und des Orbitadaches sowie des Siebbeines. Der Augapfel ebenfalls zertrümmert, von Knochensplittern angebohrt. Enucleatio bulbi. Ausräumung der Knochensplitter, worauf das Hirn zu pulsieren beginnt. Tamponade der Augenhöhle. Verband. — 21. IX. Verbandwechsel. Pat. fühlt sich wohl. Psychisch frei. Temperatur andauernd normal. Wunde rein. — 25. IX. Verbandwechsel. Wunde rein granulierend. Auch auf dem stark pulsierenden Hirn sieht man zarte, blaßrote Granulationen. — 27. IX., 1. X., 4. X., 8. X. Verbandwechsel. Stets normale Temperaturen. — 10. X. Wunde fast von Granulationen ausgefüllt, in Heilung begriffen. Verbandwechsel.

Wir haben es hier mit einem tangentialen oder, wenn man will, segmentalen Durchschuß durch das rechte Stirnbein mit vollkommener Zerstörung der Orbita und ihres Inhaltes zu tun. Trotzdem Pat. erst am 8. Tage nach der Verletzung zur Operation kam und trotz der Ausdehnung der Verletzung gelang es durch sorgfältiges Debridement und Herstellung reiner Wundverhältnisse, eine befriedigende Heilung zu erzielen. Die Verletzung hatte weder auf nervösem noch auf psychischem Gebiete irgendwelche Erscheinungen gezeitigt.

Krankengeschichte LXXIX. 33jähr. Inf. A. F. 13. VIII.—16. IX. Wurde laut Angabe des zutransferierenden Feldspitales vor etwa einem Monat durch Granate verletzt. Pat. selbst ist außerstande, irgendwelche Angaben zu machen. Er ist schwer besinnlich, äußerst langsam in Bewegungen und Sprache, faßt schwer auf. Uninteressiert und apathisch, bekümmert er sich nicht um sein Schicksal und nicht um seine Umgebung. Irgendwelche Prüfung seiner Intelligenz ist infolgedessen unmöglich. Er ist nicht desorientiert, wenigstens was die allgemeine räumliche Orientierung anbelangt. Angaben über zeitliche Verhältnisse sind von ihm nicht zu erhalten. Oft antwortet er, er wisse nichts; manchmal wiederholt er die Frage, ohne offenbar ihren Sinn zu verstehen. Doch besteht keine sensorische Aphasie. Leichte Aufträge werden anstandslos ausgeführt. Man findet eine etwa hellergroße, viel Eiter entleerende Schußwunde am linken Angulus mandibulae und eine zweite, etwa kronenstückgroße über der linken Orbita. Das obere Lid ist stark geschwollen. Im Defekt liegt ein pulsierender Hirnprolaps bloß. Temperatur normal. Neurologisch, von den peripher bedingten Störungen im Bereiche des linken Auges und der linken Stirn abgesehen, o. B. — 17. VIII. Operation

(Oberstabsarzt Zuckerkandl) in Äthernarkose. Die Bloßlegung der Stirnwunde zeigt, daß das Orbitadach vollständig zertrümmert und der Hirnprolaps auch gegen das Orbitainnere zu gerichtet ist. Der Bulbus scheint jedoch nicht verletzt zu sein. Umschneidung der Hautwunde unter Bildung eines halbkreisförmigen, basalwärts gestielten Hautperiostlappens. Debridement des Os frontale und des Orbitadaches. Naht des Hautperiostlappens. Drainage der Hirnwunde mittels Glasdrain durch die Schußöffnung. Verband. — 18. VIII. Temperatur 37,2—37,2. Pat. ist apathisch und schläft viel. Die Nahrungsaufnahme ist befriedigend. — 19. VIII. Temperatur 37,2—37,2. — 20. VIII. Temperatur 37,3—37,5. Verbandwechsel. Geringe Sekretion aus dem Drain, starke aus der Wunde am Unterkiefer. Pat. klagt nicht, ist apathisch, unverändert langsam und uninteressiert. — 22. VIII. Temperatur normal. Verbandwechsel. Entfernung des Glasdrains. — 25. VIII. Temperatur 36,4—38. Am Unterkieferwinkel hat sich ein Abszeß gebildet, der gespalten wird. Pat. klagt über Schmerzen daselbst. Extraktion eines Granatsplitters. Psychisch freier. — 28. VIII. Seit 26. VIII. wieder vollkommen fieberfrei. Die Operationswunde ist per primam geheilt. Entfernung der Nähte. Die ursprüngliche Schußöffnung ist von reinen Granulationen verschlossen. Verband. — 6. IX. Andauernd afebril. Verbandwechsel. Reine Narbenbildung. Wiewohl Pat. sichtlich psychisch etwas freier ist, zumindest herumgeht und mit Kameraden Gespräche führt, zeigt er doch schwere Defekte. Die außerordentliche Langsamkeit, ein gewisses Maß von Schwerbesinnlichkeit sind bestehen geblieben. Er ist weder aphasisch noch apraktisch. Es bestehen beträchtliche Erinnerungslücken. Er erinnert sich nicht, operiert worden zu sein. Nach langem, eindringlichem Befragen gibt er aber doch an, daß er einige Male im Operationssaal gewesen sei. Über das Datum der Verletzung kann Pat. keine Angaben machen. Weiß nicht, wie lange er im Spital ist. Keine konfabulatorischen Ausfüllungen. — 12. IX., 16. IX. Verbandwechsel.

Auch in diesem Falle handelt es sich um eine Verletzung des Stirnhirnes mit Zertrümmerung des Orbitadaches. Doch war hier der Bulbus erhalten geblieben. Pat. kam erst etwa 1 Monat nach der Verletzung zur Operation. In derselben wurden alle Knochensplitter sorgfältig entfernt und durch die Schußöffnung eine Drainage etabliert. Die Heilung erfolgte glatt. Nervöse Symptome waren nicht gesetzt worden. Wohl aber bestand eine auffallende, an Demenz gemahnende psychische Störung. Freilich wissen wir nicht, wie gering die geistige Regsamkeit dieses Bauern aus der ungarischen Tiefebene überhaupt gewesen sein mochte. Daß aber der zur Zeit der Beobachtung herrschende psychische Zustand ein Novum sein müsse, war klar, da er den Mann vollkommen dienstuntauglich hätte erscheinen lassen. Infolge der hochgradigen Auffassungsstörung, die aber vielleicht zum großen Teile ein Defekt der Aufmerksamkeit gewesen sein mag, gelang es nicht, ein exaktes Bild von den intellektuellen Ausfällen zu gewinnen. Jedenfalls konnte man eine beträchtliche Apathie und Interesselosigkeit, eine starke Verlangsamung aller gedanklichen, sprachlichen und motorischen Reaktionen konstatieren. Eine wesentliche Besserung dieses Zustandes wurde durch die Operation nicht herbeigeführt, wenn auch in den späteren Tagen der Beobachtungen der Kranke lebhafter und etwas teilnehmender erschien.

Krankengeschichte LXXX. 41jähr. Inf. P. J. 26. IX.—8. X. Verletzt am 20. IX. etwa durch Artilleriegeschoß, dessen nähere Beschaffenheit Pat. nicht anzugeben vermag. Verlor das Bewußtsein nicht. Schußwunde im Bereiche der linken Orbita mit Zertrümmerung des Bulbus und der lateralen Orbitawand, Fraktur des Os zygomaticum. Lateral von der Schußwunde in der Schläfe und oberen Wangengegend eine Abszeßhöhle. Neurologisch o. B. — 26. IX. Operation (Dr. Allers) in Äthernarkose. Enukleation der Bulbusreste. Eröffnung des Abszesses und Debridement des vollständig zertrümmerten Os zygomaticum. In der Tiefe der Orbita ist ein Defekt zu tasten. Jodoformgazetampon. Verband. — 27. IX. Verbandwechsel. Entfernung des Tampons. — 29. IX. Verbandwechsel. — 30. IX. Verbandwechsel, wobei eine ziemlich starke Blutung auftritt, die indes auf Tamponade sistiert. — 1. X., 2. X., 3. X., 5. X., 7. X. Verbandwechsel. Wunde ziemlich rein, jedoch ohne Heilungstendenz. Psychisch unauffällig. — 7. X. Nachmittags ziemlich starke arterielle Blutung. In Äthernarkose wird die Wundhöhle, die bis hinter den Oberkiefer reicht, eröffnet, und es werden noch einige nekrotische Knochenfragmente entfernt. Aus der Tiefe dringt eine an Liquor cerebrospinalis erinnernde klare, mit Blut vermengte Flüssigkeit. Blutstillung mit Koagulentampons. Verband. — 8. X. Vormittags relatives Wohlbefinden. Keine Nachblutung. Mittags Exitus letalis nach kurzer Agonie. — 8. X. Autopsie (Stabsarzt Prof. Sträußler): Zertrümmerung des Keilbeinflügels. Rote Erweichung und Blutung im unteren Pole des linken Temporallappens. Keine Knochenfragmente. Kein Projektil. Meningen frei.

Durch einen Tangentialschuß über der Augengegend waren die laterale Orbitawand und das Os zygomaticum zermalmt und der Augapfel zum größten Teile weggerissen worden. Offenbar durch die Druckwirkung war ein Defekt in der Ala maior des Keilbeines zustande gekommen, durch den das Gehirn infiziert worden war. Ein enzephalitischer Prozeß war entstanden, der auf allerdings nicht klar ersichtliche Weise den Tod herbeiführte. Es hatten weder neurologische noch psychische Symptome bestanden.

Krankengeschichte LXXXI. Kriegsgef. Russe Z. M. In bewußtlosem Zustande eingeliefert. Einschuß durch den rechten Bulbus, der vorgetrieben ist. Starkes retrobulbäres Hämatom. Sehnenreflexe lebhaft, ohne Differenz. Sonst nicht zu untersuchen. Temperatur 38,6. — 4. IX. Operation (Dr. Allers) in Chloroformnarkose. Enukleation der Bulbusreste. In der Tiefe der Orbita ein breiter Knochendefekt, der ins Hirn führt. Drainage. Verband. — Pat. erwacht aus der Bewußtlosigkeit nicht und stirbt noch an demselben Abend. — Keine Obduktion.

Dieser Kranke wurde moribund eingeliefert. Ein Projektil war durch das Auge in das Hirn gedrungen. Die bloße Toilette der Wunde, die vorgenommen werden konnte, vermochte keinen Einfluß auf den Zustand mehr zu gewinnen.

Krankengeschichte LXXXII. 19jähr. Inf. G. M. 15. IX.—5. X. Verletzt am 13. IX. durch Granate. Am Hinterhaupt rechts von der Mittellinie findet sich eine kleine, verklebte Einschußöffnung, deren Umgebung etwas vorgetrieben und druckempfindlich ist. Neurologischer Befund: Homonyme Hemianopsie rechts. Sonst o. B. Hatte das Bewußtsein verloren. — 16. IX. Operation (Oberstabsarzt Harmer) in Äthernarkose. Bloßlegung des Knochens durch Sagittalschnitt. Ein kleiner Knochendefekt mit Hirnprolaps kommt zum Vorschein. Entfernung loser Splitter, Erweiterung der Knochenlücke. Beim Eingehen mit der Pinzette in die Hirnwunde treten unter ziemlichem Druck Eiterflocken hervor, die ein kleines Granatsplitterchen mit sich schwemmen. Einführung eines Streifchens. Kochsalztupfer. Verkleinerung der Hautwunde durch Naht. — 20. IX. Fieberfrei. Verbandwechsel. Wunde rein. Hemianopsie unverändert. — 23. IX. Verbandwechsel. Entfernung des Tampons. Wunde rein. — 30. IX. Verbandwechsel. Wunde von reinen Granulationen ganz ausgefüllt. Hemianopsie besteht fort.

Wir haben es hier mit einem oberflächlichen Steckschuß zu tun, bei welchem sich um den Fremdkörper ein kleiner Abszeß gebildet hatte, während trotz der Splitterung des Knochens keine Knochenfragmente in das Hirn eingedrungen waren. Der Lokalisation entsprechend bestand eine homonyme Hemianopsie, die auch im Verlaufe der Wundheilung unverändert blieb.

Krankengeschichte LXXXIII. 32jähr. Inf. Sch. F. 6. VIII.—18. IX. Wurde am 2. VIII. durch Schrapnell verletzt. Der Pat. wurde vorgefunden, als wir am 10. VIII. das Spital mit dem damaligen Krankenstande übernahmen. Pat. lag damals im Bette, das Gesicht der Wand zugekehrt, schrie manchmal laut auf, redete vor sich hin. Er ist örtlich und zeitlich desorientiert, hält den Arzt für den lieben Gott, bittet ihn immer wieder, ihm Brot zu geben. Wiederholt in eintöniger Weise immer die gleichen Worte. Rhythmisches Schreien und Klopfen. Klagt über Kopfschmerzen. Neurologischer Befund, bei dem Zustande des Pat. nur ganz flüchtig zu erheben, fällt negativ aus. Bei der Übernahme des Spitales galt Pat. als aufgegeben. Temperatur normal. — Am Hinterhaupte, links von der Mittellinie, eine senkrecht gestellte, mit dem medialen Rande die Mittellinie erreichend, etwa 3 cm lange Wunde mit schmierig belegten Rändern. — 12. VIII. Da der Zustand des Kranken unverändert bleibt, eine Temperaturerhöhung nicht eintritt, wird die Operation beschlossen. — Operation (Oberstabsarzt Zuckerkandl) in Äthernarkose. Exzision der Hautwunde. Der erscheinende, etwa Zehn-Heller-Stück große Knochendefekt wird mit der Lüerschen Zange erweitert. Auf der zerrissenen Dura und im Hirn finden sich mehrere Splitter der Lamina vitrea und externa. Das Hirn pulsiert auch nach deren Extraktion nicht. Beim Austasten der Wundhöhle stößt man auf eine etwas lateral von der Wunde im Hirn steckende deformierte Schrapnellkugel, die extrahiert wird. Daraufhin strömt verflüssigte Hirnmasse unter geringem Drucke nach. Das Hirn beginnt zu pulsieren. Kochsalztupfer. Verband. — 13. VIII. Pat. macht einen auffallend besseren Eindruck. Gibt an, sich subjektiv bedeutend wohler zu fühlen, keine Kopfschmerzen mehr zu haben. Erkennt den Arzt als solchen. Nachts noch subdelirant. Temperatur normal. — 14. VIII. Pat. ist frei und zugänglich. Erinnert sich nur dunkel an die deliranten Episoden. Zureichende Nahrungsaufnahme. — 18. VIII. Temperatur andauernd normal. Pat. ist ganz frei. Verbandwechsel. Wunde sezerniert wenig. Das Hirn ist pulsierend tief unter dem Knochenniveau, links von der Mittellinie zu sehen. Die neurologische Untersuchung ergibt eine linksseitige homonyme Hemianopsie. — 25. VIII. Interkurrente Temperatursteigerung durch Angina lacunaris. Verbandwechsel. Wunde rein granulierend. — 3. IX. Verbandwechsel. Die Wunde ist von Granulationen verschlossen. Pat. macht einen ganz gesunden Eindruck. Hemianopsie unverändert. — 10. IX., 18. IX. Verbandwechsel.

Dieser Kranke wurde als schwer benommen und delirant von dem früheren Spitale übernommen. Sein Zustand galt als hoffnungslos. Die am 11. Tage nach der Verletzung vorgenommene Operation zeigte einen oberflächlichen Schrapnellsteckschuß im linken Hinterhauptslappen mit Splitterung des Knochens und Versprengung von Knochenfragmenten in das Hirn. Erst nach Extraktion des Projektils begann das Hirn zu pulsieren, wobei auch verflüssigte Hirnmasse abfloß. Dem Sitze der Verletzung entsprechend bestand eine homonyme Hemianopsie, die auch während der glatten Wundheilung unverändert andauerte.

Krankengeschichte LXXXIV. 22jähr. Inf. A. J. 26. VIII.—12. X. Verletzt am 25. VIII. durch Schrapnell. Bewußtseinsverlust. 18 Stunden nach der Verletzung eingeliefert. Pat. ist schwer besinnlich, apathisch, reagiert auf Fragen nur langsam. Ist jedoch orientiert. Über dem rechten Tuber parietale eine etwa 10-Heller-Stück große Schußwunde mit lazerierten Rändern. Neurologischer Befund: Parese der linken oberen und unteren Extremität, geringere Schwäche im Bereiche des linken Fazialis. Sensibilität anscheinend ungestört. Temperatur 37,4. — 26. VIII. Operation in Äthernarkose (Oberstabsarzt Zuckerkandl). Exzision der Hautwunde. Erweiterung der erscheinenden Knochenlücke mittels Lüerscher Zange. Entfernung zweier Knochensplitter der Lamina interna. Ein großes, zum Teil extradural gelegenes Hämatom kommt zum Vorschein, das exkochleiert wird. Toilette der Durawunde. Das Hirn pulsiert. Verkleinerung der Hautwunde durch zwei Nähte. Lockere Tamponade. Verband. Abendtemperatur 37,5. — 27. VIII. Pat. fühlt sich bedeutend wohler, ist klar und gibt präzise Antworten. Temperatur normal. — 28. VIII. Temperatur 36,3—37,7. Verbandwechsel. Wunde rein. Entfernung des Tampons. — 30. VIII. Temperatur 37,2—38,2. — 31. VIII. Temperatur 37,5—36,5. — 4. IX. Temperatur seit 1. IX. stets normal. Verbandwechsel. Wunde rein. — 18. IX. Verbandwechsel. Temperatur andauernd normal. Wunde granuliert rein. — 21. IX. Nachmittags epileptiformer Anfall ohne tiefe Bewußtseinsstörung. Beide Körperhälften sind ergriffen, jedoch ist überwiegend die linke beteiligt. Fazialis kaum ergriffen. Augen nach rechts gewendet. — Röntgenbefund: Man sieht zwei unregelmäßig geformte Metallsplitter in der Höhe der rechten Schläfe ziemlich tief im Hirn liegen. — Pat. klagt über Kopfschmerzen. Klopfempfindlichkeit der rechten Schläfen-Scheitelgegend. Abendtemperatur 38. — 22. IX. Temperatur 38,3—37,8. Verbandwechsel. Wunde rein. — 23. IX. Temperatur 38,2—38. — 24. IX. Temperatur 38—38,7. Neurologischer Befund unverändert. — 25. IX. Temperatur 38—37,3. — 26. IX. Temperatur 37,2—37,3. Die Hemiplegie scheint zurückzugehen. Pat. vermag die Muskeln der linken oberen Extremität zu innervieren. — 27. IX. Temperatur 36,8—37,7. Verbandwechsel. — 1. X. Temperatur normal. Die Hemiplegie ist bedeutend gebessert. In der linken oberen Extremität können alle Bewegungen, wenn auch noch mit geringerer motorischer Kraft, ausgeführt werden. Der linke Arm kann über die Horizontale erhoben werden. Im linken Bein sind ebenfalls alle Innervationen möglich, jedoch ist die Schwäche beträchtlicher. Linkes Fazialisgebiet frei. Subjektives Wohlbefinden. — 2. X., 7. X. Verbandwechsel. — 8. X. Pat. beginnt, auf einen Stock gestützt, herumzugehen. — 9. X. Verbandwechsel. Wunde durch Granulationen völlig verschlossen. — 11. X. Transportverband.

Dieser Verwundete kam 18 Stunden nach der Verletzung in das Spital. Es bestand eine linksseitige Hemiparese, entsprechend einer Schußwunde am rechten Scheitel, die allerdings etwas ober und hinter den motorischen Zentren gelegen schien. Das apathische Wesen des Kranken, die Kopfschmerzen sowie die subfebrile Temperatur gaben die Indikation zum sofortigen Eingriff. Das Debridement zeigte eine relativ geringfügige Splitterung, hingegen ein ziemlich ausgedehntes extradurales Hämatom, nebst einer Blutung in das Hirngewebe selbst. Der Erfolg war hinsichtlich des subjektiven Empfindens und des psychischen Zustandes durchgreifend. Die Hemiparese blieb unbeeinflußt. Die Wundheilung machte gute Fortschritte. Eine Periode der Temperatursteigerung ging vorüber, ohne daß der Zustand der Wunde eine Erklärung für das Fieber geboten hätte. Plötzlich trat am 26. Tage nach der Operation ein epileptiformer Anfall mit überwiegendem Betroffensein der paretischen Körperhälfte ein, auf den neuerlich eine mehrtägige Periode von Temperaturerhöhung bis maximal 38,7 folgte. Die Röntgenuntersuchung ließ zwei kleine Metallsplitter im Hirn erkennen. Es mochten nun zwar der epileptiforme Anfall und das Fieber Ausdruck eines um diese Splitter sich bildenden Hirnabszesses sein. Trotzdem konnten wir uns zunächst zu einer Operation nicht entschließen. Einmal mußte der Versuch, die, wie die Frontalaufnahme zeigte, recht tief im Gehirn versteckten Fremdkörper aufzusuchen, als wenig aussichtsreich erscheinen. Zweitens aber schien die Lage derselben keineswegs derart nahe Beziehungen zu der motorischen Region annehmen zu lassen, als daß man mit Sicherheit den epileptiformen Anfall auf eben diese Splitter hätte beziehen können. Denn dieselben lagen, von der Seite gesehen, zu sehr basalwärts, von vorne gesehen, ebenfalls zu tief nach unten und innen. Wir beschlossen also, zuzuwarten. Die Temperatur sank ebenso plötzlich wieder, als sie angestiegen war. In der folgenden dreiwöchigen Beobachtungszeit wiederholte sich der Krampfanfall nicht nur nicht, sondern es begann eine spontane und rasch fortschreitende Besserung der Hemiparese.

Was für eine Bewandtnis es mit dem Fieber und dem Krampfanfall gehabt haben mag, bleibt ungeklärt. Die rasche Rückbildung der Hemiparese läßt vermuten, daß der motorischen Region ein dauernder Schaden nicht erwachsen ist. Es dürften also wahrscheinlich die beiden kleinen Metallsplitter für die Entstehung der nervösen Ausfallserscheinungen kaum von Belang gewesen sein.

Krankengeschichte LXXXV. 22jähr. Inf. S. M. 4. IX.—20. X. Pat. ist leicht benommen, seine Angaben sind schwankend. Er dürfte vor etwa 8 bis 10 Tagen durch Gewehrschuß verletzt worden sein. Über dem rechten Tuber frontale findet sich eine etwa linsengroße Einschußöffnung, über dem linken ein etwas größerer, mit Borken bedeckter Ausschuß. Außerdem ein Streifschuß über der Lendenwirbelsäule. Pat. klagt ausschließlich über die durch letzteren verursachten Schmerzen, wobei er stets behauptet, der Magen tue ihm weh, aber auf die Wunde am Rücken deutet. Stimmung etwas läppisch-euphorisch. Temperatur 38,4. Neurologisch o. B. — 5. IX. Operation in Äthernarkose (Dr. Allers). Verbindung beider Schußwunden. Extraktion mehrerer Splitter eines Geschoßmantels, die in den Weichteilen stecken. In der Mitte findet sich ein etwa 10-Heller-

Stück großer Knochendefekt, der mit der Lüerschen Zange erweitert wird. Etwa 1,5 cm tief liegt im zertrümmerten linken Stirnhirn ein größeres Knochenstück, das sich nach Extraktion als ein Splitter des Siebbeines erweist. Beide Hirnpole liegen in der Wunde bloß. Der Sinus longitudinalis und die Dura über dem rechten Stirnhirn sind unverletzt. Die Hirnwunde links wird nach Toilettierung mittels Paquelin verschorft. Kochsalztupfer. Verband. Temperatur 38,6. — 7. IX. Temperatur 36,7—37,7. Verband etwas durchblutet. Wechsel der oberflächlichen Schichten. Pat. ist klarer, nicht so schwer besinnlich, seine Stimmung jedoch fällt noch immer durch flache Heiterkeit auf. Auch macht er einen etwas dementen Eindruck. — 13. IX. Temperatur bis heute zwischen 37 und 38. — Verbandwechsel. Es findet sich ein etwa kleinnußgroßer, nicht pulsierender, das Knochenniveau ein wenig überschreitender Hirnprolaps im linken Wundwinkel. Abendtemperatur 39,5. — 14. IX. Temperatur 38—39,5. — 15. IX. Temperatur 37,5 bis 39,4. — In den folgenden Tagen geht die Temperatur lytisch herunter. — 19. IX. Temperatur 37. Verbandwechsel. Darauf abends 38,4. — Neuerlicher stufenweiser Temperaturrückgang. — 26. IX. Verbandwechsel. Hirnprolaps etwas zurückgegangen, pulsiert aber nicht, ist jedoch mit zarten Granulationen bedeckt. Temperatur 36,8—37,9. — 28. IX. Morgens normale Temperatur. Nach dem Verbandwechsel Abendtemperatur 37,7. — Auch nach dem folgenden Verbandwechsel am 2. X. und 4. X. kommt es jedesmal zur Erhöhung der Temperatur bis 38. — 9. X. Temperatur seit 6. X. normal. Verbandwechsel. Der Hirnprolaps ist weiter zurückgegangen. Das mit Granulationen bedeckte Hirn ist unter das Knochenniveau gesunken und pulsiert. Abendtemperatur 37,3. — 13. X. Verbandwechsel. Wunde rein granulierend. Hirnprolaps geschwunden. Starke Pulsation. Auch Abendtemperatur normal. — 13. X., 16. X., 17. X. Verbandwechsel. — 20. X. Wunde durch Granulationen verschlossen. Temperatur andauernd normal. — Das psychische Verhalten des Pat. hat keine wesentliche Änderung erfahren. Er ist zwar klar, orientiert, zugänglich, aber kindisch, läppisch, meist leicht euphorisch, aber leicht zum Weinen geneigt, ablenkbar und unschwer zu beeinflussen.

Wir haben es hier mit einem tangentialen Durchschuß der Stirn zu tun, bei dem das Mantelgeschoß unter Zurücklassung einiger Mantelfragmente das Os frontale über beiden Stirnhirnpolen frakturiert hatte. Während über dem rechten Stirnhirn nur der Knochen verletzt wurde, aber die Dura unversehrt blieb, war es links zu einer Zertrümmerung auch des Hirngewebes selbst und zu einer Aussprengung und Verlagerung eines Stückes des Siebbeines gekommen. Der Pat. kam fiebernd und ziemlich spät, nämlich frühestens am 9., vielleicht sogar erst am 11. Tage nach der Verletzung zur Operation, bei welcher durch sorgfältiges Debridement reine Wundverhältnisse geschaffen wurden. Einer weiteren Infektion des Gehirnes suchte man durch Verschorfung der gequetschten und nekrotischen Hirnoberfläche vorzubeugen. Trotzdem blieb die Temperatur 2 Wochen lang ziemlich hoch. Erst allmählich trat die Entfieberung ein. Doch reagierte der Kranke noch lange Zeit hindurch auf jeden Verbandwechsel mit Temperatursteigerungen, die ebenfalls allmählich an Höhe abnahmen und schließlich ausblieben. Parallel dem Verschwinden dieser Reaktion ging eine Rückbildung des Hirnprolapses, der anfangs entstanden und bis über die Knochenoberfläche vorgedrungen war. In dem Maße, als der Prolaps in die Tiefe zurücksank, begann auch seine Oberfläche sich mit reinen Granulationen zu bedecken, und die anfänglich fehlende Pulsation trat wieder auf.

Neurologische Symptome waren durch die Verletzung nicht entstanden, was ja bei einer Läsion im Bereiche des Stirnhirnes nicht wundernehmen kann. Eine eigenartige psychische Störung bestand gleich zur Zeit der Aufnahme und verschwand auch nicht, als die Wundheilung sozusagen abgeschlossen war. Die am ersten Tage bemerkbare Schwerbesinnlichkeit freilich war durch die Operation offensichtlich behoben worden. Eine sonderbare affektive Störung aber, eine gewisse läppische Euphorie, ein kindisches Wesen, eine flache Heiterkeit, die leicht in Weinen umschlug und ebenso leicht wiederkehrte, ein nicht näher zu fassender intellektueller Defekt blieben bestehen. Ob diese Symptome nun Folgezustände der Stirnhirnverletzung waren, ist nicht mit Sicherheit zu sagen. Immerhin mag an die affektiven Störungen bei Stirnhirntumoren erinnert werden.

Krankengeschichte LXXXVI. 19jähr. Inf. Sz. J. 3. I.—11. I. Wurde am 25. XII. durch Gewehrschuß verletzt; war etwa 20 Minuten lang bewußtlos. Streifschuß mit aufgetriebenen Rändern, sezernierend, über dem rechten Tuber parietale. Neurologischer Befund: Lähmung im Bereiche des linken Fazialis; die Stirnmuskulatur ist gleichfalls, wenn auch schwächer, betroffen. Lähmung des linken Armes. Bauchdeckenreflexe links fehlend. Allgemeine Steigerung der Reflexe. Linkes Bein in stärkerem Spannungszustand als das rechte. Psychisch: Etwas schwer besinnlich, faßt schwer auf, befolgt Aufforderungen zu verschiedenen Handlungen öfters nur mangelhaft. Artikulation etwas verwaschen. — Röntgenbefund: Ziemlich tief im Hirn liegen einige Splitter, vermutlich Knochenfragmente. — 4. I. Pat. ist leicht paraphasisch, besonders bei fremdartigeren Worten. Kann sich an die gestrige Röntgenaufnahme nicht erinnern. Deutliche Auffassungserschwerung. Stimmung euphorisch; Pat. ist lebhaft, antwortet in langer, aber unzusammenhängender Rede. — Operation in Äther-Chloroformnarkose (Dr. Allers). Exzision der Hautwunde. Tangentialer Rinnenschuß, etwa 3 cm lang, von der Breite eines kleinkalibrigen Geschosses. Erweiterung mit Lüerscher Zange. Hirn zertrümmert. Entfernung zahlreicher Knochensplitter, worauf unter Druck aus der Tiefe bluturitermengtes, verflüssigtes Hirngewebe vorströmt. Die Splitter reichen bis 3 cm tief in das Hirn. Erweiterung der Knochenlücke, bis überall reine, wenn auch durch Auflagerungen verdeckte Dura bloßliegt. Drainage der Höhle durch Streifchen. Verband. — 5. I. Pat. ist unveränderlich lebhaft und etwas schwer besinnlich. — 6. I. Verbandwechsel. Das Hirn pulsiert. Pat. macht einen freieren Eindruck. — 7. I. Verbandwechsel. Entfernung eines etwa 3 mm im Quadrat messenden, an der Unterseite der Dura haftenden Knochensplitterchens. Das Hirn erscheint etwas vorgetrieben, pulsiert aber. — 8. I. Temperatur 37,8—38,6. Lumbalpunktion: Entnahme von etwa 30 ccm. Sehr starke Druckerhöhung, der Liquor spritzt im Strahle (bei liegender Stellung des Kranken) aus der Kanüle. Polynukleäre Pleozytose und Ependymzellen im Liquor. Bakteriologisch untersucht (Prof. Dr. Kučera) erweist sich der Liquor jedoch als steril. Verbandwechsel. Aus der Wunde strömt ebenfalls unter Druck eine blutig tingierte Flüssigkeit ab. Keine Nackenstarre. Kein Kernig. — 9. I. Temperatur 38,8 bis 39,4. Lumbalpunktion: Druck und Trübung geringer. Entnahme von etwa

20 ccm. Das Hirn pulsiert. Einführung eines Kochsalzstreifchens in die Wundhöhle. Verband. — 10. I. Pat. ist delirant, desorientiert, unbesinnlich. Setzt sich im Bette auf, drängt weg. Verbandwechsel. Hirn vorgetrieben, kaum pulsierend. Beim Eingehen mit der Kornzange entleert sich blutig tingierter Eiter. Einführung eines Drains, Rückkehr der Pulsation. Temperatur 39—39,2. — 11. I. Nachts sehr unruhig. Deliriert. Zupft am Bett. Verläßt dasselbe, sucht darunter herum. Beruhigung auf 1,0 Veronal. Nachmittags Koma. Nachts 11 Uhr Exitus letalis. Temperatur 39,3—40,5. — 12. I. Autopsie (Reg.-Arzt Priv.-Doz. Dr. Goldzieher): Die Dura mater stark gespannt. Auf der rechten Hemisphäre, dem Lobus parietalis entsprechend, ein etwa 2-Kronen-Stück großer Prolaps, der zirkulär mit dem Rande des Duradefektes verwachsen ist. Innenfläche der Dura injiziert. Weiche Hirnhäute besonders an der Konvexität infiltriert, mit gelblichgrünen, ödematösen Fibrinmassen. Auch auf der Basis, dem Temporallappen entsprechend, starkes Exsudat. Im rechten Hinterhorn etwas grünlicher Eiter. Dem Prolaps entsprechend ein pyramidenförmiger Abszeß mit der Spitze gegen das Corpus striatum gerichtet. Die Wand des Abszesses teils braunrötlich schmierig erweicht, teils hellgelb verfärbt und stark ödematös. Die Spitze des Abszesses nähert sich der Ventrikelwand; das ödematöse Gehirngebiet reicht bis zur Ventrikelinnenfläche.

Es liegt hier ein typischer Tangentialschuß der Scheitelregion vor, der Knochensplitter ziemlich tief in das Hirn versprengt hatte. Als der Verletzte am 11. Tage nach der Verwundung zur Operation kam, hatte sich um die in die Tiefe des Hirngewebes verlagerten Knochenfragmente bereits eine ziemlich ausgedehnte Erweichung gebildet. Nach dem — wie dann die Obduktion zeigte — restlosen Debridement pulsierte das Hirn. Die durch den Sitz der Verletzung bedingten nervösen Ausfallserscheinungen — Paresen im Bereiche der linken Körperhälfte — blieben, wie zu erwarten war, von der Operation unbeeinflußt. Auffallend war jedoch die im Gegensatze zu unseren sonstigen Erfahrungen ausbleibende Änderung des psychischen Verhaltens. Mochte man die Paraphasie und die artikulatorische Erschwerung noch als Lokalsymptom ansehen, so waren doch gewiß die Schwerbesinnlichkeit und die Auffassungserschwerung, die erethische Euphorie nicht unmittelbar auf die Läsion des Parietallappens zurückzuführen. In der Tat zeigte sich am 4. Tage nach der Operation eine zunehmende Verschlechterung. Es trat Fieber auf; die Lumbalpunktion ergab eine starke Pleozytose. Unter steigenden Temperaturen und zunehmender Benommenheit trat am 8. Tage nach der Operation der Tod ein, nachdem eine kurze Periode lebhafter Delirien vorangegangen war.

Bei der Obduktion fand sich eine generalisierte, infiltrierende Entzündung der Leptomeninx über beiden Konvexitäten, in geringerem Grade auch der Basis. Entsprechend der Schußwunde war ein Abszeß im Gehirn in die Tiefe vorgedrungen, dessen Umgebung enzephalitisch erweicht war. Diese Veränderung reichte bis in die Ventrikelwand. Im Hinterhorn fand sich Eiter. Offenbar war von dem Abszeß aus, durch die enzephalitisch erweichten Partien hindurch der Ventrikel und von dort aus die Meninx infiziert worden. Da es sich um eine infiltrierende Exsudation handelte, kann über das Alter der Meningitis nicht mit Sicherheit geurteilt werden. Ganz frisch war sie keinesfalls, vermutlich eine Woche alt oder etwas älter. Es ist nicht undenkbar, daß gerade der mechanische Insult des operativen Eingriffes die Verbreitung der Infektion gefördert habe. Unklar bleibt, warum sich in der Zerebrospinalflüssigkeit trotz der Pleozytose keine Mikroorganismen nachweisen ließen.

Zusammenfassend muß man wohl sagen, daß dieser Kranke zu spät operiert wurde. Wäre er zu einer Zeit zur Operation gekommen, in der die nekrotisierenden Veränderungen in der Umgebung der versprengten Knochensplitter noch nicht so weit fortgeschritten waren, so wären seine Chancen zweifelsohne weit bessere gewesen.

Krankengeschichte LXXXVII. 28jähr. Inf. G. M. 25. X.—21. XI. Verletzt am 12. X. durch Gewehrschuß. Verlor das Bewußtsein. Die ganze linke Körperhälfte war sofort vollständig gelähmt. Streifschuß über dem rechten Scheitelbein. Neurologischer Befund: Eine Hemiplegie besteht nicht mehr. Der linke Arm und das linke Bein sind ataktisch und motorisch schwächer. Bauchdeckenreflex fehlt links. Kremasterreflex beiderseits vorhanden. Patellarsehnenreflex links etwas lebhafter. Andeutung von Fußklonus links. Durchschuß vom rechten Scheitelbeinhöcker in die linke Hinterhauptsscheitelgrenze. — 27. X. Die Schwäche des linken Armes nimmt zu. — 28. X. Weitere Progression der Parese des linken Armes. Auch ist die Innervation im Bereiche des linken Fazialis bedeutend schwächer. — 29. X. Operation (Oberstabsarzt Zuckerkandl) in Äthernarkose. Bloßlegung des Knochens am Einschuß. Unter der Schädelschwarte findet sich ein abgesprengtes, etwa linsengroßes Fragment des Knochens freiliegend. Darunter eine unverheilte Knochenlücke, die erweitert wird. Starke Splitterung der Lamina vitrea, von der einzelne Fragmente über 1 cm tief in das Gehirn eingedrungen sind. Ausschuß keine wesentlichen Veränderungen. Kochsalztupfer. Verband. — 30. X. Die motorische Kraft des linken Armes ist wiedergekehrt. Pat. vermag den Arm wiederum bis zur Senkrechten zu erheben, während in den letzten Tagen die Elevation bis zur Horizontalen nur mit Mühe möglich war. — 3. XI. Die spastischen Erscheinungen an der linken unteren Extremität sind nicht mehr nachweisbar. Die Bauchdeckenreflexe der linken Seite scheinen wiederzukehren. Die Ataxie der unteren Extremität ist ebenfalls im Abnehmen. — 5. XI. Bei grober Prüfung kein Unterschied in der motorischen Kraft beider Hände nachweisbar. Dagegen bleibt heute der linke Arm beim Heben etwas hinter dem rechten zurück. — 6. XI. Die Elevation des linken Armes ist heute erschwert und gelingt nur bis zur Horizontalen. Verbandwechsel. Lüftung des Tampons. Abfluß einer geringen Sekretmenge. Wunde rein. Hirn pulsiert. — 7. XI. Händedruck links wieder kräftiger. Hebung des linken Armes gelingt wieder besser. — 10. XI. Verbandwechsel. Wunde granuliert. — 17. XI. Verbandwechsel. Wunde von reinen Granulationen erfüllt. Bei dem Heben der Arme keine Differenz beider Seiten mehr wahrzunehmen. Motorische Kraft links nur wenig geringer als rechts. Bauchdeckenreflexe beiderseits gleich. — 20. XI. Verbandwechsel. Temperatur während der ganzen Zeit normal.

Ein Tangentialschuß der Scheitelgegend hatte eine komplette kontralaterale Hemiparese erzeugt, die jedoch in der Folge zurückging, so daß zur Zeit der Aufnahme — am 14. Tage nach der Verletzung —

nur mehr eine Hemiataxie und Reflexdifferenz bestand. Angesichts dieser spontanen Besserung schien eine Operation nicht unbedingt indiziert. Als sich jedoch eine Zunahme der paretischen Erscheinungen, insonderheit im Bereiche der oberen Extremität, geltend machte, wurde am 18. Tage nach der Verletzung zur operativen Bloßlegung geschritten. Es fand sich eine typische Splitterung der Glastafel und Versprengung von Knochenfragmenten in das Gehirn. Die Operation hatte einen auffallend raschen Rückgang der nervösen Ausfallserscheinungen zur Folge. Eine vorübergehende Verschlechterung der Beweglichkeit des linken Armes war offenbar auf Sekretstauung und Druckwirkung durch den bei der Operation eingelegten Tampon bedingt worden. Etwa 40 Tage nach der Verwundung war der Kranke wiederhergestellt.

Wir sehen hier, wie fein unter Umständen die nervösen Ausfallserscheinungen auf den Wundzustand reagieren können.

Was die Deutung des Falles anbelangt, so waren offenbar die zuerst beobachteten schwereren Erscheinungen zum großen Teil durch die Fernwirkung der Verletzung zustande gekommen, die Monoparese des Armes aber lokal bedingt gewesen. So konnte eine allgemeine Besserung mit einer gleichzeitigen Verschlimmerung auf einem umschriebenen Gebiete sehr wohl Hand in Hand gehen.

Krankengeschichte LXXXVIII. 36jähr. Inf. G. M. 15. IX.—9. X. Verletzt etwa am 12. IX. durch Gewehrschuß. Kleiner Einschuß an der Grenze zwischen Scheitel- und Hinterhauptsbein. Ausschuß größer, etwa 4 Querfinger basalwärts gelegen, mit Hirnprolaps. Pat. ist etwas schwer besinnlich und depressiv, aber orientiert. Neurologischer Befund nicht verzeichnet. — 16. IX. Operation in Äthernarkose (Oberstabsarzt Harmer). Verbindung der Schußöffnungen. Ein etwa 7 cm langer, sagittal verlaufender, rinnenförmiger Spalt im Knochen kommt zum Vorschein, aus dem gequetschte Hirnmasse prolabiert. Die Ränder sind stark zersplittert. Debridement und Ausräumung zahlreicher in die Hirnmasse eingedrungener Knochenfragmente und zweier Stücke des Geschoßmantels. Verband. — 27. IX. Pat. erholt sich rasch. Temperatur andauernd normal. Verbandwechsel. Hirn pulsiert. Keine Prolapstendenz. — 30. IX. Verbandwechsel. Wunde granuliert. — 5. X. Verbandwechsel. Wunde durch Granulationen größtenteils verschlossen. Andauernd normale Temperaturen.

Wir sehen hier einen ausgedehnten Rinnenschuß an der Hinterhauptsscheitelgrenze, der am 5. Tage zur Operation kam, rasch und beschwerdefrei verheilen, trotzdem das Gehirn in weiter Ausdehnung gequetscht und zertrümmert und von Knochen- und Geschoßfragmenten durchsetzt war. Nervöse Symptome waren durch den Schuß nicht erzeugt worden.

Krankengeschichte LXXXIX. 31jähr. Gefr. R. J. 16. IX.—4. XI. Wurde am 6. IX. durch Schrapnell verletzt. Bewußtseinsverlust. Tangentialer Durchschuß der Scheitelgegend hinter dem Tuber parietale rechts. Neurologischer Befund: Bauchdeckenreflex links schwächer, Unsicherheit in den Bewegungen des linken Armes, besonders bei weiteren seitlichen Exkursionen. Temperatur 38,5. — 17. IX. Operation (Oberstabsarzt Zuckerkandl) in Äthernarkose. Bloßlegung des im Bereiche des Hinterhaupts- und Scheitelbeines weitgehend gesplitterten Schädeldaches. Große Fragmente sind mobil und zum Teil übereinandergeschoben. Hirnprolaps. Angesichts der Ausdehnung der Zerstörungen beschränkt sich der Eingriff auf eine Toilette der Wunde und Ausräumung der im Hirngewebe steckenden Knochensplitter. Partielle Naht. Kochsalztupfer. Verband. — 18. IX. Temperatur 38,2—38,7. — 19. IX. Temperatur 38,4—39,4. Verbandwechsel. Verband stark durchfeuchtet. Entfernung des Kochsalztupfers. — 20. IX. Temperatur 38,7—39. — 21. IX. Temperatur 37,1—37,8. Verbandwechsel. Starke Durchfeuchtung. Aus der Hirnwunde fließt, langsam tropfend, Liquor cerebrospinalis ab; derselbe ist vollkommen klar. In der freien Wundpartie sieht man das Hirn im Hautniveau pulsieren. Pat. fühlt sich wohl. Gute Nahrungsaufnahme. — 23. IX. Temperatur zur Norm abgesunken. Verbandwechsel. Liquorsekretion besteht fort. Die Naht ist per primam geheilt. — 25. IX. Verbandwechsel. Temperatur andauernd normal. — 26. IX. Abendtemperatur 37,5. — 28. IX. Temperatur 37—37,5. Verbandwechsel. Entfernung der Nähte. Liquorsekretion hat nachgelassen. — 29. IX. Temperatur 38,4—39. Verbandwechsel. Wunde nur wenig sezernierend. — 30. IX. Temperatur 37,5—37,7. Verbandwechsel. — 2. X., 3. X., 5. X. Verbandwechsel. Abendtemperaturen stets zwischen 37 und 37,5. — 6. X. Noch immer subfebrile Abendtemperaturen. — 10. X. Verbandwechsel. Keine Liquorentleerungen mehr. Temperatur seit 7. X. normal. — 13. X. Verbandwechsel. Abendtemperatur 37,7. — 14. X. Verbandwechsel. Abendtemperatur 37,5. — 17. X. Verbandwechsel. Wunde rein granulierend. Die Granulationsfläche unter dem Hautniveau. — 20. X., 24. X., 30. X., 2. XI. Verbandwechsel. — 4. X. Pat. kann mit vernarbter Wunde ohne Verband abgeschoben werden. Eine Temperatursteigerung ist nicht wieder aufgetreten.

Die in diesem Falle durch einen tangentialen Durchschuß einer Schrapnellkugel erzeugten Zerstörungen waren sehr ausgedehnte. Große Knochenplatten waren abgesprengt und teilweise übereinandergeschoben worden. Das Hirn prolabierte und war im ganzen Schußbereich zertrümmert und von Knochensplittern durchsetzt. Die Ausdehnung der Verletzung sowie der Umstand, daß der Fall erst am 12. Tage nach der Verwundung zur Operation kam, ließen uns seine Aussichten recht skeptisch beurteilen. Auch schien das Fieber (38) bereits eine Infektion der Meningen anzuzeigen. Zu unserer Überraschung erfolgte in wenigen Tagen ein Temperaturabfall. Es trat kein Hirnprolaps auf; hingegen wurde am 4. Tage nach der Operation eine Liquorfistel bemerkt. Die weitere Wundheilung erfuhr keinerlei Störung. Eine kurzdauernde Periode der Temperatursteigerung ging vorüber. Längere Zeit hindurch bestanden dann subfebrile Temperaturen. Später reagierte Pat. noch auf den Verbandwechsel mit Temperaturerhöhung, bis auch diese Erscheinung verschwand. Die Fistel schloß sich. Der genähte Teil der Hautwunde war per primam geheilt, und die offene Wunde verschloß sich durch reine Granulationen. Nach siebenwöchigem Aufenthalt, 59 Tage nach der Verletzung, 47 Tage nach der Operation konnte Pat. mit völlig verheilter Wunde abgeschoben werden.

Die nervösen Ausfallserscheinungen bestanden hier in einer ziemlich auffallenden Differenz der Bauchdeckenreflexe zuungunsten der kontralateralen Körperhälfte und einer sonderbaren Unsicherheit in den Bewegungen des kontralateralen Armes, die besonders bei ausgreifenden seitlichen Exkursionen merkbar wurde und am ehesten an ein zerebellares Symptom erinnerte. Trotzdem muß angemerkt werden, daß dem Sitze der Verletzung nach eine direkte Kleinhirnschädigung kaum angenommen werden kann.

Krankengeschichte XC. 22jähr. Inf. K. J. 18. I.—22. 1. Wurde vor etwa 3 Tagen durch Gewehrschuß verletzt. (Diese Angabe ist aber mit Reserve aufzunehmen, da Pat. in seinen Aussagen unsicher ist und sich widerspricht.) Tangentialer Durchschuß des rechten Hinterhauptes oberhalb der Ohrhöhe, zwei Querfinger von der Mittellinie entfernt beginnend und an der Lambdanaht endend. Ein- und Ausschuß verklebt, linsengroß. Eine Knochendepression im Schußverlauf tastbar. Auf Druck entleert sich Eiter aus den Wunden. Pat. ist schwer besinnlich, stöhnt viel, klagt über Kopfschmerzen. Neurologischer Befund: Linksseitige homonyme Hemianopsie höchstwahrscheinlich, infolge der Schwerbesinnlichkeit des Pat. nicht mit Sicherheit zu konstatieren. Patellarsehnenreflex rechts stärker. Andeutung von Fußklonus rechts. Motorische Kraft des rechten Armes bedeutend herabgesetzt. Temperatur 40. — 18. I. Operation in Chloroformnarkose (Oberstabsarzt Zuckerkandl). Exzision der Wundränder, Verbindung der Schußöffnungen. Starke Splitterung des Knochens, der einen ovalen Defekt aufweist. Debridement. Das Kleinhirn quillt vor, pulsiert. Aus dem vorderen Wundwinkel sprudelt unter Druck Liquor vor. Erweiterung, bis die normale Dura allenthalben 0,5 cm freiliegt. Verband. — 19. I. Temperatur 39—38,8. Verbandwechsel. Der Hirnprolaps pulsiert, ist aber entschieden im Zunehmen begriffen. Aus dem vorderen Wundwinkel springt springbrunnenartig Zerebrospinalflüssigkeit heraus. Einführung eines Drains, aus dem ununterbrochen Liquor abfließt. Pat. fühlt in seinem Zustand keine Veränderung. Objektiv unverändert. Keine Kopfschmerzen. Mikroskopisch untersucht, zeigt der Liquor neben Blutbeimengung deutlichen Eitergehalt. — 20. I. Temperatur 38,7—39,5. Verbandwechsel. Prolaps progredient. Pulsation schwächer. Keine Liquorentleerung mehr. Pat. jammert vor sich hin, ohne bestimmte Klagen vorzubringen. — 21. I. Temperatur 38,5—37,8. Verbandwechsel. Prolaps an der Oberfläche zerfallend, hat noch zugenommen, pulsiert noch schwach. Pat. klagt über Kopfschmerzen. Die Benommenheit ist tiefer, meist liegt Pat. ruhig soporös da. Keine Nackensteifigkeit. Kein Kernig. — 22. I. Temperatur 39,2—39,8. Tiefes Koma. Exitus letalis. — 23. I. Autopsie (Reg.-Arzt Priv. Doz. Dr. Goldzieher): Dura mater stark gespannt; rechts unter derselben ziemlich reichlich flüssiges Blut. Etwa 5-Kronen-Stück großer Defekt der Dura über der rechten Kleinhirnhemisphäre, aus dem ein Hirnprolaps vorquillt. Die Sulci auf der Hirnoberfläche verstrichen, mit gelblichgrünen Fibrinmassen infiltriert, besonders auf der linken Seite und über dem rechten Stirnbein. Ventrikel frei. Rechte Kleinhirnhemisphäre im unteren hinteren Teil komplett erweicht, gelbrötlich verfärbt. Die erweichten Hirnmassen umschließen eine mit dem Prolaps kommunizierende taubeneigroße Höhle, die nicht mit dem Ventrikel zusammenhängt. Im rechten Hinterhauptlappen eine oberflächliche, aber pyramidenförmig in Gänseeigröße nach vorne progredierende Erweichung, deren Schnittfläche zahlreiche rote Punkte, eine diffuse gelbliche Verfärbung und gallertig ödematöse Beschaffenheit zeigt.

Dieser Kranke ging uns bereits hoch fiebernd zu. Wenn seine Angaben richtig wären, so wäre er vor 3 Tagen verletzt worden. Angesichts der bereits eingetretenen Infektion der Leptomeninx dürfte aber mit Recht an der Richtigkeit dieser Annahme gezweifelt und die Aussage des Kranken als falsch und durch den psychischen Zustand bedingt angesehen werden. Die Operation zeigte jedenfalls eine weitgehende Zertrümmerung im Bereiche des Kleinhirnes, das auch sofort, wenn schon pulsierend, prolabierte. Mit dem Sitze der Verletzung nicht übereinstimmend erschien der Befund der homonymen Hemianopsie, während die motorische Schwäche der gleichseitigen Extremität recht wohl von der Kleinhirnläsion abhängig gedacht werden konnte. Als auffallendster Befund ergab sich ein massenhafter Liquorabfluß unter hohem Drucke, der auch bei dem am folgenden Tage vorgenommenen Verbandwechsel andauerte. Unter ständigem Fieber, allmählich zunehmendem Prolaps, steigender Benommenheit trat am 5. Tage der Tod ein. Wir waren infolge des Eitergehaltes in der Zerebrospinalflüssigkeit und der hohen Temperatur zur Annahme einer Leptomeningitis veranlaßt worden, die auch bei der Obduktion gefunden wurde. Während wir aber den Liquorabfluß auf eine Kommunikation mit den Hirnventrikeln in Zusammenhang brachten und uns auch die Entstehung der Meningitis auf diese Weise dachten, ergab sich, daß der Liquor aus einer im erweichten Kleinhirn befindlichen Zyste stammte und die Leptomeninx offenbar direkt, ohne Beteiligung der Ventrikel infiziert worden war. Auch die Hemianopsie fand in einer Erweichung im Bereiche des Okzipitallappens ihre Erklärung. Leider gestattete die Art der Meningitis kaum einen Schluß auf das Alter des Prozesses, so daß es unklar bleibt, ob der Kranke kürzer oder länger nach der Verletzung operiert wurde.

Krankengeschichte XCI. 30jähr. Offiziersdiener. W. Fr. 7. XI.—12. XI. Verletzt am 4. XI. durch Schrapnell. Verlor das Bewußtsein. Tangentialer Durchschuß von der Hinterhauptscheitel- an die Scheitelschläfengrenze rechts, sezernierend, verfärbtes Blut aus beiden Schußöffnungen entleerend. Außer einer allgemeinen Steigerung der Sehnenreflexe und einer sehr geringen Differenz der Bauchdeckenreflexe zuungunsten der linken Seite kein neurologischer Befund. Kleine sezernierende Wunde am Angulus mandibulae links. — 7. XI. Operation (Oberstabsarzt Zuckerkandl) in Äthernarkose. Verbindung beider Schußöffnungen. Es findet sich nur im vorderen Ende des Schnittes ein hellergroßer, mit einigen losen Knochensplittern erfüllter Knochendefekt. Nach Entfernung dieser Splitter und Erweiterung des Defektes fließt unter starkem Drucke stinkende, blutuntermengte dickflüssige Hirnmasse in ziemlicher Menge aus. Vergrößerung des Knochendefektes, bis überall die Dura bloßliegt. Dieselbe ist allenthalben mit blutig tingierten, festhaftenden Auflagerungen bedeckt. Aus der Wundhöhle im Hirn lassen sich einige faulende Knochensplitter, die in beträchtlicher Tiefe stecken, herausholen. Drainage der Höhle mit Streifen. Verband. Temperatur abends 37,3. — 8. XI. Temperatur 36,2—37,5. Die Sehnenreflexe der unteren Extremität von normaler Stärke. — 9. XI. Temperatur 36,7—37,2. Um die Wunde am linken Unterkieferwinkel hat sich ein kleiner Abszeß gebildet, in dem ein Fremdkörper zu tasten ist. Inzision. Extraktion einer Schrapnellkugel. — 10. XI. Temperatur 37,2—39,3. — 11. XI. Temperatur 39—39,4. Verbandwechsel. Retention in der Hirnwunde; Abfluß von Eiter. Lockerer Verband. Sehnenreflexe erhöht. Patellarsehnenreflex rechts stärker als links. Andeutung von Babinski links. Fußklonus links stärker. Armreflex ebenfalls links lebhafter als rechts. Keine Nackenstarre. — Mittags ein epileptiformer Anfall mit tonisch - klonischen Krämpfen des ganzen Körpers. Postparoxysmale Unruhe und Bewußtseinstrübung, die in Koma übergeht. Einige Stunden hindurch besteht dann eine spastische linksseitige Hemiparese. Pat. erwacht aus dem postparoxysmalen Koma nicht. — 12. XI. Temperatur 39,6—40,6. Hemiparese nicht mehr nachweisbar. Dagegen ist die Reflexdifferenz deutlich. Babinski links ausgesprochen. Koma. Nachts Exitus letalis bei einer Körpertemperatur von 41,2. — 13. XI. Autopsie (Reg.-Arzt Priv.-Doz. Dr. Goldzieher): Rechts am Hinterhaupt ein 2-Kronen-Stück großer Defekt, aus dem hämorrhagische Hirnmasse hervorragt. Um den Prolaps ist die Dura mit der Hirnoberfläche fest verwachsen. Die Innenfläche der Dura sonst mit dicken hämorrhagischen Auflagerungen bedeckt. Im Sinus longitudinalis ein 4 cm langer Thrombus. Leptomeninx der rechten Hemisphäre blutreich und ödematös, in der Gegend des Scheitel- und Stirnlappens sulzig verdickt, grüngelb verfärbt. Ähnliche Veränderungen in der ganzen Ausdehnung der Konvexität und der Medianfläche der linken Hemisphäre. Auf der Basis und in der Gegend der Fossa Sylvii sowie des Chiasma deutliche Meningitis. Vom Prolaps führt ein kuneiformer Erweichungsherd bis in das Hinterhorn des Seitenventrikels. Die nächste Umgebung des Herdes ist rot gesprenkelt, ebenso die Innenfläche des Ventrikels. In dem Ventrikel wenig trübe, gelbe Flüssigkeit. Diagnose: Hühnereigroßer Erweichungsherd des Okzipitallappens. Zirkumskripte hämorrhagische Enzephalitis. Fibrinös-eitrige Meningitis, namentlich links, nicht im Zusammenhang mit dem Hirndefekt.

Es handelt sich hier um einen rasch zum Tode führenden infektiösen Prozeß im Gehirn, der auch durch die radikale und relativ früh — am 4. Tage nach der Verletzung — vorgenommene Operation nicht aufgehalten werden konnte. Trotzdem es bei derselben, wie die Obduktion ergab, gelungen war, alle in die Tiefe des Gehirnes versprengten Knochenstücke zu entfernen, machte doch die einmal eingetretene Infektion rapide Fortschritte. Daß dieselbe durch einen hochvirulenten Mikroorganismus erzeugt sein mußte, ließ schon der Zustand der extrahierten Knochensplitter und des Hirngewebes erkennen. Gemeinhin sind am 4. Tage weder die Knochen in Fäulnis übergegangen, noch die Hirnmasse derart weitgehend zersetzt und verflüssigt, wie es hier der Fall war. Die Infektion der Meninx war wohl auf dem Umwege über die Ventrikel erfolgt. Wie schon oft, so fehlten auch hier die Nackenstarre, die Kopfschmerzen und das Kernigsche Symptom.

Krankengeschichte XCII. 27jähr. kriegsgef. Russe. K. K. 6. IX.—18. X. Verletzt am 1. IX. durch Gewehrschuß. Einschuß am rechten Scheitel, Ausschuß in der rechten Stirn, außen vom Tuber frontale. Neurologischer Befund außer einer Differenz der Bauchdeckenreflexe und des Fazialis negativ. — Leicht deprimiertes Wesen. Auffassungserschwerung, Langsamkeit von Sprache und Bewegungen. Klagt über Kopfschmerzen. — 6. IX. Operation (Oberstabsarzt Zuckerkandl). An der Einschußöffnung findet sich nach Bloßlegung der Knochen in einem hellergroßen Bezirke eingedrückt und gesplittert. Nach Erweiterung des Knochendefektes mit Meißel und Hammer und Entfernung der Splitter der Lamina externa kommen große der Dura aufgelagerte Splitter der Lamina interna zum Vorschein. Die Dura ist nur an einer punktförmigen Stelle lädiert.

Die Ausschußöffnung in dem Os frontale zeigt Splitterung und Absprengung von Knochenstücken. Debridement und Toilette. Es besteht eine breite Kommunikation mit dem Sinus frontalis. Tamponade. Verband. — 7. IX. Temperatur 37,3 bis 37,5. Subjektiv Klagen über Kopfschmerzen. — 9. IX. Bis heute normale Temperaturen. Verbandwechsel. Abends 37,7. — 13. IX. Zum ersten Male wieder abends 37,5 Temperatur. Subjektives Wohlbefinden. Keine Kopfschmerzen. — 14. IX. Temperatur 38—38,5. Verbandwechsel. Wunden rein. Keine Tendenz zum Prolaps. Das Gehirn pulsiert unter dem Knochenniveau. Toilette der Wunden. Jodierung. Verband. — 15. IX. Temperatur 39,3—39,6. Keinerlei objektive oder subjektive Anzeichen einer intrazerebralen Komplikation. Puls nicht verlangsamt. — 16. IX. Temperatur 39,1—39,4. — 17. IX. Temperatur 37,2 bis 37. Verbandwechsel. Kein Prolaps. — 18. IX. Temperatur 40—38,5. — 19. IX. Temperatur 38,4—37,5. — 20. IX. Temperatur 36,4—36,5. — 26. IX. Verbandwechsel. Die Wunden sind ganz rein. Die Wunde am Scheitel bereits von schönen Granulationen erfüllt. In der Tiefe der Stirnwunde pulsiert das mit rosaroten Granulationen bedeckte Gehirn. Abendtemperatur 37,2. — 27. IX. Temperatur 36,3—37,5. — 29. IX. Temperatur andauernd normal. Verbandwechsel. — 18. X. Temperatur andauernd normal geblieben. Wunden verheilt. Subjektiv beschwerdefrei. Geht herum. Normales Wesen.

Es liegt hier ein Fall von parieto-frontalem Durchschuß (Kleinkalibergeschoß) vor. Bei der Operation am 7. Tage nach den Verletzungen wurden beide Schußöffnungen debridiert. Der Fall war insofern günstig zu beurteilen, als eine Versprengung von Knochensplittern in den Schußkanal nicht stattgefunden hatte, insofern als ungünstig, als eine direkte Kommunikation der Hirnwunde mit dem Sinus frontalis, also auch der Nasenhöhle, bestand, wodurch die Gefahr der sekundären Infektion nahegerückt war. Wir versuchten derselben durch sorgfältige Tamponade des Sinus frontalis zu begegnen. Die Wundheilung ging glatt vonstatten. Eine Periode beträchtlicher Temperatursteigerung, die sich vom 8. bis zum 14. Tage nach der Operation erstreckte, schien nicht mit den Wundverhältnissen zusammenzuhängen. Es blieb auch der Verbandwechsel ohne Einfluß auf das Fieber. In der Folge trat gelegentlich nach dem Verbandwechsel eine kurzdauernde Temperaturerhöhung ein. Die Wunden verschlossen sich durch reine Granulationen. Pat. verließ mit nahezu verheilten Wunden nach 42 Tagen das Spital.

Krankengeschichte XCIII. 23jähr. Kanon. W. M. 19. IX.—16. X. Verletzt am 16. IX. durch Säbelhiebe. Nach dem ersten Hiebe schon trat Bewußtlosigkeit ein. Hiebe über der rechten Hinterhauptshälfte, dem Scheitel und der linken Stirnschläfengegend. Die Wunden am Hinterhaupt penetrierend, die anderen nur die Weichteile und die oberflächlichen Knochenschichten betreffend. Neurologisch o. B. Subfebrile Temperatur. — 19. IX. Operation (Oberstabsarzt Zuckerkandl) in Äthernarkose. Freilegung des Knochens am Hinterhaupt und Scheitel. Erweiterung der spaltförmigen Knochendefekte mit Meißel und Hammer. Typische Depressionsfrakturen der Lamina vitrea mit Absprengung zahlreicher kleinerer und größerer Stücke. Am Scheitel erweist sich die Dura als unverletzt. In der Wunde am Hinterhaupt ist die Dura verletzt, und einzelne Knochensplitter stecken im Hirngewebe. Jodoformgaze. Fixationsverband. — 20. IX. Gutes Aussehen. Subfebrile Temperatur. Fühlt sich bis auf den durch den Verband verursachten Druck wohl. — 21. IX. Temperatur 37,3—39. Verbandwechsel. Die Schiene bzw. die blauen Binden haben einen leichten Dekubitus am Halse erzeugt. Entfernung des Tampons. Wunde mäßig sezernierend. Pat. klagt viel. — 22. IX. Temperatur 36—37,2. Verbandwechsel. — 23. IX. Temperatur 38—36,4. — 24. IX. Temperatur 37—37,5. Pat. fühlt sich wohl. Nahrungsaufnahme reichlich. — 25. IX. Temperatur 37,5—37. Verbandwechsel. Die Wunden scheinen sich zu reinigen. — 26. IX. Temperatur 37,7—38. Pat. klagt wieder viel über Kopfschmerzen, ist weinerlich, glaubt nicht, daß er gesund werden könne. — 27. IX. Temperatur 36—36,9. Verbandwechsel. Die Wunde am Scheitel granuliert. In der Hinterhauptswunde beginnt ein Hirnprolaps aufzutreten, welcher nicht pulsiert. Jodierung. — 30. IX. Bislang keine Temperatursteigerung mehr aufgetreten. Verbandwechsel. Die Wunde an der Schläfe und über dem Scheitel granulieren rein. Aus der Wunde am Hinterhaupt dringt ein nicht pulsierender, an der Oberfläche in Verflüssigung begriffener, übelriechender, schmutziggrauer Hirnprolaps. Jodierung. — 2. X. Temperatur 38,6—36,7. Verbandwechsel. Der Hirnprolaps hat nicht zugenommen, pulsiert nicht. Jodierung. Pat. fühlt sich bedeutend wohler, ist leicht euphorisch, glaubt auf dem Wege der Genesung zu sein. — 3. X. Temperatur normal. Verbandwechsel. Wundzustand unverändert. — 5. X. Andauernd fieberfrei. Wunden am Scheitel und an der Schläfe im Verheilen begriffen. Der Hirnprolaps in der Hinterhauptswunde ist durch Verflüssigung und Abstoßung der oberflächlichen Partien kleiner geworden. Die Hirnoberfläche liegt als schmutzige, klebrig aussehende, nicht pulsierende Masse im Knochenniveau. Toilette der Wunde. An den Wundrändern beginnende Granulation. — 7. X. Verbandwechsel. Die Hirnoberfläche von unverändertem Aussehen ist unter das Knochenniveau gesunken, pulsiert aber nicht. — 9. X., 11. X. Verbandwechsel. Wunde unverändert. — 12. X. Temperatur 37,4—36,3. Pat. andauernd euphorisch. — 13. X. Temperatur 37,7—37. Verbandwechsel. — 14. X. Temperatur 36,4—38,5. — 15. X. Temperatur 38,8—38,5. Verbandwechsel. Neuerliches Auftreten eines nicht pulsierenden Hirnprolapses in der Hinterhauptswunde. Der Prolaps wird gereinigt, seine oberflächlich zerfallenden Anteile abgetragen und die Wundfläche mit Jodtinktur bestrichen. Pat. ist apathisch und schlafsüchtig, jedoch klar und beschwerdefrei. — 16. X. Temperatur 39—39,5. Bewußtsein vollständig getrübt. Verbandwechsel. Rasch progredierender, kindsfaustgroßer, pilzförmiger, übelriechender, weit über die Haut vorragender Prolaps. Abtragung. Bepinselung der Wundfläche mit Jodtinktur. Nachmittags Exitus im Koma. — Die Autopsie konnte aus Zeitmangel nicht vorgenommen werden.

Durch penetrierende Säbelhiebe war hier in der Hinterhauptsregion eine ausgedehnte Zertrümmerung des Schädeldaches und des Gehirnes gesetzt worden. Am 4. Tage nach der Verletzung kam der Pat. zur Operation, bei welcher tunlichst reine Wundverhältnisse hergestellt wurden. Eine bald nach der Operation auftretende Temperatursteigerung fand ihre Erklärung in einem Wunddruck der Haut am Nacken, welcher durch den angelegten Fixationsverband (Ω - förmig gebogene Cramer-Schiene) erzeugt worden war. Die erste Woche hindurch konnte man an einen günstigen Verlauf glauben. Indes trat am 8. Tage ein nicht pulsierender Hirnprolaps auf. Derselbe aber nahm nicht nur kaum zu, sondern begann sich im Laufe der folgenden Woche hauptsächlich durch Abstoßung zu verkleinern, so daß die Hirnoberfläche in der 3. Woche wieder unter das Knochenniveau gesunken war. Das Auftreten des Prolapses war von einem Umschlag der Stimmung des Pat. in ein weinerlich-klaghaftes Wesen begleitet worden; bald aber wich diese Verstimmung, und es trat eine leichte Euphorie an ihre Stelle. In der 4. Woche kehrte, ohne daß eine neuerliche Veränderung im psychischen Verhalten eingetreten wäre, der Prolaps wieder; er nahm rasch zu, die Temperatur ging sprunghaft in die Höhe, und am 30. Tage nach der Verletzung trat der Exitus letalis ein.

Leider mußte die Autopsie in jenen Tagen starker Tätigkeit unterbleiben. In Analogie mit anderen derartigen Fällen ist wohl anzunehmen, daß es sich hier um einen progredienten enzephalitischen Verflüssigungsprozeß des Gehirngewebes gehandelt hat. Bei längerer Dauer der letzten Phase hätte man wohl fast die ganze Hemisphäre sozusagen aus der Wunde nach und nach hervorkriechen sehen können.

Krankengeschichte XCIV. 19jähr. Inf. S. A. 21. IX.—16. X. Wurde am 1. IX. durch Gewehrschuß verletzt. Verlor das Bewußtsein. Wunden verheilt. Durchschuß von der linken Schläfenscheitelgrenze um das linke Hinterhaupt. Neurologisch o. B. Temperatur normal. — 23. IX. An der Stelle der Hinterhauptswunde tritt eine fluktuierende Schwellung auf. Auch an der vorderen Wunde etwas Eitersekretion. — 24. IX. Operation (Oberstabsarzt Zuckerkandl) in Äthernarkose. Bloßlegung der vorderen Schußöffnung. Es findet sich ein unregelmäßig konturierter Knochendefekt, aus dem ein etwa haselnußgroßer, von kleinen Abszeßchen durchsetzter Hirnprolaps hervortritt. Vergrößerung des Knochendefektes mittels Lüerscher Zange. In der Mitte des Hirnprolapses, ziemlich tief steckend, ein von Eiter umspülter Knochensplitter. Die hintere Schußöffnung erweist sich nach Spaltung des oberflächlichen Weichteilabszesses als rein. Kochsalztupfer. Verband. — 28. IX. In den letzten zwei Tagen Abendtemperaturen von 37,2. Entfernung des Kochsalztupfers. Subjektives Wohlbefinden. — 2. X. Verbandwechsel. Gestern abend 37,3, sonst stets normale Temperaturen. — 6. X. Verbandwechsel. Wunden rein granulierend, die hintere fast völlig von Granulationen verschlossen. Die beiden letzten Tage subfebrile Abendtemperaturen. — 7. X. Verbandwechsel. Temperatur normal. Pat. fühlt sich gesund. — 14. X. Verbandwechsel. Temperaturen andauernd normal. — 15. X. Pat. macht einen sehr guten Eindruck. Reichliche Nahrungsaufnahme, geht herum. — 16. X. Fällt morgens durch Stille und Apathie auf, die von seinem sonst an den Tag gelegten heiteren Wesen abstechen. Liegt ruhig zu Bett; ißt seine Brotration nicht. Gibt aber an, sich wohl zu fühlen. Abends plötzlich Exitus, ohne Agonie. — 17. X. Obduktion (Reg.-Arzt Priv.-Dez. Dr. Goldzieher): An der Schußwunde am Hinterhaupte findet sich ein kleinwalnußgroßer, gut abgegrenzter Hirnabszeß, der etwa 2 cm in die Tiefe reicht. An der Scheitelwunde besteht keine Erweichung der Hirnmasse; dort ist die Heilung im Gange. Von der Knochenlücke geht eine Fissur nach vorne und unten. Über dem linken Stirnhirn ein bis an die obere Kante und an die Fossa Sylvii reichender intrameningealer, faustgroßer, mit gelbem Eiter erfüllter Abszeß zwischen Dura und Leptomeninx, der nach der Beschaffenheit der Membranen wohl nicht jünger als zwei und nicht älter als sechs Wochen sein dürfte. Zwischen diesem Abszeß und dem Schußkanal oder dem Hirnabszeß im Hinterhauptslappen besteht keinerlei Kommunikation.

Es war in vorliegendem Falle die linke Kopfhälfte vom Scheitel zur Stirn durchschossen worden. Der Kranke kam erst 21 Tage nach der Verletzung in unser Spital. Die Indikation zum operativen Eingriff war durch das Auftreten von Eiterung an beiden Schußöffnungen gegeben. Da sich an der Ausschußwunde keine nennenswerten Veränderungen zeigten, wurde dieselbe nicht berührt, der Einschuß hingegen wurde in typischer Weise toilettiert, wobei aus dem kleinen Hirnprolaps ein Knochensplitter extrahiert wurde. Um den Splitter herum hatte sich ein kleiner Abszeß gebildet. Die Wunden verheilten; der Kranke blieb fieberfrei und fühlte sich wohl. Der ganze Verlauf schien ein so günstiger, daß wir den Fall geradezu als Beispiel für den Erfolg der Spätoperation anzusehen pflegten. Plötzlich, ohne schwerere Prodromalsymptome, trat abends der Tod ein. Die einzige Veränderung, eine gewisse Apathie, Stille und Appetitlosigkeit, konnte als Vorbote des nahen Endes nicht angesehen werden.

Die Autopsie ergab nun vor allem, daß an der Operationswunde keinerlei pathologische Veränderungen mehr bestanden. Ferner, daß an der Ausschußwunde nur ein kleiner, wohlabgegrenzter Hirnabszeß zu finden war. Hingegen fand sich unter der Dura ein gewaltiger, mit Eiter erfüllter, das Stirnbein verdrängender Abszeß. Eine Kommunikation desselben mit den Schußwunden oder dem Schußkanal war nicht aufzufinden; wohl aber führte eine Fissur des Schädeldaches von dem Ausschuß zu der Gegend dieser Eiteransammlung. Man muß entweder annehmen, daß die Infektion auf diesem Wege zustande gekommen ist, oder daß sie doch von der Wunde auf einem später wieder verschlossenen Wege fortgeschritten ist.

Ob ein solches Ereignis durch die Frühoperation zu verhüten gewesen wäre, soll an späterer Stelle diskutiert werden.

Krankengeschichte XCV. 19jähr. Inf. W. F. 22. IX.—22. X. Wurde am 3. IX. verletzt durch Schrapnell. Verlor das Bewußtsein. Punktförmige Schußwunde über der Glabella, aus der Eiter hervorquillt. Neurologisch o. B. Temperatur normal. — 23. IX. Operation (Oberstabsarzt Zuckerkandl) in Äthernarkose. Bildung eines großen, an den Augenbrauen gestielten Hautperiostlappens, der den Einschuß als Zentrum hat. Aus dem durch Ablösung des Lappens bloßgelegten Knochendefekt quillt dickflüssiger Eiter. Zahlreiche Knochensplitter sind in das Hirn eingepreßt. Nach Erweiterung der Knochenlücke und Debridement erscheint eine etwa haselnußgroße Abszeßhöhle im rechten Stirnhirnpol, in der noch weitere Knochensplitter enthalten sind. Dieselben werden extrahiert. Der Grund der Wundhöhle beginnt zu pulsieren. Naht des Lappens. Drainage mittels Glasrohres durch den Einschuß. Verband. — 25. IX. Abends 37,2. — 29. IX. Zum ersten Male wieder Abendtemperatur 37,3. — 30. IX. Temperatur 37,9—37,4. — 1. X. Verbandwechsel. Wunde mäßig sezernierend. Entfernung des Drains. Temperatur 37,1—37,7. — 6. X. Verbandwechsel. Entfernung der Nähte. Naht geheilt. Schußwunde beginnt zu granulieren. Abendtemperatur 37,7. — 11. X. Verbandwechsel. Wunde von Granulationen ausgefüllt. Abendtemperatur 37,5. — 14. X., 17. X. Verbandwechsel. Temperatur andauernd normal.

Dieser Verletzte kam erst am 20. Tage nach der Verletzung zur Operation, welche durch die Eitersekretion aus der Schußwunde indiziert erschien. Es fand sich eine typische Splitterfraktur und ein von Knochensplittern durchsetzter Hirnabszeß im Pol des rechten Stirnhirnes. Die Wundheilung — sowohl des behufs Bloßlegung gebildeten Lappens als der Schußwunde selbst — erfolgte glatt. Anfänglich traten nach dem Verbandwechsel kurzdauernde Temperatursteigerungen ein.

Krankengeschichte XCVI. 22jähr. Inf. G. A. 8. IX.—18. IX. Das genaue Datum der Verletzung ist unbekannt. Nach Angabe des etwas schwer besinnlichen, apathischen, nur langsam reagierenden und mangelhaft auffassenden Kranken liegt die Verwundung zumindest 14 Tage zurück. Auch über die Art des Projektils sind Angaben nicht zu erhalten. Schußwunde über der linken Prominentia frontalis. Puls schwach und langsam (68). Innerhalb der nächsten Stunden rasch zunehmende Benommenheit. Temperatursteigerung auf 38. — Operation (Oberstabsarzt Zuckerkandl) in Äthernarkose. Starker Abfluß von getrübtem Liquor aus der Schußwunde. Nach Erweiterung der bloßgelegten Knochenlücke mittels Lüerscher Zange fließt unter kräftigem Druck mit Blut vermengte Zerebrospinalflüssigkeit ab. Einführung eines Glasdrains. Verband. — 10. IX. Pat. ist nachts unruhig, delirant. Zupft an den Decken, drängt aus dem Bette, wirft sich herum. Redet unverständlich vor sich hin. Beruhigung erst gegen Morgen. Verbandwechsel. Verband stark durchfeuchtet. Wunde unverändert. Gibt nur selten Antwort auf Fragen; scheint desorientiert zu sein. Temperatur 37,8—38,2. — 11. IX. Verbandwechsel. Keine Sekretion mehr. Temperatur 37,2—38. Pat. ist etwas ruhiger. — 12. IX. Nachts neuerlich hochgradige Unruhe. Reißt sich den Verband ab, ist ängstlich erregt. Wunde trocken. Kein Hirnprolaps. Temperatur normal. Entfernung des Drains. Verband. — 13. IX. Vormittags ruhig. Nachmittags plötzlicher Ausbruch intensiver Kopfschmerzen. Pat. schreit laut und jammert. Dazwischen wiederholt er rhythmisch betonend, halb singend, stets die gleichen nichtssagenden Worte. Erhält ein Klysma mit 4,0 Amylenhydrat. Temperatur 37,8 bis 38,6. Lumbalpunktion: Liquor klar, keine Pleozytose. — 14. IX. Unverändert. Schreit laut, wirft sich herum. Bewußtsein stark getrübt. Verbandwechsel. Wunde unverändert. Abends Eintritt des Koma. Temperatur 37,2—37,6. — 15. IX. Temperatur 37,1—37,3. Unverändertes tiefes Koma. Laute, schnarchende Atmung. Keine Paresen oder Reflexdifferenzen. — Das Koma dauert ohne Erwachen, ohne Nahrungsaufnahme und ohne Temperatursteigerung drei Tage an. — 18. IX. Exitus letalis. — Autopsie unterlassen.

Dieser Kranke kam spät, jedenfalls erst in der 3. Woche nach der Verletzung, zur Operation. Die rasch zunehmende, unter unseren Augen von Stunde zu Stunde steigende Benommenheit sowie die Temperaturerhöhung drängten zur Operation. Es fand sich eine penetrierende Schußverletzung über dem linken Stirnhirn. Der Ventrikel war offenbar eröffnet, da ein kontinuierlicher Liquorabfluß bestand. Die Beschaffenheit der Zerebrospinalflüssigkeit ließ auf eine bereits eingetretene Infektion der Ventrikel, vermutlich auch der Meningen, schließen. In der Tat zeitigte die Operation nicht einmal jene vorübergehende Besserung, die sich sonst auch bei prognostisch ungünstigen Fällen einzustellen pflegt. Es traten Delirien auf, die Benommenheit wich nicht, die Temperatur blieb fieberhaft. Vier Tage später kamen intensive Kopfschmerzen hinzu. Die Lumbalpunktion ergab jedoch ein negatives Resultat. Nach weiteren zwei Tagen trat unter einem Absinken der Körpertemperatur das terminale Koma ein, welches noch drei Tage dauerte.

Da die Obduktion nicht vorgenommen werden konnte, muß die Frage, ob es sich hier tatsächlich um eine Meningitis gehandelt habe, offen bleiben. Wahrscheinlich war dies der Fall. Der negative Liquorbefund beweist — wie weiter unten noch ausführlich besprochen werden wird — gegen die Annahme einer Meningitis ebensowenig wie das Fehlen von Nackenstarre oder des Kernigschen Zeichens. Für Meningitis sprechen (vgl. den betreffenden Abschnitt) das psychische Verhalten und die Kopfschmerzen. Jedenfalls kann kein Zweifel darüber obwalten, daß der Kranke zu spät und in einem bereits aussichtslosen Stadium zur Operation gelangte.

Krankengeschichte XCVII. 34jähr. Inf. J. P. 28. IX.—10. XI. Pat. kann über das Datum der Verletzung keine Angaben machen, auch nicht über die Art des Projektils. Durchschuß der linken Schädelhälfte in fronto-okzipitaler Richtung. Einschuß seitlich an der Sutura parietofrontalis, Ausschuß mehr der Mittellinie genähert in der Hinterhauptschuppe. Pat. ist schwer besinnlich, langsam, orientiert. Neurologischer Befund: Geringe rechtsseitige Fazialisschwäche und Schwäche der rechten oberen Extremität. — 28. IX. Operation (Oberstabsarzt Zuckerkandl) in Äthernarkose. Ein- und Ausschuß werden bloßgelegt und miteinander verbunden. Man sieht einen etwa 15 cm langen, fingerbreiten, rinnenförmigen Knochendefekt. Kommunitivfraktur des Knochens. Im ganzen Schußbereiche sind zahlreiche größere und kleinere Knochenfragmente mobil. Debridement. Ein großes, noch mit dem Periost in Verbindung stehendes Fragment wird belassen. Das bloßliegende Hirn wird nach Entfernung aller tastbaren Splitter mit dem Paquelin verschorft. Verband. Abendtemperatur 37,2. — 29. IX. Temperatur 37—37,5. — 30. IX. Temperatur 37—37,5. — 1. X. Temperatur 37,5 bis 37,6. Verbandwechsel. Wunden ohne Besonderheit. Pat. kann über die näheren Umstände der Verletzung keine Angaben machen. Andauernde leichte Benommenheit. — 5. X. Verbandwechsel. Temperaturen subfebril. — 8. X. Verbandwechsel. Wunden sezernieren nicht. Temperatur seit 5. X. normal. — 12. X., 14. X. Verbandwechsel. Temperatur stets normal. — 17. X. Verbandwechsel. Abendtemperatur 37,5. — 19. X. Temperatur am Vortage wieder normal, heute 37—37,5. Verbandwechsel. Wunden rein. Toilette der Wunden. Pat. kann nicht sagen, wann er verletzt wurde, auch nicht, wann er in das Spital gekommen ist. Gibt dann an, vor 3—4 Wochen verletzt worden und 3—4 Tage ohne Spital geblieben zu sein (was einer Verletzung etwa 5—6 Tage vor der Aufnahme entsprechen würde). Konfabulationen. Behauptet z. B., gestern dreimal verbunden worden zu sein. Ausgesprochene Merkfähigkeitsstörung. Orientiert. Leicht euphorisch. Neurologischer Befund unverändert. — 20. X. Temperatur 37,8—37,5. — 21. X. Temperatur 36,9—38,1. — 22. X. Temperatur 37,8—38. Fazialisparese rechts viel ausgesprochener. Deutliche Parese der rechten oberen und unteren Extremität. Motorische Aphasie. Bewußtsein zwar leicht getrübt, versteht aber alle Aufforderungen. — 23. X. Temperatur 37—37,5. — 24. X. Operation in Äthernarkose (Oberstabsarzt Zuckerkandl). Bloßlegung des ganzen Schußkanales. Punktion an verschiedenen Stellen, ohne daß ein Abszeß gefunden werden kann. — Spastische Lähmung des rechten Beines, schlaffe Lähmung des rechten Armes. Ausgesprochene Fazialisdifferenz zuungunsten der rechten Seite. Temperatur 37—36,5. — 25. X. Temperatur 36,2—37,5. Verbandwechsel. Beim Eingehen mit der Kornzange in eine stärker prominierende Stelle in der Scheitelregion wird ein etwa walnußgroßer Abszeß unter der Hirnrinde eröffnet. Drainage mit Glasrohr. Neurologischer Befund unverändert. — 26. X. Temperatur 36,2—37. — 29. X. Zum ersten Male wieder 37,5 Abendtemperatur. Zustand unverändert. Motorische Aphasie vollständig. Sensorische Aphasie nicht nachweisbar. Bewußtsein anscheinend nicht nennenswert getrübt. — 30. X. Temperatur 36,7—36,2. Verbandwechsel. Aus dem Drain fließt nicht viel ab. Nach Entfernung des Glasröhrchens strömt aus der Tiefe dicker Eiter nach. Einführung eines Streifchens. — 31. X. Temperatur 36—37,5. — 1. XI. Afebril. Verbandwechsel. Wundzustand unverändert. Wechsel des Streifchens. — 4. XI. Andauernd normale, sogar niedrige Temperaturen. Verbandwechsel. Bewußtsein getrübt; Pat. reagiert auf Anruf kaum, verhält sich vollkommen ruhig, deliriert nicht, auch nicht nachts. — 6. XI. Verbandwechsel. Nicht pulsierender Hirnprolaps im ganzen Wundbereich. Temperatur normal. — 8. XI. Verbandwechsel. Gestrige Abendtemperatur 37,5. Hirnprolaps im Zunehmen begriffen. Sensorium stärker getrübt. Pat. ist zeitweise soporös. — 9. XI. Temperatur 37—37,7. Tiefe Benommenheit. — 10. XI. Temperatur 37,5—38,2. Exitus letalis im Koma. — 11. XI. Obduktion (Reg.-Arzt Priv.-Doz. Dr. Goldzieher): Großer Knochendefekt von der Hinterhauptscheitel- und der Stirn-Scheitelregion reichend. Die ganze Umgebung zeigt mehrfache Fissuren. In der Scheitelregion ein über walnußgroßer Hirnabszeß, pyramidenförmig in die Tiefe bis zu dem Ventrikel reichend. Pyozephalus. Frische eitrige Meningitis an der Basis, hauptsächlich am Pons und den basalen Anteilen der Temporallappen.

Wann bei diesem Kranken die Verletzung stattgefunden haben mag, ist nicht zu bestimmen. Er machte nur einmal darüber eine Angabe, die aber angesichts des noch zu charakterisierenden psychischen Verhaltens durchaus unzuverlässig erscheinen muß. Dieser zufolge wäre die Verletzung etwa sechs Tage vor der Aufnahme geschehen. Wir haben es hier mit einem Falle von Durchschuß der linken Hemisphäre zu tun. Entsprechend dem Verlaufe des Schußkanales bestanden leichte hemiparetische Erscheinungen. Schon am ersten Tage des Spitalsaufenthaltes fiel die leichte Bewußtseinstrübung auf. Die Operation ließ eine ausgedehnte Fraktur im Bereiche des ganzen Schußkanales erkennen. Da große, noch mit dem Periost in Verbindung stehende Knochenplatten den mittleren Teil des Schußkanales überdeckten, wurden nur die Ein- und die Ausschußöffnung sorgfältig debridiert. Zunächst schien der Verlauf nicht ungünstig, wenn auch das Weiterbestehen der Bewußtseinstrübung Bedenken erwecken mußte. Noch drei Wochen nach der Operation war eine Besserung im psychischen Verhalten nicht zu konstatieren, wohl aber eine Änderung insofern, als eine gewisse geistige Regsamkeit an Stelle der früheren Apathie trat; die freilich weitentfernt von einer Annäherung an ein normales Verhalten war. Pat. wurde leicht euphorisch und zeigte deutliche Züge des amnestischen Symptomenkomplexes (Konfabulationen und Merkfähigkeitsdefekte); allerdings war die räumliche Orientierung erhalten. Es folgte nun eine Periode der Temperatursteigerung und zugleich der Verschlimmerung der nervösen Ausfallserscheinungen; die Hemiparese nahm zu, und es trat als Novum eine motorische Aphasie auf. Daraufhin wurde der ganze Schußkanal bloßgelegt, ein Hirnabszeß aber zunächst nicht gefunden. Erst am folgenden Tage erschien eine Stelle der Hirnoberfläche suspekt, und es gelang auch, daselbst einen ziemlich tief gelegenen, walnußgroßen Abszeß zu eröffnen. Ein Glasdrain sollte für den Sekretabfluß sorgen. Diese Drainage versagte aber infolge der besonders dickflüssigen Beschaffenheit des Abszeßinhaltes, so daß das Drain durch ein angefeuchtetes Gazestreifchen ersetzt wurde. Der weitere Verlauf zeigte keine Besonderheiten. Die Körpertemperatur stieg erst in den allerletzten Tagen erheblicher. Die Bewußtseinstrübung nahm ständig zu und ging schließlich in tiefes Koma über. Delirien oder nächtliche Unruhe wurden niemals beobachtet.

Die Autopsie deckte einen über walnußgroßen Hirnabszeß auf, der gegen die Ventrikel vorgeschritten war und den Ventrikelinhalt infiziert hatte. Sekundär war offenbar die noch wenig ausgebreitete und ganz frische eitrige Basalmeningitis entstanden. Auf Rechnung der letzteren ist wohl die Temperaturerhöhung der letzten 48 Stunden zu beziehen.

Krankengeschichte XCVIII. 19jähr. Inf. N. N. 20. IX.—6. X. Wurde am 10. IX. durch Gewehrschuß verletzt. Hellergroßer Einschuß in der linken Nackengegend, Ausschuß etwa 10-Heller-Stück groß an der Lambdanaht links, etwa drei Querfinger von der Mittellinie. Neurologischer Befund. Geringgradige Ataxie der linken oberen Extremität, Andeutung von Adiadochokinese, Zeigeversuch normal. Hatte das Bewußtsein verloren. — 20. IX. Operation (Oberstabsarzt Zuckerkandl) in Äther-Chloroformnarkose. Bloßlegung des Ausschusses. Es findet sich ein hellergroßer Knochendefekt, der erweitert wird. Nach Entfernung einiger Knochensplitter fließt Hirnmasse, mit Eiter untermischt, aus, die ein ziemlich großes Knochenfragment ausschwemmt. Die Austastung läßt weitere Fremdkörper nicht erkennen. Glasdrain. Kochsalztupfer. Verband. Abendtemperatur 37,5. — 22. IX. Temperatur subfebril. Verbandwechsel. Ziemlich starke Wundsekretion. Keine Pulsation in der Tiefe wahrnehmbar. — 26. IX. Temperatur noch immer subfebril (37—37,6). Verbandwechsel. — 28. IX. Temperatur 37,5—37,8. Verbandwechsel. Wechsel des Drains. Beginnender, nicht pulsierender Hirnprolaps. — 1. X. Temperaturen zwischen 37 und 38. Verbandwechsel. — 2. X. Temperatur 37,5—38,7. — 3. X. Temperatur 38—39,2. Verbandwechsel. Hirnprolaps im Zunehmen. Kopfschmerzen. Probepunktion nach mehreren Richtungen, ohne daß Eiter gefunden wird. Lumbalpunktion: Liquor trübe, polynukleäre Pleozytose. — 4. X. Temperatur 38,5—39,8. Heftige Kopfschmerzen. Nackenstarre. Kernigsches Zeichen positiv. Sensorium abends getrübt, nachts Delirien. — 5. X. Temperatur 39,3—40,2. Bewußtseinstrübung stärker. Lautes Schreien. Nackenstarre und Opisthotonus. — 6. X. Morgens 2 Uhr Exitus letalis nach kurzem Koma. — Obduktion unterlassen.

Dieser Fall von Durchschuß der Hinterhauptsgegend kam erst am 11. Tage nach der Verletzung zur Operation. An neurologischen Symptomen bestanden solche, die auf eine Kleinhirnläsion hinwiesen. Die Operation deckte einen Hirnabszeß auf, der tunlichst entleert und drainiert wurde. Die subfebrilen Temperaturen gingen nicht zurück, und bald entwickelte sich das klassische Bild der Meningitis mit Nackenstarre, Kopfschmerz, Delirien und hohem Fieber. Am 27. Tage nach der Verletzung trat der Tod ein.

Krankengeschichte XCIX. 23jähr. Ob.-Leutn. B. A. 15. IX.—22. X.[1]) Wurde, wie nachträgliche Erhebungen ergaben, am 6. IX. durch Gewehrschuß verletzt. Eine hellergroße Wunde links hinter der Schläfe, drei bis vier Querfinger oberhalb der Spitze des Processus mastoideus, eine zweite ebenso große rechts an der Lambdanaht, unter der Augen-Ohrlinie. Die Wunden scheinen reaktionslos. Eine Fraktur ist nicht zu tasten. Auch besteht, soweit sich dies bei dem psychischen Zustande des Pat. prüfen läßt, keine Druck- oder Klopfempfindlichkeit. Pat. ist schwer besinnlich, desorientiert, kann über Art und Datum der Verletzung keine Angaben machen, sucht seinen nicht vorhandenen Diener, redet zu ihm. Ist sich der Defekte offenbar teilweise bewußt, da er spontan äußert, was er nicht wisse, könne sein Diener sagen. Auffassung sehr erschwert. Zeitlich und örtlich unklar, erkennt er doch die Situation im allgemeinen, weiß, daß er sich dem Arzte gegenüber befindet. Klagt über Kopfschmerzen. Neurologischer Befund: Keine groben Ausfallserscheinungen; feinere Untersuchungen infolge der Auffassungserschwerung und Benommenheit undurchführbar. Pupillen sehr weit, reagieren ziemlich gut auf Licht. — Am Mittag am Aufnahmetage tiefere Benommenheit. Puls langsam (68), ziemlich kräftig. Nachmittags etwas freier, gibt einigermaßen Auskunft, weiß, daß er durch Gewehrschuß verletzt wurde. Erkundigt sich, wo er sich befinde. Verliert häufig den Faden und die Orientierung, erinnert sich aber, darauf aufmerksam gemacht, jedesmal, daß er schon über diese Dinge aufgeklärt wurde. Ratloser Gesichtsausdruck. Andeutung von Korsakoffschen Zügen: Merkfähigkeit sehr stark herabgesetzt, konfabuliert etwas. Temperatur normal. — 16. IX. Gibt Auskunft über Namen und Stand des Vaters und über die eigenen Personalien. Es besteht ein gewisses Haftenbleiben insofern, als er nach Nennung des eigenen Truppenkörpers auch seinen Vater demselben angehören läßt, was nicht der Fall ist. Erinnert sich, daß sein Vater in Lemberg sein dürfte. (Derselbe ist in der Tat am 31. VIII. von L. abgereist.) Ratloser Gesichtsausdruck. Krankheitsgefühl, aber keine adäquate Reaktion. Auffallende Affektlosigkeit. — Lokalisierte Druckempfindlichkeit an der Hinterhauptswunde. Linksseitige homonyme Hemianopsie und ein gewisser Grad optischer Agnosie. Apraxie und Kurzschlüsse: Führt ein unangezündetes Streichholz an die ihm in den Mund gesteckte Zigarette, vermag die Zigarettenschachtel nicht zu öffnen, greift daneben. — 18. IX. Heute bedeutend freier. Die Hemianopsie ist nicht mehr nachweisbar. Lokalisiert und erkennt die Gegenstände seiner Umgebung einigermaßen. Andauernd affektlos. Zeitweise Klagen über Kopfschmerzen. — 19. IX. Geringere Apathie, leicht humoristisch. Die Pupillen sind enger. — 20. IX. Zum ersten Male adäquente, affektive Reaktion über die ihn beherrschende „Trottulosis". Klagt über Leere und Benommenheit im Kopfe, fürchtet, dauernd blöde zu bleiben. Zeitweise heftige Kopfschmerzen. Nachts zuweilen delirante Episoden, kriecht aus dem Bett, auf dem Fußboden herum. Äußerst unsicherer Gang, vermag sich kaum auf den Beinen zu halten. — 21. IX. Über der Schußwunde am linken Scheitel tritt ein fluktuierender Abszeß auf. — 22. IX. Operation (Oberstabsarzt Zuckerkandl). Spaltung des Abszesses in Lokal- (Novokain-Adrenalin-) Anästhesie. Eiterentleerung aus der Tiefe. Äthernarkose. Bloßlegung der sternförmigen Schußöffnung im Knochen, von der

[1]) Weiter beobachtet bis zum Tode, der am 1. XII. erfolgte, durch Prof. Dr. E. Redlich bzw. im Rudolfinerhaus in Wien. Ich bin Herrn Prof. Redlich für die Erlaubnis, seine Beobachtungen veröffentlichen zu dürfen, sehr verpflichtet und drücke ihm auch an dieser Stelle meinen besten Dank aus.

nach verschiedenen Richtungen Fissuren ausgehen. Die Knochenlücke ist von einem lose liegenden Knochenplättchen gedeckt. Nach Erweiterung des Defektes lassen sich einige Knochensplitter aus dem Hirn extrahieren, das daraufhin zu pulsieren beginnt. Verschorfung der Hirnoberfläche mittels Paquelin. Verband. — 23. IX. Subjektive Besserung. Kopfschmerzen geringer. Normale Temperaturen. — 24. IX. Augenbefund (Oberarzt Dr. Hönig): Subjektiv Klagen über schlechtes Sehen. Anisokorie, rechte Pupille weiter[1]). Reaktion in jeder Hinsicht gut und prompt. Am Augenhintergrund verschwommene Papillengrenzen, die Retinalvenen geschlängelt und erweitert; feine Trübung rings um die Papillen. Es liegt also beiderseits eine Stauungspapille vor. Das Bild ist links stärker ausgeprägt. — Neurologischer Befund: Der Gang ist äußerst unsicher. Fazialis ohne deutliche Differenz; Zunge weicht nicht ab. Kein Nystagmus. — Hypotonie der rechten oberen Extremität mit Herabsetzung der Reflexe. Lokalisation von Berührungen und Stichen, die überall empfunden werden, ungenau und unsicher. (Allerdings ist nicht zu entscheiden, inwieweit Auffassungserschwerung und Ermüdbarkeit dabei eine Rolle spielen.) — Die Sehnenreflexe der unteren Extremitäten sind lebhaft und scheinen rechts stärker zu sein. Starke Hypotonie der Muskulatur des rechten Beines. Babinski nicht mit Sicherheit festzustellen. — Lagegefühl infolge der Auffassungserschwerung nicht gut zu prüfen. Doch gibt Pat., als er die Aufgabe endlich erfaßt hat, spontan an, er sei sich über die Stellung seiner rechten oberen Extremität nie im klaren. — Ausführung komplizierterer Bewegungen (Kreisen) gelingt rechts zwar schlechter als links, aber immerhin ganz gut und ohne Ataxie. — Keine Adiadochokinese. Die rechte Hand greift stets nach rechts und unten vorbei, wogegen mit der linken die Gegenstände prompt und sicher erfaßt werden. Lesen unmöglich; behauptet nicht zu sehen. Schrift sehr mangelhaft, mit Unfähigkeit, Zeile zu halten; schreibt ineinander, läßt Buchstaben aus, wiederholt solche; auch Verwechslungen kommen vor. Einsicht in die Art der Störung. Große Ermüdbarkeit. Auffassungserschwerung. — Verbandwechsel. Wunde rein. — 26. IX. Befinden unverändert. Macht emsig Schreibübungen, ohne Fortschritte zu zeigen. Temperatur stets normal. — 1. X. Verbandwechsel. Wunde rein. Sicherheit im Greifen hat rechts zugenommen. — 6. X. Verbandwechsel. — 16. X. Kann große Bilder (Witzblätter) auffassen. Wunde verheilend. Verbandwechsel. Geht herum. Gang bedeutend sicherer. — 20. X., 22. X. Verbandwechsel. Sicherheit des Greifens bedeutend größer. Geht auch in Begleitung aus. — Pat. wurde in meiner Begleitung nach Wien transferiert. Auf der Reise fiel er weiter nicht auf, außer dadurch, daß in fremder Umgebung seine Unsicherheit im Gehen und Greifen wieder stärker merkbar wurde. — Für die Verletzung, den Transport nach Lemberg, die ersten Tage des Spitalaufenthaltes einschließlich der Operation besteht vollkommene Amnesie. — 25. X. Neurologischer Befund[2]): Rechtsseitige Fazialisparese. Keine Alexie, verliert oft die Zeile. Leichte Parese des rechten Armes. Achillessehnenreflex rechts stärker. Oberflächliche und tiefe Sensibilität, Lagegefühl, Schmerzlokalisation gut. Gang ungestört. Optisches Gedächtnis, Bildbeschreibungen in Ordnung. Kopieren und Auffassen fremdartiger Worte und fremder Zeichen sowie mehrstelliger Zahlen gelingt nie ohne Fehler. Apraxie zuweilen angedeutet. Über Datum und Monat im unklaren. — 3. XI. Mangelhafte Erinnerung an die Umstände, unter welchen Pat. seine Auszeichnungen erworben hat. Glaubt zwei Monate hier zu sein (richtig 14 Tage). Findet sich auf Landkarten nicht zu-

[1]) Möglicherweise nur durch eine Asymmetrie der Augen und relative Kleinheit der rechten Kornea vorgetäuscht.

[2]) Hier beginnt die Krankengeschichte der Nervenheilanstalt Rothschildstiftung in Wien. Da dieselbe nur auszugsweise mitgeteilt wird, sind nur die positiven Befunde aufgeführt.

recht, kann die Weltgegenden nicht bezeichnen. Subfebrile Temperaturen. Eitersekretion aus der Operationswunde. — Röntgenbefund: Knochensplitter nicht nachweisbar. — 9. XI. Operation[1]) (Dr. Salom). Erweiterung der Knochenlücke in der alten Operationswunde, Entfernung des Granulationsgewebes: Man stößt auf eine Eiter entleerende Abszeßhöhle, die mit der Kornzange weiter eröffnet wird. Abfluß von 30—40 ccm Eiter. Drainage. Verkleinerung der Wunde durch zwei Hautnähte. Verband. — 13. XI. Hohe Temperaturen. Nachts schlaflos, unruhig und delirant. Nach Lüftung des Drains starke Eiterentleerung aus der Abszeßhöhle. — 15. XI. Desorientiert. Sprachverständnis hochgradig gestört; versteht nur einfache Fragen. Deutet an, daß sein Kopf nicht in Ordnung sei; er sei blöd. Deutliche Paraphasie, teils silabaler, teils verbaler Art. Behauptet, blind zu sein, doch läßt sich objektiv kein Ausfall nachweisen. — 26. XI. Beim Verbandwechsel stets Eiterabfluß. — Neuerliche Operation (Prim. Dr. v. Frisch). Ausgiebige Erweiterung der Schädelöffnung, Abtragung des kleinen Hirnprolapses, Eröffnung eines Hirnabszesses. Einführung von drei Drains. Verband. — 27. XI. Andauernd Klagen über starke Kopfschmerzen. Fieber; zeitweise Unruhe und Verworrenheit. — 30. XI. Hochgradige Unruhe, Desorientiertheit. Parese der rechten Körperhälfte. Muß viel Narkotika, zeitweise Chloroformnarkose erhalten. — 1. XII. Abends Exitus letalis. — Obduktion: Akute fortschreitende Enzephalitis mit akutem eitrigen Hydrozephalus und eitriger Meningitis. Rechts eine mit der Dura und dem Gehirn verwachsene Schußnarbe. Links etwa 5-Kronen-Stück große Trepanationslücke mit etwas kleinerem Duradefekt, aus dem das eitrig belegte Hirn vorquillt. Die linke Hemisphäre um die Hälfte breiter als die rechte. Seitlich ein fast nußgroßer, von erweichter Hirnmasse umgebener Substanzverlust. Hirnödem in einer Breite von 2—3 cm in der Umgebung.

Es handelt sich hier um einen Querdurchschuß durch das Hirn. Der Ausschuß blieb dauernd reaktionslos. Am Einschuß, der anfangs ebenfalls rein erschein, wurde am 16. Tage nach der Verletzung ein fluktuierender Abszeß bemerkt. Bei der Operation fand sich eine geringfügige Splitterung des Knochens; das Hirn begann zu pulsieren, nachdem die Knochenfragmente entfernt worden waren. Die Temperaturen waren normal bis etwa 7 Wochen nach der Verletzung. Entsprechend der Temperaturerhöhung wurde ein Hirnabszeß gefunden, der trotz zweimaliger Eröffnung zur Infektion des Ventrikelinhaltes und zur tödlichen Meningitis führte, der Pat. im Beginne der 15. Krankheitswoche erlag.

Da die Verschlimmerung so bald nach der Transferierung aufgetreten ist, vermag ich den Verdacht nicht von der Hand zu weisen, daß der Transport trotz des guten Zustandes und der Besserung aller Ausfallserscheinungen an dem schließlichen Ausgange zumindest teilweise schuld gehabt haben mag.

Das Zustandsbild, das der Kranke bot, ist ein ziemlich kompliziertes. Es setzt sich einerseits aus lokalisierbaren Ausfallserscheinungen, anderseits aus psychischen Defekten zusammen. Die ersteren umfassen, der größeren Läsion im Bereiche der linken Hemisphäre entsprechend, Störungen der rechten Körperhälfte (Hemiparese, Hypo-

[1]) Krankengeschichte des Rudolfinerhauses.

tonie, Störung des Lagegefühles, Reflexdifferenzen), ferner optische Ausfallserscheinungen (optische Agnosie, Alexie, anfangs Hemianopsie) entsprechend der ziemlich okzipitalwärts gelegenen Wunde Die Lagegefühls- und optische Störung haben wohl gemeinsam die Ausfallserscheinungen auf dem Gebiete des Schreibens gezeitigt In dem Maße, als anfangs die Besserung fortschritt, kam es zu einer Rückbildung, wie denn die Hemianopsie überhaupt dauernd verschwunden blieb und daher vielleicht nur als Ausdruck einer Fernwirkung angesehen werden kann.

Neben diesen auf Läsion bestimmter Zentren beruhenden nervösen Ausfallserscheinungen bestanden psychische Störungen, die nicht ohne weiteres aus den beschriebenen Defekten zu erklären sind. Ein Teil derselben, wie die Defekte der optischen Erinnerung, die Schwierigkeit optischer Auffassung u. dgl., hängt wohl mit der Zerstörung und Schädigung bestimmter Hirnrindengebiete zusammen. Anders steht es mit dem Zustand von Bewußtseinstrübung der ersten Tage, dem Erinnerungsdefekt, die Verletzung und die ersten Tage nach derselben betreffend, der Desorientiertheit und der konfabulatorischen Ausfüllung der Gedächtnislücken. Man wird sich kaum dem Eindruck verschließen können, daß es sich hier um eine Kommotionspsychose gehandelt haben dürfte. Wir werden noch später Gelegenheit haben, auf diese Frage zurückzukommen. Ob je eine retrograde Amnesie bestanden hat, ließ sich bei der mangelhaften Erinnerung auch an weiter zurückliegende Ereignisse nicht feststellen.

Aber auch durch diese Auffassung sind wohl nicht alle psychischen Defekte restlos erklärt. Es bleibt noch die auch dem Pat. selbst bewußte „Blödheit" übrig, die man denn mit der allgemeinen Schädigung des Gehirnes überhaupt in Verbindung bringen muß.

Die in den letzten Tagen beobachteten, kurz vor dem Tode zu furibunder Intensität anwachsenden Delirien hängen zweifellos mit der Entwicklung der Meningitis zusammen.

Krankengeschichte C. 21 jähr. Inf. K. J. 8. I.—22. IV. Wurde am 5. I. durch Gewehrschuß verletzt. Verlor das Bewußtsein. Segmentaler Durchschuß. Ausschuß rechts hinter dem Tuber parietale, Einschuß an der Stirnschläfengrenze etwa $1^1/_2$ Querfinger über der Ohrhöhe, so daß der Schußkanal von hinten oben nach vorne unten verläuft. Im Bereiche beider Schußwunden sind mobile Knochen zu tasten. Suffusion am rechten Auge, besonders dem unteren Orbitalrand, und am Processus mastoideus. Neurologischer Befund: Parese des linken Fazialis, hauptsächlich des Mundfazialis; Zunge weicht nach links ab. Die Sehnenreflexe sind schwer auszulösen, die Bauchdeckenreflexe ohne Differenz. Hypotonie der linken unteren Extremität. Grobe Kraft der linken oberen und unteren Extremität geringer als rechts. Sensibilität ungestört. — Depressiv-apathisches Wesen, Sprache sehr langsam; Pat. sucht nach Worten. Auffassung anscheinend nicht wesentlich erschwert. — 8. I. Operation (Oberstabsarzt Zuckerkandl) in Äthernarkose. Exzision der Hautwunde am Ausschuß, Bildung eines basalwärts gestellten Lappens mit der Wunde als Zentrum. Breite Splitterung des Schädeldaches. Entfernung der mobilen, die Schläfenbeinschuppe und zum Teil das Os parietale umfassenden plattenförmigen Knochenfragmente. Toilette der Dura- und Hirnwunde. Vergrößerung des Einschusses. Debridement. Entfernung einer großen mobilen Knochenplatte zwischen Ein- und Ausschuß, so daß ein über handtellergroßer Knochendefekt entsteht. Naht des Hautperiostlappens. Drainage und Jodoformgazetamponade. Verband. Abendtemperatur 37,6. — 9. I. Temperatur 37,5—36,9. Verbandwechsel. Lockerung des Tampons. Spülung des Drains mit Kochsalzlösung. Die ganze Gegend zeigt starke Pulsation. Pat. fühlt sich wohler als vor der Operation. — 10. I. Temperatur 37—37,4. — 11. I. Temperatur 36,9—37. Verbandwechsel. Entfernung des Tampons. Spülung. Pulsation deutlich. Sekretion gering. — 12. I. Temperatur 36,5—37,5. — 13. I. Temperatur 36,5—36,5. Pat. ist bedeutend freier, liest, nimmt Anteil an der Umgebung, geht trotz Verbotes herum. — 14. I. Temperatur normal. Macht einen schlechteren Eindruck, ist wieder stumpfer. Klagt über Kopfschmerzen. Verbandwechsel. Wunden schön. Pulsation deutlich. — 16. I. Temperatur andauernd normal. Verbandwechsel. Entfernung der Nähte. Nahtlinie per primam verheilt. Wundgegend vielleicht etwas vorgetrieben, pulsiert aber stark. Psychisch unverändert. — 17. I. Verbandwechsel. Wundgegend stärker vorgetrieben. Pulsation deutlich. Vordere Wunde rein granulierend. Wechsel des Drains. Neurologischer und psychischer Befund unverändert. — 19. I. Verbandwechsel. Stets afebril. Psychisch besser. — 20. I. Pat. fühlt sich wieder sehr wohl, geht herum, ist sehr vergnügt. Verbandwechsel. Das Niveau der Wundgegend ist wieder eingesunken, so daß eine dem Knochendefekt entsprechende, pulsierende Mulde besteht. Wechsel des Drains. Toilette der Wunden. — 24. I. Verbandwechsel. Sekretion sehr gering. Beide Wunden rein granulierend. Pat. geht herum. Hypotonie der linken unteren Extremität geschwunden, motorische Kraft des linken Armes besser. Die Zunge wird gerade vorgestreckt. Fazialisdifferenz noch vorhanden. — 26. I. Verbandwechsel. Temperaturen anhaltend normal. — 29. I. Verbandwechsel. Mäßige Sekretion. Spülung des Drains. — 5. II. Verbandwechsel. Einführung eines neuen Drains. — 9. II. Verbandwechsel. Kürzung des Drains. — 12. II. Verbandwechsel. Vordere Wunde durch Granulationen verschlossen. — 14. II. Verbandwechsel. Wunden rein. Entfernung des Drains. Toilette der Wunde. Weitere Zunahme der motorischen Kraft des linken Armes. Stets normale Temperaturen (unter 37). — 22. II. Verbandwechsel. Bis auf kaum hellergroße Granulationspfröpfe sind die Wunden verschlossen. Fazialisdifferenz geringer. Zunahme der motorischen Kraft im linken Arme. — Seit 1. III. ohne Verband. Beschwerdefrei. Keine Ausfallserscheinungen mehr.

Es handelt sich in diesem Falle um einen segmentalen Durchschuß durch die rechte Schläfenscheitel- und Scheitelstirngegend mit Kommunitivfraktur des Schädeldaches. Es wurde ein am 4. Tage nach der Verletzung restloses Debridement durchgeführt und der gebildete Hautperiostlappen wieder eingenäht. Ein Teil der Weichteile von etwa drei Querfinger Breite war gar nicht gespalten, sondern die darunterliegende mobile Knochenplatte hervorgezogen worden. Durch die erweiterten Schußwunden wurde ein Drain geführt. Entsprechend dem Sitze der Verletzung hatten linksseitige Halbseitenerscheinungen bestanden. In psychischer Hinsicht fielen das depressiv-apathische Wesen und die bedeutende Verlangsamung der Sprache auf.

Diese psychischen Erscheinungen verschwanden nach der Operation ziemlich rasch, wie sich denn überhaupt der Heilungsverlauf zunächst auffallend günstig anließ. Am 6. Tage kehrten Stumpfheit und Depression wieder; zugleich klagte Pat. über Kopfschmerzen. Da sich beim Verbandwechsel eine die nächsten Tage noch zunehmende Tendenz zur Vorwölbung im Wundbereich geltend machte, beurteilten wir trotz der normalen Körpertemperatur den Fall keineswegs günstig. Weitere 6 Tage später war indes das vollkommene Wohlbefinden wiedergekehrt und auch die Vorwölbung im Bereiche der Wunde verschwunden, so daß sich eine der Größe des Knochendefektes entsprechende Mulde bildete, die lebhaft pulsierte. Ein weiterer Rückfall trat nicht ein. Das Drain wurde gekürzt und schließlich 5 Wochen nach der Operation entfernt. Auch die nervösen Ausfallserscheinungen zeigten eine weitgehende Besserung. Offenbar ist trotz der großen Zertrümmerung des Knochens relativ wenig Hirngewebe zugrunde gegangen. Dafür spricht, daß in das Hirn selbst kaum Knochensplitter eingedrungen waren, so daß die Zersprengung des Schädeldaches in große, plattenförmige Fragmente sich hier geradezu als günstiger Umstand erwiesen hat.

Krankengeschichte CI. 23jähr. Inf. R. S. 2. II.—20. IV. Wurde am 25. I. durch Schrapnell verwundet; verlor das Bewußtsein. Segmentaler Durchschuß. Einschuß am rechten Tuber frontale, zwei Querfinger von der Mittellinie und ein Querfinger ober der Augenbraue; etwa 2 cm lange, vertikal stehende, Eiter sezernierende Wunde. Ausschuß in der rechten Schläfe, ein Querfinger vor und zwei über dem Ohr, oval, etwa 2,5×2 cm groß. Im Schußbereiche eine Kommunitivfraktur des Schädeldaches tastbar. Neurologischer Befund: Fazialis o. B. Motorische Kraft und Sehnenreflexe links im Bereiche der oberen Extremität bedeutend herabgesetzt. Zurückbleiben des linken Armes beim Erheben zur Vertikalstellung und Rotieren im Ellbogengelenk. Keine Adiadochokinese. Bauchdecken- und Kremasterreflex links schwächer. Patellarsehnenreflex ohne Differenz; Achillessehnenreflex links lebhafter. Kein Klonus, kein Babinski. Rechte Pupille enger als linke. Geringer linksseitiger Exophthalmus. Alter Durchschuß der Hals-Nackengegend links (Symphaticusreizung durch Narbe?). Klagt viel, macht einen deprimierten Eindruck, spricht langsam, faßt ziemlich schwer auf. — 3. II. Operation (Oberstabsarzt Zuckerkandl) in Äthernarkose. Verbindung der Schußöffnungen. Vollkommene Zertrümmerung des Schädeldaches in größere und kleinere Splitter. Sorgfältiges Debridement. Erweiterung mit Lüerscher Zange, bis allerorten normale Dura freiligt, so daß ein über handtellergroßer Defekt entsteht. Die Dura ist stellenweise mit festhaftenden Auflagerungen bedeckt, die dort, wo sie Adhäsionen mit dem Knochen bilden, unangetastet bleiben, sonst entfernt werden. Das Hirn pulsiert. Im vorderen Wundwinkel ist der Sinus frontalis eröffnet, der mit Jodoformgaze austamponiert wird. Verschorfung der Hirnoberfläche und der Buchten und Spalten mit Paquelin. Umlegung der Ränder der Hirnwunde mit Jodoformgazestreifen. Partielle Naht der Haut und des Periostes zu einer Brücke, unter der ein Drain durchgeführt wird. Verband. Abendtemperatur 37,5. — 4. II. Temperatur 37,8—37,5. Verbandwechsel. Hirn stark pulsierend. Spülung mit Kochsalzlösung. Jammert. Behauptet, sich nicht besser zu fühlen. Sprache und Reaktionen rascher. — 5. II. Temperatur 37—36,3. Verbandwechsel. Wundgegend leicht vorgewölbt, pulsierend. Entfernung eines und Kürzung des anderen Jodoformgazestreifens. Spülung. Ödem des rechten Augenlides. — 6. II. Temperatur normal. Lidödem geschwunden. Verbandwechsel. — 7. II. Normale Temperaturen. Verbandwechsel. Entfernung der Jodoformgaze mit Ausnahme des Tampons im Sinus frontalis. Kürzung des Drains. Pat. fühlt sich wohler, sitzt im Bett, macht einen normalen Eindruck. — 9. II. Andauernd normale Temperaturen. Verbandwechsel. Wechsel des Drains. — 11. II. Verbandwechsel. Spülung mit Kochsalzlösung. Starke Pulsation, keine Tendenz zur Prolapsbildung; Wundbereich unter das Knochenniveau eingesunken. — 13. II. Verbandwechsel. Erneuerung des Drains. Wundränder granulierend. Besserung der motorischen Kraft links. — 14. II. Verbandwechsel. Temperaturen anhaltend normal. — 23. II. Verbandwechsel. Entfernung des Drains. Keine Prolapstendenz. Reine Granulationen. — 28. II. Verbandwechsel. Wunden beide rein granulierend. — Am 15. III. ist die Wundheilung beendet. Die Ausfallserscheinungen fast verschwunden.

Wir haben es hier mit einem Kranken zu tun, der ziemlich spät, nämlich am 10. Tage nach der Verwundung, zur Operation kam. Infolge eines Segmentaldurchschusses war es zu einer Kommunitivfraktur des ganzen Schädeldaches im Bereiche der vorderen und unteren Partien des Scheitelbeines und der Schläfenbeinschuppe gekommen. Der Lage der Schußverletzung entsprechend bestanden Symptome einer linksseitigen Hemiparese. Anscheinend als den Schußfolgen nicht angehörend ist eine Pupillendifferenz anzusehen, mit Mydriasis der linken Pupille bei guter Licht- und Konvergenzreaktion; dieselbe könnte mit einem vor Monaten erlittenen Halsdurchschuß zusammenhängen. Auf psychischem Gebiete bestanden weinerliches, deprimiertes Wesen, Verlangsamung der Sprache, Auffassungserschwerung.

Bei der Operation wurde der ganze Schußbereich freigelegt, und alle mobilen Knochenfragmente wurden entfernt; der Defekt wurde vergrößert, bis überall normale Dura erschien. Nach Entfernung der Knochensplitter und Toilette der Durawunde begann das bis dahin pulslose Hirn stark zu pulsieren. Da die vielfach zerklüftete Hirnoberfläche mit Sekret und nekrotischen Gewebsfetzen bedeckt war, wurde behufs Reinigung zur Verschorfung mittels Thermokauters geschritten. Schließlich wurden die Hautperiostlappen zum Teil über der Hirnwunde vereinigt, nachdem der im vorderen Wundwinkel gelegene eröffnete Sinus frontalis sorgfältig mit einem Jodoformgazetampon verschlossen und das bloßliegende Hirn von Jodoformgazestreifen umsäumt worden war. Unter die Weichteilbrücke wurde ein Drain eingeführt.

Der Verlauf gestaltete sich über alles Erwarten günstig. Nicht nur trat sehr bald ein freieres psychisches Verhalten an die Stelle der anfänglichen Apathie und sank die Temperatur zur Norm ab, auch die Wundheilungsvorgänge gingen gut vonstatten, ein Prolabieren des Gehirnes blieb aus, und die nervösen Ausfallserscheinungen zeigten einen beträchtlichen Rückgang.

6*

Krankengeschichte CII. 22jähr. Inf. Ch. F. 12. II.—15. III. Verletzt etwa am 6. II. (genauere Angaben nicht zu erhalten), angeblich ohne das Bewußtsein zu verlieren, durch Gewehrschuß. Einschuß links, zwei Querfinger von der Mittellinie, drei Querfinger hinter der Lambdanaht, Ausschuß vor dem linken Tuber parietale. Schußbereich aufgetrieben, man tastet bewegliche Knochenstücke, so daß der Eindruck einer Kommunitivfraktur erweckt wird. Neurologischer Befund: Mundfazialis rechts schwächer, Stimme und Zunge frei. Parese der rechten oberen Extremität mit Kontraktur im Bereiche des Ellbogen- und zum Teil des Schultergelenkes. Sehnen- und Periostreflexe daselbst herabgesetzt. Bauchdeckenreflex rechts fehlt, Patellarsehnenreflex rechts schwächer. Motorische Kraft des rechten Beines sehr gering. Hypästhesie und Hypalgesie der rechten oberen Extremität. — Apathisches Wesen. Sprache sehr verlangsamt. Kein Anzeichen aphasischer Störung. Auffassungserschwerung. — 12. II. Operation (Dr. Allers) in Äther-Chloroformnarkose. Bloßlegung durch Bildung zweier Lappen. Gewaltiges Hämatom in der Galea, in das größere und kleinere Knochensplitter eingebettet sind. Zwischen den beiden Schußöffnungen eine etwa 6 cm breite intakte Knochenbrücke. Durch die Verlagerung der Knochenfragmente zum Teil über diese Brücke wurde der Eindruck einer Kommunikation erweckt. Im Einschuß eine etwa kronenstückgroße Platte nebst einigen kleineren Splittern imprimiert. Erweiterung mit Lüerscher Zange. Debridement. Erweiterung des Ausschusses. Toilette der Durawunde. Abfluß von Eiter und Hirnbrei. Der Schußkanal scheint oberflächlich knapp unter der Knochenbrücke zu verlaufen. Nach Durchführung einer Hohlsonde reichlicher Eiterabfluß; das Hirn beginnt in beiden Knochenlücken zu pulsieren. Drainage mittels dünnen Gummidrains vom Ein- zum Ausschuß. Abfluß von Sekret. Naht der Lappen nach Vergrößerung der Hautwunden. Verband. — Temperatur 37,5—38. — 13. II. Temperatur 39—38,8. Verbandwechsel. Neben dem Drain quillt Hirnbrei hervor. — 14. II. Temperatur 38,9—40. Verbandwechsel. Zunehmende Abstoßung von Stücken nekrotischer Hirnmasse. Soporös. — 15. II. Temperatur 39,5. Nachts unruhig. Tagsüber im Koma. Exitus letalis nachmittags. — 16. II. Autopsie (Frau Dr. Schuster). Oberflächlicher Schußkanal im Hirn, den Knochenlücken entsprechend, kleiner nußgroßer Abszeß am Einschuß. Ventrikel frei. Hämatom, zum Teil festhaftend, zwischen Pia und Dura über der linken Hemisphäre. Venen erweitert, zum Teil thrombosiert. Meningitis suppurativa über der linken Hemisphäre. Hirn ödematös und hyperämisch. Reste eines Hämatoms der Kopfschwarte, Ausgang der Blutung scheinen piale Gefäße im Einschuß gewesen zu sein.

Es liegt hier ein segmentaler Durchschuß vor, bei welchem, wie die Obduktion zeigte, der Schußkanal ganz oberflächlich, nur die Rinde und die äußersten Markschichten beteiligend, durch das Hirn verlaufen war; an der Einschußstelle hatte sich, offenbar hinter der großen deprimierten Knochenplatte, eine Abszeßhöhle gebildet; auch dürfte dort, vielleicht durch Arrosion, die Blutung aus den pialen Gefäßen ihren Ursprung genommen haben. Offenbar begünstigt durch die Blutung wurden Infektionskeime vom Schußkanal über die ganze Leptomeninx ausgesät, so daß der Kranke wenige Tage nach der Aufnahme an Meningitis zugrunde ging.

Die Operation, die in Debridement und Schaffung eines günstigen Sekretabflusses bestanden hatte, vermochte an diesem Ausgange nichts mehr zu ändern.

Die nervösen Symptome bestanden in Hemiparese, die besonders die obere Extremität betraf, mit Sensibilitätsstörung. Trotz der Lage des Einschusses nahe der Calcarinaregion ließ sich ein Ausfall des Gesichtsfeldes nicht feststellen.

Es dürfte nach dem Obduktionsbefund kaum einem Zweifel unterliegen, daß durch eine frühzeitige Behebung der Sekretretention im Einschuß die Abszedierung und Verschleppung der Infektion über die Leptomeninx hätte verhütet werden können.

Es sei übrigens hier schon angemerkt, daß die direkte Verbreitung der Infektion von der Schußwunde aus über die Meningen ein relativ seltenes Vorkommnis darstellt.

Krankengeschichte CIII. 22jähr. Inf. M. J. 30. I.—1. III. Wurde am 24. I. durch Gewehrschuß verletzt, verlor das Bewußtsein. Tangentialer Durchschuß in sagittaler Richtung über und hinter dem rechten Tuber parietale; Schußkanal etwa 4 cm lang. Neurologischer Befund: Fazialis links etwas schwächer, auch im Bereiche der Stirnmuskeln. Motorische Kraft der oberen Extremitäten ohne Differenz. Erheben zur Vertikalen gelingt gut; auffallende Störung bei raschen Bewegungen (Beugen im Ellbogen, Rotieren). Bauchdeckenreflex links unten schwächer als rechts. Patellarsehnenreflex und Achillessehnenreflex beiderseits gleich und lebhaft. Keine Ataxie. Kein Nystagmus, kein Abweichen beim Gehen mit geschlossenen Augen, kein Romberg. Zeigeversuch normal. — 31. I. Operation (Oberstabsarzt Zuckerkandl) in Äthernarkose. Bloßlegung. Knochen äußerlich intakt. Trepanation. Splitterung der Lamina vitrea. Beträchtliches epidurales Hämatom. Ein Splitter hat die Dura an einer kleinen Stelle durchbohrt. Die Umgebung der Duralücke ist verfärbt und vorgetrieben. Spaltung der Dura und Exzision eines etwa hellergroßen Stückes. Hirnbrei quillt vor. Kochsalztupfer. Verkleinerung der Hautwunde durch zwei Nähte. Verband. — 8. II. Vollkommen fieberloser Verlauf. Verbandwechsel. Entfernung der Nähte. Wunde rein. Hirn stark pulsierend. Rückgang der nervösen Ausfallserscheinungen. Keine Störung mehr bei Beugen und Rotieren des Unterarmes. — 11. II. Verbandwechsel. — 14. II. Verbandwechsel. Pat. klagt über Schmerzen in der linken Schläfen- und Ohrgegend; daselbst Druckempfindlichkeit, ebenso am Processus mastoideus. — 15. II. Ohrenbefund (Stabsarzt Priv.-Doz. Dr. Frey) vollkommen normal. — 20. II. Verbandwechsel. Wunde rein granulierend. Temperaturen normal. — 28. II. Verbandwechsel. Wunde fast völlig verschlossen.

Während die äußeren Verletzungen sich als typischer Tangentialschuß darstellten, zeigte der Befund am Knochen das gemeinhin für „Prellschüsse" charakteristisch angesehene Verhalten: intakte Lamina externa, ohne Depression oder Fraktur und weitgehende Splitterung der Lamina interna mit Verletzung der Dura und Zerstörung eines kleinen Bezirkes der Hirnsubstanz selbst. Während die Operation keine Besonderheiten biedet, ist die neurologische Symptomatik hier nicht ohne Interesse. Die Fazialisschwäche und Differenz der Bauchdeckenreflexe zuungunsten der kontralateralen Körperhälfte sind wohl zwanglos aus dem Sitze der Verletzung zu erklären. Nicht so steht es mit der beobachteten Koordinationsstörung im Bereiche des Armes. Der Kranke vermochte rasch aufeinanderfolgende Bewegungen und

Streckungen im Ellbogengelenk, ebenso Supinationen und Pronationen des Vorderarmes nicht auszuführen. Es bestand also im wesentlichen das Symptom der Adiadochokinesis, bekanntlich Ausdruck einer Kleinhirnstörung. Sonstige Anzeichen für eine Beteiligung des Kleinhirnes, Ataxie, Abweichen beim Gehen, positiver Baranyscher Zeigeversuch fehlten indes. Überdies war eine direkte Läsion des Kleinhirnes dem Sitze der Verletzung nach auszuschließen. Man konnte an die Möglichkeit denken, daß etwa eine isolierte Erweichung im Kleinhirn eingetreten sei. Aber auch diese Annahme mußte angesichts des isolierten Bestehens gerade nur der Adiadochokinese auf Schwierigkeiten stoßen und war nicht aufrechtzuerhalten. als sich im weiteren Verlaufe die besprochene Erscheinung innerhalb weniger Tage zurückbildete. Wie schließlich der Zustand vielleicht interpretiert werden darf, wird noch einmal im Kapitel Symptomatologie zu erörtern sein.

Krankengeschichte CIV. Inf. R. E. 25. XI.—1. III. Wurde am 15. XI. durch Schrapnellschuß verwundet. In der Hinterhauptscheitelgegend rechts eine kronengroße Wunde, in deren Grund der bloßliegende Knochen sichtbar ist. Neurologisch o. B. Beschwerdelos. Psychisch frei. — Röntgenbefund: Splitterung des Knochens. Oberflächlich liegendes Schrapnellfragment. — 26. XI. Operation (Oberstabsarzt Zuckerkandl) in Chloroformnarkose. Exzision der Hautwunde, Vergrößerung des Knochendefektes mittels Hohlmeißelzange. Die Schußwunde von Knochenfragmenten erfüllt, die nebst dem Projektilstück entfernt werden. Nach der Extraktion des letzteren fließt aus dem unteren Wundwinkel erweichte Hirnmasse aus. — 30. XI. Fieberfrei. Verbandwechsel. Mäßige Sekretion. Wunde von gutem Aussehen. — 2. XII. Verbandwechsel. Keine Prolapstendenz. — 3. XII. Parese der linken oberen Extremität. Die Bewegungen im Schultergelenk gelingen gut, die im Ellbogengelenk einigermaßen. Fast aufgehoben ist die Innervation der Vorderarm- und Handmuskeln. Motorische Kraft in allen Muskelgruppen stark herabgesetzt. Keine Sensibilitätsstörung. — Verbandwechsel. Wunde rein. Geringer, pulsierender Hirnprolaps. — 4. XII. Parese unverändert. Gesamteindruck etwas ungünstiger. Langsames, schläfriges Wesen. — Verbandwechsel. In der Wunde ein kleinnußgroßer, prall gespannter, nicht pulsierender Hirnprolaps, eitrig belegt. Punktion nach mehreren Richtungen, ohne daß Eiter gefunden wird. Nach der Punktion beginnt der Prolaps indes zu pulsieren. — 5. XII. Indolentes, langsames Wesen. Sprache schleppend. Leichte Heiserkeit. Parese des Armes unverändert. Verbandwechsel. Keine Zunahme des Prolapses. Wunde, insbesondere im vorderen Winkel, eitrig belegt. Prolaps kaum pulsierend. Neuerliche erfolglose Punktionsversuche. Normale Temperaturen. — 6. XII. Morgens Parese der linken unteren Extremität, von der zu Mittag nur noch eine Herabsetzung der motorischen Kraft nachweisbar bleibt. Anästhesie der linken oberen Extremität im Bereiche der Außenseite des Unter- und Oberarmes bis in dessen oberes Drittel, Hypästhesie der Innenseite und der Schulter; annähernd entspricht die Verteilung der Sensibilitätsstörung den Grenzen zwischen C_4 und L_5 einerseits, den Zervikal- und Dorsalsegmenten andererseits, doch ist die Grenze nicht mit völliger Sicherheit festzustellen. Verlust des Lagegefühles und der Stereognose. Sprache auffallend verlangsamt. Apathisch bei Krankheitsgefühl und ängstlicher Befürchtung der neuen Symptome wegen. Temperatur normal. — 7. XII. Temperatur normal. Wiederholtes Erbrechen. Verbandwechsel. Prolaps nicht pulsierend, von fibrinösen Pseudomembranen bedeckt, nach deren

Entfernung die Pulsation einsetzt. Kopfschmerzen. — 8. XII. Erbrechen nicht wiedergekehrt. Pat. ist freier, fühlt sich subjektiv wohler. Klagt über geringe Kopfschmerzen, die in der Stirn lokalisiert werden und auf Pyramidon verschwinden. — 9. XII. Weitere Besserung. Die Beweglichkeit der linken Hand in beträchtlichem Umfange wiedergekehrt. Sensibilitätsstörung bis auf eine Beeinträchtigung des Lagegefühles und der Stereognose verschwunden. Verbandwechsel. — 11. XII. Zunehmende Beweglichkeit der linken oberen Extremität. Stereognose zum Teil wiedergekehrt. — 12. XII. Verbandwechsel. — 15. XII. Verbandwechsel. Prolaps hat etwas zugenommen, zerfällt unter Absonderung eines übelriechenden Sekretes oberflächlich. — 20. XII. Weiterer Rückgang der Monoparese. Insonderheit gelingen auch rasche, schnellende oder stoßende Bewegungen sehr gut, die früher am stärksten beeinträchtigt waren. Verbandwechsel. Prolaps unverändert in seiner Ausdehnung; Pulsation äußerst schwach. Das Sekret weniger übelriechend. In der Mitte, den Punktionsstellen entsprechend, eine flache Nekrose. Beginnende Granulation der Wundränder. — 23. XII. Verbandwechsel. Neuerliche Punktion des Prolapses nach verschiedenen Richtungen ohne Erfolg. Abtragung des Prolapses über dem Knochenniveau mit Messer, Inzision und Sondierung der freien Wundfläche, ohne daß ein Abszeß gefunden wird. Jodierung. — Lumbalpunktion: Spinalflüssigkeit klar. Keine Pleozytose, bakteriologisch frei von Mikroorganismen. — 29. XII. Verbandwechsel. Keine Zunahme des übrigens nicht pulsierenden, mit eitrig belegten Granulationen bedeckten Prolapses. Jodierung der Wundfläche. — 1.I. Verbandwechsel. Jodanstrich. — 3. I. Verbandwechsel. Abstoßung größerer Stücke des Prolapses unter Nekrotisierung (Wirkung der Jodtinktur?). — 6. I. Verbandwechsel. Nervöse Ausfallssymptome verschwunden. — 15. I. Verbandwechsel. Pat. erholt sich, geht herum, ist lebhaft. — 3. II. Morgens 9 Uhr ein Krampfanfall von Jackson-Typus; im linken Fazialisgebiet beginnend, greift derselbe auf den linken Arm über. Dauer etwa 5 Minuten. Verbandwechsel. Prolaps zurückgegangen. — 6. II. Verbandwechsel. — 8. II. Verbandwechsel. Toilette der Wunde. Subjektiv vollkommenes Wohlbefinden. — 8. III. Jeden zweiten Tag Verbandwechsel. Wunde rein; die Wundränder fast vollkommen verschlossen. — Von der Monoparese ist vielleicht nur eine geringe motorische Schwäche im Händedruck zurückgeblieben; Arm heben, Gang (auch seitlich), Haut- und Schleimhautreflexe ohne Differenz. Die Sehnenreflexe sind sämtlich links etwas lebhafter, jedoch besteht kein Klonus. Ein größerer Ausfall besteht nur auf dem Gebiete der Lageempfindung im Bereiche der Finger und Zehen, passive Bewegungen daselbst werden unvollkommen perzipiert. Auch fällt die Hacken-Knie- sowie der Finger-Nasenversuch links unsicher aus. — 11. III. Wunde verheilt. In die Heimat entlassen.

Es handelt sich hier um einen Schrapnellsteckschuß der rechten Hinterhauptscheitelgegend, der am 11. Tage nach der Verletzung zur Operation kam. Damals ließen sich nervöse Ausfallserscheinungen nicht nachweisen. Doch forderten das Aussehen der Wunde und überdies der röntgenologische Nachweis von Knochensplittern und einem Projektilfragment zum operativen Eingreifen auf. Es fand sich eine Splitterung des Schädeldaches; im unteren Wundwinkel lag ein Stück einer Schrapnellkugel, hinter der sich eine erweichte Hirnpartie befand. Am 8. Tage nach der Operation trat unerwartet eine Monoparese des linken Armes ein. Unter Zunahme dieser Lähmung und gleichzeitiger Veränderung des Gesamtgehabens des Kranken, der apathisch, langsam, deprimiert wurde, entwickelte sich nun ein Hirnprolaps, der anfangs pulsierte, später aber nicht mehr. Wiederholte Punktionen, später auch die Abtragung des Prolapses und die Inzision der Wundfläche lassen nirgends eine Eiteransammlung entdecken. Die Annahme eines Hirnabszesses lag aber überaus nahe; man konnte glauben, daß ein von der Wunde nach vorne und unten fortschreitender Zerstörungsprozeß Platz gegriffen habe. Dies wurde um so wahrscheinlicher, als sich zu der Monoparese des Armes eine allerdings vorübergehende des Beines gesellte und ausgesprochene Störungen der oberflächlichen und tiefen Sensibilität bemerkbar wurden. Trotzdem nun der supponierte Abszeß nicht eröffnet werden konnte, kam es unter Abstoßung nekrotischer Partien des Hirnprolapses zur Heilung. Der Heilungsfortgang wurde einmal durch einen Krampfanfall von Jackson-Typus gestört, der vielleicht mit der längeren Pause zwischen dem Verbandwechsel in Zusammenhang stehen mag.

Nicht ohne Interesse ist die Rückbildung der nervösen Ausfallssymptome. Zuerst kehrte die Innervation der einzelnen Muskelgruppen, dann die oberflächliche Sensibilität zurück; erst später gelang die einwandfreie Koordination der antagonistischen Muskeln zu raschen, schnellenden Bewegungen u. dgl. Das Lagegefühl blieb am längsten gestört, so daß passive Bewegungen der Finger und Zehen auch nach der vollkommenen Wundheilung nicht richtig erfaßt werden. Auch eine gewisse Ataxie war noch zur Zeit der Entlassung in der oberen wie der unteren Extremität der betroffenen Körperseite nachweisbar.

Die beiden folgenden Krankengeschichten kann ich leider nicht in extenso wiedergeben, weil mir über die Fälle nur meine Notizen, nicht aber die Originalkrankengeschichten zur Verfügung stehen.

Krankengeschichte CV. 23jähr. Inf. B. P. 24. XI.—16. XII. Verletzungsdatum und Art des Schusses unbekannt. Über dem linken Tuber parietale findet sich eine etwa 5 cm lange Schußwunde, aus der nekrotisches Hirn prolabiert. Neurologischer Befund: Andeutung von rechtsseitiger Hemiparese, Schwäche des rechten Armes und Beines ohne Beschränkung der Beweglichkeit. Herabsetzung des Bauchdeckenreflexes. Psychisch durch Apathie und Depression, starke Verlangsamung der Sprache und Erschwerung der Auffassung auffallend. — Es wurde in typischer Weise die Knochenwunde bloßgelegt und das Debridement durchgeführt. Vom Knochendefekt ziehen nach vorne und nach hinten Fissuren. — Im weiteren Verlaufe nahm die Hemiparese immer mehr zu, bis schließlich eine vollkommene rechtsseitige Hemiplegie, jedoch ohne Beteiligung des Fazialis, bestand. Aphasische Symptome wurden nicht beobachtet. — Die Temperatur blieb während der ersten 16 Tage meist subfebril. — In auffallender Weise änderte sich das psychische Gehaben. Die Depression wich unmittelbar nach der Druckentlastung durch die Operation. Allmählich entwickelte sich ein ganz anderes Bild. Pat. wurde auffallend euphorisch. Jeden Tag beantwortete er die Frage nach seinem Befinden damit, daß er erklärte, sich viel leichter, besser, ja ganz wohl zu fühlen. Er legte eine geradezu ungeheuerliche Eßlust an den Tag. Doch verhielt er sich meist still, zeigte keinerlei expansive Euphorie, sondern war sozusagen stillvergnügt und zufrieden. Erst gegen das Ende dieser Periode setzten nächtliche Delirien ein mit rhythmischem Klopfen und undeutlichen Reden. Zugleich begann die Temperatur anzusteigen und erreichte bald Werte zwischen 39 und 40. — Inzwischen hatte sich ein mächtiger Hirnprolaps entwickelt, der pilzförmig der Operationswunde aufsaß und an seiner Oberfläche nekrotisch zerfiel, indem er teils sich verflüssigte, teils sich große braune Fetzen von Hirnmasse abstießen. Das Sekret war sehr übelriechend und reichlich. — Die letzten Tage lag Pat. in tiefem Koma. — Autopsie: Ausgedehnter zerfallender Hirnprolaps im Bereiche des linken Scheitellappens. Jauchige Enzephalitis, so daß von der linken Hemisphäre große Bezirke in einen stinkenden Brei verwandelt sind. Frische eitrige Meningitis des Vorderhirnes über beiden Hemisphären. Basis frei. Keine Fremdkörper im Hirn.

Wir sehen also hier sich an einen Tangentialschuß über dem Scheitelbein trotz des restlosen Debridements sich einen progredienten Zerstörungsprozeß anschließen, der schließlich auch zu einer Infektion der Leptomeninx führt. Auf nervösem Gebiete entspricht dieser Progredienz eine Zunahme der zuerst nur in Spuren vorhandenen halbseitigen Lähmung bis zur kompletten Hemiplegie. Auf psychischem Gebiete entwickelte sich ein hauptsächlich durch Euphorie und Polyphagie ausgezeichnetes Syndrom. Erst sub finem traten nächtliche Delirien hinzu und schließlich eine in das terminale Koma übergehende Benommenheit. Die Delirien und das Koma sind wohl ebenso wie die erst in den letzten 4—5 Tagen auftretenden hohen Fiebertemperaturen als Ausdruck der meningealen Infektion anzusehen, während das „euphorische Syndrom" offenbar mit der jauchigen Enzephalitis in Zusammenhang zu bringen ist.

Krankengeschichte CVI. Inf. O. J. 10. XI.—6. XII. Verletzungsdatum und Art des Schusses vermag Pat. nicht anzugeben. Hellergroßer Einschuß im linken Stirnbein über dem Supraorbitalrande, Ausschuß etwa guldenstückgroß hinter dem Tuber parietale rechts. Neurologischer Befund: Linksseitige Hemiplegie mit Einschluß des Fazialis; doch scheint die Stirn wenig und die Zungenmuskulatur nicht bedeutend betroffen zu sein. Hemihypästhesie und Hypalgesie. — Operative Bloßlegung beider Schußöffnungen. Im Ausschuß ein nicht pulsierender Hirnprolaps. Debridement. — Eine Besserung der Hemiplegie trat nicht ein, doch sank die anfangs bis 38 erhöhte Körpertemperatur ab, und der Hirnprolaps schien sich zurückzubilden. Bald jedoch trat der Prolaps neuerlich und nun täglich stärker aus der Ausschußöffnung hervor. Er saß wie ein mißfarbener Pilz der Operationswunde auf und breitete sich seiner immer stärker merklichen zähflüssigen Beschaffenheit wegen über die umgebende Haut aus. An der Oberfläche zerfallend, braunes Sekret absondernd, übelriechend, erreichte er mit der Zeit einen Durchmesser von fast 9 cm. — Parallel der Zunahme des Hirnprolapses ging die Entwicklung einer psychischen Störung. Ohne benommen zu sein, war der Kranke äußerst euphorisch, um sein Schicksal unbekümmert, durch seine Lähmung nicht gestört; hoffnungsfreudig fand er sein einziges und ihn vollkommen ausfüllendes Interesse in der Nahrungsaufnahme, indem er außerordentliche Mengen zu sich nahm. Allmählich trat Benommenheit ein, die Temperatur stieg sprunghaft an, nächtliche Delirien gesellten sich hinzu, und Pat. erlag im hyperpyretischen Koma. — Autopsie: Ausgedehnter Hirnprolaps durch eine etwa 5-Kronen-Stück große Knochenlücke am rechten Scheitel. Kleiner scharfrandiger Knochendefekt in der linken Stirn. Die ganze rechte Hirnhemisphäre ist durch jauchige Enzephalitis vollständig zerfallen. Der Prozeß greift zum Teil auch auf die

linke Hemisphäre über. Meningitis an der Basis links. Linksseitiger Pyozephalus internus. Pachymeningitis haemorrhagica interna in der Gegend der Schußwunden.

Es handelt sich hier um einen Durchschuß von der rechten Stirn in die rechte Scheitelgegend. Infolge der Zertrümmerungen im Bereiche des Ausschusses war es zu einer kompletten linksseitigen Hemiplegie gekommen. Das Debridement vermochte den zur Zeit der Aufnahme offenbar schon bestehenden Destruktionsprozeß nicht aufzuhalten. Die rechte Hemisphäre verwandelte sich, soweit sie nicht als zähflüssiger, zerfallender Hirnprolaps aus der Operationswunde hervorkroch, in eine jauchige Masse, so daß die rechte Hirnhälfte eigentlich nur aus einem von stinkendem Brei erfüllten Durasack bestand. Indem dieser Prozeß auch auf die linke Hemisphäre übergriff und die Ventrikel infizierte, kam es zu der terminalen Meningitis, mit der offenbar die hohen Temperaturen, die Delirien und schließlich das Koma der letzten Tage in Zusammenhang zu bringen sind.

Das die Entwicklung des Hirnprolapses und der jauchigen Enzephalitis begleitende psychische Zustandsbild war ganz dasselbe wie in dem vorigen Falle: es setzte sich aus Euphorie bei vollkommen mangelndem Krankheitsgefühl und fehlender Krankheitseinsicht und auffallender Polyphagie zusammen.

Diese Gruppe umfaßt 48 Krankengeschichten. Tatsächlich ist die Zahl der von uns beobachteten und operierten Hirnschüsse größer. Leider war es uns aber in den Zeiten angestrengter Arbeit nicht immer möglich, über alle Fälle genau Journal zu führen, so daß eine Reihe von Fällen für die Verarbeitung ausscheiden muß.

Ich habe mich aber, wie ich sofort betonen will, überzeugt, daß der Gesamteindruck der Resultate durch die Einbeziehung auch dieser Fälle keine Änderung erfährt, insbesondere daß die Mortalität durchaus die gleiche bleibt[1]).

Sortieren wir die Fälle nach dem bekannten Gesichtspunkte von Tangential-, Durch- und Steckschüssen, so ergeben sich folgende Zahlen:

Tangentialschüsse	31
Steckschüsse	5
Durchschüsse	10
Prellschuß	1
Säbelhieb	1

Die Sonderung nach den verursachenden Projektilen zeigt nachstehendes Bild.

---

[1]) Anm. b. d. Korr. Neuerdings kommen 12 Fälle hinzu, so daß die Gesamtzahl 60 beträgt. Darunter sind 2 Durchschüsse und 10 Tangentialschüsse.

Es wurden verletzt durch

Schrapnell	15
Gewehr	18
Granate	4
Säbel	1
Revolver	1
Keine Angaben	9

Die Beobachtungsdauer betrug

1—2	Wochen	in	11 Fällen
2—3	„	„	3 „
3—4	„	„	9 „
4—5	„	„	9 „
5—6	„	„	3 „
6—7	„	„	2 „
7—8	„	„	5 „
8—9	„	„	1 Fall
10—11	„	„	1 „
12—13	„	„	2 Fällen

Die 11, kürzer als 2 Wochen beobachteten Fälle sind sämtlich Verstorbene. Die Beobachtungsdauer der Überlebenden stellt sich folgendermaßen dar:

2—3	Wochen	wurden	beobachtet	1 Fall
3—4	„	„	„	4 Fälle
4—5	„	„	„	9 „
5—6	„	„	„	2 „
6—7	„	„	„	2 „
7—8	„	„	„	5 „
12—13	„	„	„	2 „

Es starben von den 48 Fällen 19, was eine Mortalität von 39,5% ergibt. Von diesen 19 Fällen sind jedoch 3 (Fälle LXXIII, LXXIV und LXXXI) auszuscheiden, da dieselben in eigentlich inoperablem Zustande, fast moribund eingeliefert wurden, so daß die Mortalität der operativ einigermaßen aussichtsreichen Fälle 16 unter 45 beträgt oder 35,5%[1]). Weitere Betrachtungen über die Verteilung der Todesfälle auf früh und spät Operierte werden weiter unten im Kapitel über die Indikationen zur Operation und deren Zeitpunkt anzustellen sein. Auch von den Todesursachen soll, um Wiederholungen zu vermeiden, hier nicht die Rede sein.

---

[1]) Unter Einbeziehung der 12 neuen mit 2 Todesfällen beträgt die Mortalität 18 unter 57, d. i. 31,5%.

Nach dem Zeitpunkt der Operation verteilen sich die Fälle folgendermaßen. Es wurden operiert

am	1. Tage	1 Fall
,,	4. ,,	5 Fälle
,,	5. ,,	4 ,,
,,	6. ,,	1 Fall
,,	7. ,,	7 Fälle
,,	9. ,,	1 Fall
,,	10. ,,	2 Fälle
,,	11. ,,	2 ,,
,,	12. ,,	4 ,,
,,	13. ,,	3 ,,
,,	14. ,,	3 ,,
,,	16. ,,	1 Fall
,,	18. ,,	1 ,,
,,	20. ,,	1 ,,
,,	21. ,,	1 ,,
nach einem Monat		1 ,,
unbekannt		5 Fälle

Über das Aussehen der Wunden ist nichts Besonderes zu sagen; in 11 Fällen lag Hirnmasse prolabierend bereits in der Weichteilwunde.

Der Knochen war selbstverständlich in fast allen Fällen äußerlich verletzt und zeigte größere oder kleinere Defekte. Dreimal indes fand sich kein Defekt; zweimal (Fälle LXVIII und LXXII) war der Knochen äußerlich überhaupt unversehrt und einmal (Fall LXVII) zeigte er nur eine Depression und Fissur. Sechsmal stellte sich die Knochenwunde dar als eine Rinne, deren Grund von der deprimierten Lamina externa gebildet war. Die Länge dieser Rinne variierte von etwa 5 bis 15 cm (Fall XCVII). Einmal ging von der Rinne eine Fissur aus. Bei zweien dieser Rinnenschüsse war die Art des Projektils nicht zu eruieren, bei den restlichen vier handelte es sich um Gewehrschüsse. In der Tat entspricht die Breite einer solchen Knochenrinne ziemlich genau dem Kaliber der Mantelgeschosse.

Die innere Knochentafel war in der verschiedenartigsten Weise zersplittert; die Fragmente, z. T. auch solche, die der ganzen Dicke des Schädelknochens entstammen, fanden sich bald der Hirnoberfläche aufliegend, bald in das Gewebe in senkrechter oder schiefer Richtung eingebohrt oder auch parallel zu der Fläche des Schädeldaches hineingedrückt.

Von den Steckschüssen entfallen drei auf Schrapnellschüsse; einmal fand sich eine Revolverkugel. Bei einem Falle, der keine Auskunft geben konnte und auch nicht obduziert wurde, ist die Natur des Projektils unbekannt.

Einmal wurde eine Blutung aus dem Sinus transversus infolge Verletzung desselben durch einen Knochensplitter beobachtet. Sie war übrigens durch Kompression leicht zu stillen.

Sechsmal kamen Liquorfisteln vor. Einmal wurde Liquorabfluß aus der noch unberührten Wunde konstatiert; dreimal trat diese Erscheinung erst im weiteren Verlaufe auf. Einmal wurde bei der Operation und an den folgenden zwei Tagen ein Hervorsprudeln und Spritzen von Liquor aus einem Wundwinkel beobachtet; in diesem Falle (CII) hatte es sich um eine Zystenbildung gehandelt, ohne daß eine Eröffnung der Hirnventrikel nachgewiesen werden konnte.

Temperatursteigerungen von längerer oder kürzerer Dauer waren auch bei den schließlich gut verlaufenden Fällen sehr häufig. Auch darauf kommen wir im folgenden Kapitel noch des näheren zu sprechen.

Bewußtseinsverlust wurde von der überwiegenden Mehrheit der Verletzten angegeben. Oft bestanden Kopfschmerzen.

Eine neurologische Untersuchung konnte 45mal vorgenommen werden; bei 3 Fällen verhinderte dies die tiefe Benommenheit oder die Apathie. Von diesen 45 Protokollen verzeichnen einen positiven Befund 30. Unter den neurologisch negativen Fällen sind vor allem 11 Stirnschüsse zu nennen, bei denen nervöse Ausfallssymptome ja kaum zu erwarten sind. Zwei Fälle betrafen den unteren Pol des Schläfelappens, wobei einmal eine Erweichung eingetreten war. Einmal (XCIII) hat es sich um eine Hinterhauptsverletzung durch Säbelhieb gehandelt, die zwar schließlich einen zum Tode führenden enzephalitischen Prozeß, aber vielleicht unmittelbar nur ganz oberflächliche Zerstörungen von Hirnsubstanz zur Folge gehabt hat. Ebenso war bei dem Tangentialschuß über dem Scheitelbein (LXVIII), der ohne nervöse Ausfallserscheinungen verlief, die Hirnläsion nur sehr geringfügig, da nur ein Splitter die sonst im Schußbereiche unverletzte Dura durchbohrt hatte. Unverständlich bleibt das Fehlen nervöser Ausfallserscheinungen bei einem Durchschusse durch eine Schädelhälfte (XCIV).

Somit findet sich folgendes Verhältnis:

Positiver neurologischer Befund	in	31	Fällen
Negativer neurologischer Befund	„	13	„
Nicht zu erheben	„	4	„

Es bleiben also 44 Fälle zur Beurteilung der Häufigkeit merkbarer nervöser Ausfallserscheinungen, die 31mal, d. h. in 70,4%, nachweisbar waren[1]).

Psychische Symptome, die mit der Schußverletzung und nicht etwa

[1]) Die 12 neuen Fälle gaben alle einen positiven Befund, dessen Häufigkeit sohin 78,5% beträgt.

mit der zu vermutenden Hirnerschütterung (vgl. darüber Kapitel IV) zusammenhängen, fanden sich bei 29 Fällen; zweimal handelte es sich dabei um schwere Benommenheit. Acht unter den nach Abzug dieser beiden schwer Benommenen verbleibenden 21 Fällen gehören der Gruppe mit negativem neurologischen Befunde an.

Rechnen wir nun die Fälle mit positivem neurologischen und die mit positivem psychiatrischen Befund zusammen, so ergibt sich nachstehendes Bild:

Positive Fälle	38
Negative Fälle	6
Nicht zu untersuchende Fälle	4

Damit steigt die Zahl der positiven Fälle auf 38 unter 44 oder auf 86,3%[1]).

Die Zahl der schweren Knochen- und Hirnveränderung ist in dieser Gruppe, die nur schwere Schußverletzungen umfaßt, natürlich auch bei den Fällen mit positivem neurologischen oder psychiatrischen Befunde identisch mit der Zahl der Fälle überhaupt. Es haben selbstverständlich alle 38 Fälle schwere Veränderungen gezeigt.

Von einer Zusammenstellung der neurologischen und psychiatrischen Befunde sehe ich hier ab, weil dieselben in dem folgenden Kapitel ausführlich besprochen werden sollen.

C. Gruppe der nicht operierten schwereren Kopfverletzungen.

Die folgenden Krankengeschichten werden nur im Auszuge mitgeteilt, da sie für die zur Diskussion stehenden Fragen wenig von Belang sind.

Vor allem sind drei Fälle zu erwähnen, die uns in bereits inoperablem Zustande, mit weitgehenden Zertrümmerungen des Schädeldaches, hoch fiebernd und bewußtlos zugingen. Bei denselben wurde, der offenbaren Aussichtslosigkeit wegen, von jedem Eingriffe abgesehen. Alle drei erlagen in 1—3 Tagen der Meningitis.

Der folgende Fall wurde trotz des positiven neurologischen Befundes nicht operiert, weil der Kranke die Operation verweigerte und angesichts der spontanen Rückbildung der Symptome ein absolut zwingender Grund zur Operation vielleicht nicht vorlag. Immerhin wäre m. E. auch hier die Operation am Platze gewesen.

Krankengeschichte CVII. 25jähr. Inf. V. G. 22. XI.—3. XII. Verletzt am 18. XI. durch Gewehrschuß. Verlor das Bewußtsein durch kurze Zeit. 4 cm

[1]) Nunmehr 89,2%.

langer, horizontal verlaufender Streifschuß an der linken Schläfenscheitelgrenze, in dessen Grunde die anscheinend unverletzte Fascia temporalis bloßliegt. Neurologischer Befund: Schwäche des rechten Mundfazialis, der rechten oberen Extremität, rechter Patellarsehnenreflex stärker, rechter Bauchdeckenreflex stark herabgesetzt. Andeutung von Oppenheimschem Phänomen rechts. Babinski, Klonus fehlen. Die motorische Schwäche soll früher stärker gewesen sein. Besserung der motorischen Kraft in den nächsten Tagen.

Ähnlich stehen die Dinge bei dem folgenden Falle.

Krankengeschichte CVIII. 25jähr. Inf. U. J. 29. XI.—7. XII. Verletzt durch Granate am 13. XI. Linsengroße, mit der Haut vollkommen verschiebliche, verschorfte Wunde über der rechten Stirnscheitelgrenze. Pat. verlor das Bewußtsein nicht infolge des Schusses, sondern weil der Unterstand einstürzte und große Stücke der Deckung ihn trafen. Neurologischer Befund: Motorische Schwäche und Adiadochokinese des linken Armes; die Schwäche wird aber durch rheumatische Schmerzen motiviert. Vorbeizeigen bei Bewegungen der linken Hand-, Ellbogen- und Schultergelenke nach links. Abweichen nach links beim Gehen mit geschlossenen Augen. Rechts normal. Keine Reflexstörungen. Allgemeine rheumatische Beschwerden. Deprimiert-weinerliches Wesen, leicht gerührt, erregbar. Sprache und Reaktionen normal. Röntgenbefund normal.

Hier liegt neben der Schußverletzung eine Verletzung durch Einsturz der Deckung vor. Die auf das Kleinhirn hinweisenden nervösen Erscheinungen sind mit dem Sitze der Verletzung, die etwas vor die Regio praecentralis zu liegen kommt, kaum in Einklang zu bringen. Das psychische Verhalten unterscheidet sich trotz der depressiven Stimmung sehr von der Apathie der Hirnverletzten; es besteht neben der Depression eine starke Erregbarkeit und Affektabilität, die weit eher auf psychogene Wurzeln als auf eine Hirnläsion bezogen werden kann.

Zwei Fälle sind zu erwähnen, die bei negativem neurologischen Befunde durch das Aussehen der Wunde verdächtig erschienen. Beide verweigerten die explorative Bloßlegung.

Bei den nun folgenden Fällen handelte es sich um schwere, aber anscheinend verheilende oder verheilte Schußwunden. Da sich eine Verschlimmerung nicht einstellte, sondern eine Rückbildung der nervösen Ausfallserscheinungen eintrat, glaubten wir von der Operation absehen zu dürfen.

Krankengeschichte CIX. 19jähr. Inf. S. J. 14. IX.—10. X. Verletzt am 12. IX. durch Gewehrschuß. Stürzte zusammen, ohne das Bewußtsein zu verlieren. Einschuß etwa linsengroß an der linken Stirnscheitelgrenze nahe der Mittellinie, verschorft; Ausschuß kaum größer, etwas aufgetrieben, etwas sezernierend an der linken Hinterhauptscheitelgrenze, vier Querfinger über der Ohrhöhe. Neurologischer Befund: Rechtsseitige Hemiplegie ohne Beteiligung des Fazialis und ohne Sensibilitätsstörung. In den nächsten Tagen verschwand die Auftreibung um den Ausschuß; man konnte dort eine geringe Vorwölbung des Knochens tasten. Pat. macht dauernd einen psychisch normalen Eindruck. Die Hemiplegie bildete sich spontan zurück. Am 8. X. war das rechte Bein vollkommen beweglich; nur die motorische Kraft war noch vermindert. Die Beweglichkeit der

Hand und im Bereiche des Ellbogens war einigermaßen wiedergekehrt; nur die Schultergürtelmuskulatur blieb noch paretisch. Stets normale Temperaturen.

Wir haben es hier mit einem Durchschuß zu tun, durch den eine spontan sich rückbildende Hemiparese gesetzt wurde. Irgendwelche Anzeichen von intrazerebralen Komplikationen fehlten.

Krankengeschichte CX. 20jähr. Inf. H. J. 20. IX.—10. X. Verheilter Durchschuß vom Hinterhaupt links in die Scheitelgegend. Vollkommene motorische Aphasie bei teilweise erhaltenem Sprachverständnis. Einfache Aufforderungen werden aufgefaßt und befolgt. Kompliziertere offenbar nicht verstanden. Auskünfte über die näheren Umstände der Verletzung können daher nicht erhalten werden. Parese des rechten Fazialis, motorische Kraft rechts herabgesetzt. — 24. IX. Spricht spontan, jedoch in paraphasischem Jargon; wiederholt als Antwort meist seinen Namen. — 26. IX. Sprache freier, nur mehr geringe Reste von Paraphasie. Keine sensorischen Störungen mehr. Gibt seine Personalien an. Wann er verletzt wurde, weiß er nicht zu sagen. Verlor damals das Bewußtsein. Motorische Kraft im rechten Arme geringer als links, an den unteren Extremitäten kaum wahrnehmbare Differenz. Patellarsehnenreflex rechts lebhafter. — 2. X. Zunehmende Besserung. Parese des Armes fast, des Beines restlos verschwunden. Geht herum. — 10. X. Sprache vollkommen frei. Weiterer Rückgang der Parese. Keine Fazialisdifferenz.

Auch hier handelt es sich um einen Durchschuß mit Hemiparese und überdies aphasischen Störungen. Sämtliche Ausfallserscheinungen gingen spontan und ziemlich schnell zurück. Die Temperatur blieb stets normal, das psychische Verhalten zeigte nichts Auffallendes.

Krankengeschichte CXI. 22jähr. Kadett. B. F. 4. XI.—13. XI. Durch Gewehrschuß verletzt am 22. X. Querer Durchschuß von einem Tuber parietale zum anderen; Schußwunden fast verheilt, oberhalb der Scheitelbeinhöcker gelegen. Neurologischer Befund: Strabismus convergens des rechten Auges, welcher angeblich schon vor der Verletzung bestanden haben soll. Fazialisdifferenz zuungunsten der rechten Seite, mit besonderer Beteiligung des Mundfazialis. Parese der Unterarm- und der am Ellbogen angreifenden Muskeln (dort besonders der Strecker) rechts. Bauchdeckenreflex rechts abgeschwächt. Patellarsehnenreflex und Achillessehnenreflex beiderseits lebhaft. Andeutung von Fußklonus beiderseits. Leichte Schwäche der Kniebeuger rechts. Sonderbare, oft undeutliche Sprache. Skandierend, bringt bei der Artikulation die Zähne nicht auseinander. Gibt an, vorübergehend vollkommen aphasisch gewesen zu sein; auch sei der rechte Arm ganz gelähmt gewesen. Die Auffassung scheint etwas erschwert. Sonstiges Verhalten ohne Auffälligkeiten. — 12. XI. Parese bedeutend gebessert. Auch der Strabismus scheint geringer zu sein. Sprache unverändert. Auf Wunsch des Kranken in die Heimat abtransportiert.

Ein glatter Durchschuß beider Hirnhemisphären im Bereiche der oberen Scheitelbeinpartien setzte, dem Einschuß links entsprechend, eine zunächst vollkommene Paralyse des rechten Armes, die zur Zeit der Aufnahme, 13 Tage nach der Verletzung, bereits im Rückgange war; außerdem bestanden aphasische Störungen, deren genauere Analyse allerdings durch die Fremdsprachigkeit (Ungar) erschwert wurde. Immerhin ließ sich erheben, daß es sich sicherlich zur Zeit der Beobachtung, wahrscheinlich aber auch früher, nicht um sensorische, sondern motorische Aphasie bzw. ihr nahestehende Zustände gehandelt hat. Dies steht zu dem Sitze der Verletzung, der etwa den scheitelwärts gelegenen Bezirken der Regio Rolandica entspricht, in einem gewissen Widerspruch. Angesichts dieser Diskrepanz und des raschen Rückganges aller Ausfallssymptome dürfte die Annahme eines ursächlich in erster Linie wirksamen Hämatoms Geltung beanspruchen; die durch Zerstörungen von Hirngewebe gesetzten Symptome traten offenbar gegenüber den ausgebreiteten Folgen der Blutung völlig in den Hintergrund.

Krankengeschichte CXII. 24jähr. Inf. J. M. 27. X.—11. XI. Verletzt am 21. X. Auf der Scheitelhöhe links eine etwa 2 cm lange quergestellte Schußwunde, eine zweite kleinere über der Mitte des linken horizontalen Unterkieferastes, der eine Wunde an der ovalen Seite der Wange entspricht; die Kugel wurde nach Angabe des Pat. ausgespuckt. Neurologischer Befund: Rechte Pupille maximal erweitert; die Licht- und Konvergenzreaktion nur in Spuren erhalten. Keine Konvergenzschwäche. Sonst keinerlei abnorme Befunde. — 29. X. Die Pupillenreaktion wesentlich besser. Die Anisokorie weniger auffallend. Röntgenbefund negativ. — 10. XI. Anisokorie noch vorhanden, Reaktion noch nicht vollkommen.

Bei diesem Falle war sowohl die Art des Schusses wie die Deutung des neurologischen Bildes unklar. Ein Projektil durchbohrte die Wange. Woher die Wunde am Scheitel rührt, konnte Pat. nicht angeben. Die nervösen Symptome beschränkten sich auf das Bild einer, sich übrigens spontan bessernden Ophthalmoplegia interna, die mit den Schußwunden kaum in Zusammenhang gebracht werden konnte. Möglicherweise war eine Basisläsion entstanden.

Krankengeschichte CXIII. 37jähr. Inf. D. F. 31. XII.—31. I. Laut Krankengeschichte der Feldsanitätsanstalt wurde Pat. am 28. XI. verletzt. Es fand sich eine Schußwunde oberhalb des rechten Stirnbeinhöckers. Das linke Auge war blutunterlaufen, das Sehvermögen daselbst herabgesetzt. In der den unteren Orbitalrand und das untere Augenlid links einnehmenden starken Rötung und Schwellung war nahe dem äußeren Augenwinkel ein spitzer Fremdkörper zu tasten, der für das Projektil angesehen wurde. Es bestand Fieber und Benommenheit. — Am 7. XII. wurde in Narkose auf den Fremdkörper eingegangen; es wurden Blutkoagula und Knochensplitter entfernt, und auch der tastbare Gegenstand erwies sich als ein spitzes Knochenfragment. Das Antrum Highmori war von der Wundhöhle aus eröffnet und wurde drainiert. Eine Woche lang bestanden hohe Temperaturen, dann wurde die Temperatur dauernd normal. Der Puls war anhaltend langsam und schwach. Pat. war stets leicht benommen. — Am 15. XI. ergab die vorgenommene Lumbalpunktion klaren Liquor. Der psychische Zustand besserte sich nicht. Über dem linken Stirnbein bestand Schmerzhaftigkeit. Pat. wurde mit der Vermutungsdiagnose Hirnabszeß zu uns dirigiert. — Neurologischer Befund: Linke Pupille weiter als die rechte, reagiert auf Licht schlecht, auf Konvergenz gut. Die Bulbusbewegung links ist nach außen und oben stark eingeschränkt Motorische Schwäche des rechten Armes. Linker Fazialis schwächer. — Psychisch ist Pat. frei. Er gibt nun an, einen Durchschuß erlitten zu haben, und zwar sei der Einschuß in der Gegend des linken Tuber parietale, der Ausschuß an der rechten Stirnscheitelgrenze gelegen. — 1. I. Ophthalmoskopischer Befund: Medien klar. Fundus ohne Besonderheiten. — Röntgenbefund: Im Bereiche beider

Scheitelbeine finden sich mehrfache Aufsplitterungen der äußeren und der inneren Knochentafel. — Nach vollkommenem Ausrasieren des Kopfes läßt sich vor dem linken Scheitelbeinhöcker eine verheilte, kaum linsengroße Einschußwunde auffinden. Auch der Ausschuß und die Operationswunde am Infraorbitalrande links sind verheilt. — Andauernd afebril. Der neurologische Befund bleibt konstant.

Dieser Fall scheint zunächst nicht ohne weiteres erklärbar. Es liegen sowohl Symptome der linken wie der rechten motorischen Region vor: Fazialisschwäche links und Schwäche des Armes rechts. Außerdem eine weitgehende Schädigung des linken Auges, sowohl was das Sehvermögen bei normalem ophthalmoskopischen Befunde als was die Pupillenreaktion und die Bulbusbeweglichkeit anlangt. M. E. kann dieser Zustand nur so interpretiert werden, daß durch den queren Durchschuß beide motorischen Zentren betroffen wurden, daß aber die Augenläsion wie die Fraktur des Infraorbitalrandes durch den Sturz nach dem Schusse zustande gekommen sind und also als periphere Schädigungen aufgefaßt werden müssen oder auch auf eine Basisfraktur zurückzuführen sind. Jedenfalls glaube ich diese Symptome in keiner Weise mit der direkten Schußverletzung in Zusammenhang bringen zu können.

Krankengeschichte CXIV. 28jähr. Inf. G. M. 29. IX.—26. X. Kann über das Datum und die Art der Verletzung keine Angaben machen. Es findet sich ein tangentialer Durchschuß über beiden Hinterhauptshälften. Im Bereiche des Schußkanales tastet man eine weitgehende Splitterung des Schädeldaches, zum Teil große, anscheinend übereinandergeschobene Knochenplatten. Die Schußwunden sind klein und erscheinen reaktionslos. Aus dem Ausschusse sickert blutig tingierter Liquor ab. Vollständige Amanrose. Sonst keine nervösen Ausfallserscheinungen. — Röntgenbefund: Starke Splitterung des Schädeldaches. Eine große Knochenplatte ist über den intakten Rest der Hirnschale geschoben. Die Splitter scheinen nicht in die Tiefe zu dringen. Kein Projektil nachweisbar. — 8. X. Verbandwechsel. Kein Liquorabfluß mehr. Wunden verheilend. Ophthalmoskopischer Befund (Oberarzt Dr. Hoenig): Pupillen weit, entrundet, Reaktion auf Lichteinfall nur minimal. Weder rechts noch links Objektsehen; Lichtempfindung beiderseits in Spuren erhalten. Temporale Abblassung der Pupillen. In der rechten Retina oben eine organisierte Blutungsstelle. Sonst Retina und Gefäße normal. — 20. X. Die Schußwunden sind verheilt. Nach Angabe des Pat. nimmt die Lichtempfindung etwas zu. Stets normale Temperaturen.

In diesem Falle, bei welchem anscheinend eine Verletzung beider optischen Zentren vorlag, sahen wir von der Operation aus mehreren Gründen ab. Erstens scheuten wir doch die Größe des notwendig entstehenden Knochendefektes, und zweitens schien angesichts des Liquorabflusses und der daher zu mutmaßenden Eröffnung des Hinterhornes die Infektionsgefahr besonders groß zu sein. Da überdies Hirndruckerscheinungen nicht bestanden und anscheinend auch die Amanrose eine Tendenz zur spontanen Rückbildung zeigte, glaubten wir in diesem Falle zuwarten zu können. Als auch nach 4 Wochen keine weiteren Komplikationen auftraten, wurde der Kranke ins Hinterland abgeschoben.

Krankengeschichte CXV. 31 jähr. Honved. B. M. 9. VI.—13. VII. Laut Krankengeschichte der Feldsanitätsanstalt wurde Pat. am 23. V. durch Gewehrschuß verletzt. Einschuß über der linken Augenbraue, Ausschuß am oberen Augenhöhlenrand rechts, etwa 5×2 cm groß, mit zerrissenen Rändern. Das Dach der rechten Augenhöhle und die Stirnwand sind zertrümmert; aus der Wunde quillt Hirnmasse vor. Der rechte Bulbus ist vollkommen zerstört. In der Feldsanitätsanstalt wurde Pat. wiederholt verbunden; die Temperatur blieb normal. — Am 7. VI. zeigte die Wunde Heilungstendenz. Pat. wurde abgeschoben. — Der Einschuß war bei der Aufnahme verheilt. Der Ausschuß war von eitrig belegten, pulsierenden Granulationsmassen erfüllt. Temperatur 38,5—38,7. — 11. VI. Temperaturen zwischen 37 und 38. Da die Wunde an sich keinen Anhaltspunkt für die Erklärung des Fiebers bot, wurde an ein Empyem der pneumatischen Nebenräume gedacht. Die rhinologische Untersuchung (Oberstabsarzt Harmer) ergab eine Schwellung der mittleren Nasenmuschel, jedoch keinen Eiter. Ein Empyem war somit zumindest zweifelhaft. — 14. VI. Andauernd subfebrile Temperaturen. Neuerliche Rhinoskopie mit negativem Resultate. — 17. VI. Temperaturen bis 38. Subjektives Wohlbefinden. Wunde von reinen, pulsierenden Granulationen ausgefüllt. — Röntgenbefund: Der obere rechte Orbitalrand ist in seinem inneren Anteil zertrümmert, so daß eine freie Kommunikation mit der rechten und auch der linken Stirnhöhle besteht. Von dieser letzteren zieht eine Fissur etwa 1 cm links von der Mittellinie und mit dieser parallel über Stirn- und Scheitelbein bis etwa hinter die Scheitelhöhe. Eine zweite Fissur beginnt an der Bruchstelle im Supraorbitalrande und zieht rechts von der Mittellinie nach abwärts durch den Oberkiefer nach vorne bis in die Gegend des zweiten rechten Schneidezahnes. — 20. VI. Zum ersten Male normale Temperaturen. — 23. VI. Verbandwechsel. — 28. VI. Andauernd normale Temperaturen. Wunde rein. In der Augenhöhle lassen sich, soweit das Ödem des Orbitalinhaltes dies gestattet, höchstens nur minimale Bulbusreste nachweisen, so daß das Auge durch den Schuß praktisch enukleiert wurde. — 10. VII. Andauernd fieberfrei. Subjektiv vollkommenes Wohlbefinden. Wunde von reinen, festen, nicht mehr pulsierenden Granulationen ausgefüllt. — 13. VII. Wegen Auflösung des Spitales transferiert.

Es handelt sich hier um einen frontal verlaufenden Tangentialschuß über die Stirn, der an dem Einschußorte das Schädeldach nicht durchdrang, sondern dort nur eine Fissur setzte, in seinem Ausschuß aber nebst einer penetrierenden Schädelwunde eine fast totale Enukleation des Bulbus bewirkte und überdies in dem Oberkiefer ebenfalls eine Fissur erzeugte. Als der Kranke in unser Spital kam, waren seit der Verletzung 17 Tage verflossen. Wir haben hier uns zur Operation nicht entschlossen, weil dieselbe infolge der Eröffnung der Stirnhöhlen vielleicht eine größere Gefahr für den Kranken bedeutet hätte als das konservative Verhalten; uns lag dieser Gedanke um so näher, als wir noch unter dem Eindrucke des schlechten Ausganges des Falles LXXVI standen, bei welchem die Wundverhältnisse ganz ähnliche, ja sogar identische waren. Da das Röntgenbild überdies zwar eine Splitterung des Supraorbitalrandes und des Stirnbeines, nicht aber ein Eindringen von Knochenfragmenten in das Hirn erkennen ließ, schien der Konservativismus gerechtfertigt. Ich glaube aber, daß wir heute auch diesen Kranken unbedingt operieren würden.

Wir haben also bei neun anscheinend oder sicher schweren Schüssen des Hirnschädels von einer Operation abgesehen. Was für Resultate dieses konservative Verhalten gezeitigt hat, kann ich nicht sagen, da wir nicht in der Lage waren, diese Fälle zureichend lange zu beobachten. Selbst wenn wir, was in diesen Fällen ja ohne weiteres zulässig ist, die Beobachtungsdauer von dem Tage der Verletzung — soweit derselbe bekannt ist — rechnen, so ergeben sich nur folgende Zahlen. Die Beobachtungsdauer betrug:

1—2	Wochen	in	3 Fällen
2—3	,,	,, ...	2 ,,
3—4	,,	,, ...	1 Falle
4—5	,,	,, ...	2 Fällen
7	,,	,, ...	1 Falle

Es handelte sich in diesen Fällen viermal um Tangentialschüsse, viermal um Durchschüsse. Bei einem Falle um einen Tangentialschuß, bei dem es aber zweifelhaft erscheinen muß, ob er überhaupt den knöchernen Schädel betroffen hat (CXII).

Sechsmal war die Verletzung durch Gewehrschuß erfolgt, einmal durch Granate, zweimal waren keine Angaben zu erhalten.

Neurologische Befunde wurden siebenmal erhoben. Die negativen Fälle sind erstens der eben genannte Fall CXII, bei dem eine Ophthalmoplegia interna vorlag, und ein Fall von Streifschuß über der Stirn (CXV).

Psychische Abweichungen wurden in keinem der Fälle beobachtet. Nur einmal berichtet die Vorgeschichte (CXIII) von Benommenheit, von der aber zur Zeit der Aufnahme nichts mehr zu bemerken war.

Zu diesen neun Fällen kommen noch drei sterbend eingelieferte Verletzte, bei welchen kein Befund außer der einer tiefen Benommenheit erhoben werden konnte. Dieselben sind natürlich für die Frage der Mortalität vollkommen belanglos.

II. Die Symptomatologie der Schädelschüsse.

Es soll in diesem Kapitel nur von den chirurgischen und neurologischen sowie allgemein klinischen Symptomen die Rede sein. Die psychischen Erscheinungen, die durch Schädelschüsse gesetzt werden, sollen in einem besonderen Kapitel (IV) abgehandelt werden. Auch die Symptomatologie der Komplikationen, des Hirnabszesses, der Meningitis und Enzephalitis, wird später eine gesonderte Besprechung finden.

A. Die chirurgischen Symptome.

Unter diesem Titel fasse ich alles zusammen, was sich über die Wundverhältnisse und die durch den Schuß erzeugten anatomischen Veränderungen sagen läßt, wozu auch die im Röntgenbild sichtbaren gehören. Das Aussehen der Hautwunden ist ein sehr verschiedenartiges. Wenn man im allgemeinen wohl bei Artillerieverletzungen größere, zerrissene Wunden findet und bei Verletzungen durch kleinkalibrige Geschosse schärfer umgrenzte, loch- oder rinnenförmige Defekte, so ist dieser Unterschied keineswegs immer nachzuweisen. Es können auch durch Gewehrschüsse vielfach lazerierte Wunden, durch Schrapnell- oder auch durch Granatwirkung fast an Schnittwunden erinnernde oder wie lochförmig ausgestanzte Weichteildefekte entstehen. Abgesehen von der Entfernung, aus der das Projektil kommt, spielt dabei offenbar auch die Richtung, in der es auf den Schädel auftrifft, eine bestimmende Rolle. So sahen wir vor kurzem einen Mann, der durch Gewehrschuß verletzt wurde, ohne daß der Knochen in Mitleidenschaft gezogen war. Es fand sich eine kleine, etwa hellergroße Wunde über dem rechten Tuber frontale, eine zweite längliche an der Stirnscheitelgrenze, eine dritte ebenfalls längliche, aber größere, etwa 5 cm hinter der zweiten und hinter dem rechten Scheitelbeinhöcker eine große, zerrissene, von aufgeworfenen, lazerierten Rändern umgebene Ausschußwunde. Es handelte sich um einen Konturschuß, in dessen Verlauf das Projektil die Kopfschwarte offenbar an zwei Stellen zum Reißen brachte, bevor es am Scheitel durchdrang. Große Weichteilzertrümmerungen durch Mantelgeschosse kommen auch dort vor, wo Mantel und Kern sich voneinander getrennt haben. Dabei braucht es sich keineswegs um sog. Dum-Dum-Geschosse oder ähnlich präparierte Projektile zu handeln, wie man das anfangs wohl annahm. Auch unsere Mantelgeschosse zerplatzen oft und erzeugen explosive Wirkungen[1]).

Es besteht kein Parallelismus zwischen Aussehen der Hautwunde und Schwere der Verletzung. Vielfach zerrissene, gequetschte, sezernierende Wunden können reinen Weichteilverletzungen angehören, verklebte, anscheinend harmlose, mit der Kopfhaut verschiebliche schwere Depressionsfrakturen des Schädels verbergen. Immerhin wird man sagen können, daß im allgemeinen mißfarbene, sezernierende Wunden, insbesondere solche, die bei schon längerem Bestehen keine Heilungstendenz aufweisen, schwere Veränderungen in den tieferen Partien anzeigen.

Nicht selten sind diese schweren Veränderungen schon an der Ober-

---

[1]) Vgl. z. B. die Studien von Bogdanik, Med. Klin. 1915. Nr. 48.

fläche manifest geworden, indem das zermalmte oder verflüssigte Hirngewebe durch den Knochen- und Weichteildefekt nach außen dringt. Fast regelmäßig handelt es sich dabei um bereits nekrotisches Material, das man, ohne befürchten zu müssen, noch lebende und vielleicht wertvolle Hirnpartien zu treffen, abtragen kann. Für die Herstellung reiner Wundverhältnisse ist die Abtragung dieser Massen, die ein Magma aus Blut und Hirnbestandteilen darstellen, von großer Wichtigkeit. In vereinzelten Fällen kann man, manchmal auch dann, wenn keine Hirnmasse zutage getreten ist, Abfluß von Zerebrospinalflüssigkeit konstatieren. Man erkennt dieselbe leicht an der relativen Klarheit. Zuweilen sieht man auch einen deutlichen pulsatorischen Rhythmus des Abfließens.

Druckempfindlichkeit der Wundgegend ist kein konstantes Symptom. Man kann nicht einmal behaupten, daß es sich bei schweren Verletzungen sehr viel häufiger finde als bei den bloßen Weichteilschüssen. Ähnliches gilt für die Klopfempfindlichkeit der weiteren Umgebung der Wunde oder der betroffenen Kopfhälfte, wiewohl dieses Symptom bei den leichten Schußwunden seltener zu sein scheint und immerhin auf schwerere Veränderungen hinweisen dürfte.

Was nun den palpatorischen Befund anlangt, so kann man sehr oft eine Depression, eine Rinnenfraktur oder das Vorhandensein mobiler und übereinandergeschobener Knochenfragmente nachweisen. Oft aber ist es unmöglich, sich durch Betasten über den Zustand der knöchernen Schädeldecke zu orientieren. Einmal sind die Depressionen zuweilen zu flach, um sich durch die Schwarte hindurch dem tastenden Finger bemerkbar zu machen; sodann verhindert nicht selten die Schwellung der Weichteile eine genauere Feststellung. Es muß auch des Umstandes gedacht werden, daß gewisse Veränderungen in den Weichteilen eine Knochenverletzung vortäuschen können. Man glaubt manchmal eine Rinne zu tasten und überzeugt sich bei der Bloßlegung von der Unversehrtheit des Knochens. Das ist dann der Fall, wenn der Schußkanal in den Weichteilen verläuft und von einem Hämatom erfüllt ist. Man tastet dann die weichen, nachgiebigen Blutmassen inmitten des resistenteren Ödems der Umgebung und glaubt an dieser Stelle eine Vertiefung im Knochen zu fühlen.

Die Veränderungen und Zerstörungen am Knochen zeigen ebenfalls die weitgehendsten Verschiedenheiten. Auch hier läßt sich, wie vorweggenommen werden mag, eine für eine bestimmte Geschoßart charakteristische oder ihr eigentümliche Läsion nicht aufzeigen. Alle Arten von Zertrümmerung, Infraktion, Depresssion usw. können durch alle Arten von Projektilen herbeigeführt werden.

Äußerlich kann man am Schädelknochen folgende Veränderungen durch Schußwirkung unterscheiden:

1. Die dellenförmige, mehr oder weniger tiefe Depression, die zuweilen mit einer Fissur kompliziert ist. Die Ausdehnung des vertieften Bezirkes ist meist eine geringe; am häufigsten überschreitet sie nicht die Größe eines Zweihellerstückes. Die Niveaudifferenz ist ebenfalls nur geringfügig und manchmal für das Auge kaum wahrnehmbar und nur dem über den Schädelknochen gleitenden Finger merklich. Gemeinhin wird angenommen, daß diese Dellen durch sog. Prellschüsse zustande kommen, d. h. durch das Auftreffen von Projektilen, die infolge des Abprallens von irgendeinem Gegenstand den größten Teil ihrer lebendigen Kraft bereits eingebüßt haben. Ob dem wirklich so ist, vermag ich nicht zu sagen, da die Verletzten begreiflicherweise darüber nur in den seltensten Fällen eine einigermaßen verläßliche Auskunft zu geben imstande sind. Daß die dellenförmigen Vertiefungen jedenfalls nicht immer durch Prellschüsse entstehen, scheinen mir die Befunde solcher Läsionen bei tangentialen Durchschüssen nahezulegen (siehe z. B. Fall CIII).

2. Die Depressionsfraktur entsteht, wenn die Durchbiegung des Knochens an einer umschriebenen Stelle so stark wird, daß der Kontur der betroffenen Partie infolge der großen Spannung einbricht. Zu dieser Form bilden die mit Fissuren komplizierten Dellen den Übergang. Meist erfolgt die Frakturierung so, daß außer dem Einbruch am Rande der deprimierten Stelle auch die deprimierten Partien selbst mehrfach gebrochen werden. Doch kann es auch vorkommen, daß ein in seiner Kontinuität erhaltenes Knochenstück ringsum ausgebrochen und in die Tiefe gedrückt wird. Dies findet man natürlich nur dort, wo es sich um kleine Bezirke handelt. Sind ausgedehntere Partien deprimiert, so findet man häufig die einzelnen Fragmente in verschiedenen Tiefen und übereinandergeschoben oder mit den Rändern ineinander verkeilt. Gelegentlich wurden auch Geschoßreste zwischen den Knochenplatten eingeklemmt gefunden.

In diese Gruppe gehören die meisten sog. Rinnenschüsse, welche verschieden lange, am häufigsten zwischen 2 und 5 cm variierende und 0,5—1 cm breite Depressionen darstellen[1]), die durch die Versenkung einer ganz oder ziemlich in ihrem Zusammenhang verbliebenen Knochenpartie entstehen. Diese Bedingungen sind im allgemeinen auf kleinkalibrige Geschosse zu beziehen, doch scheinen auch Schrapnellkugeln gelegentlich dazu Anlaß zu geben.

Die Depressionsfrakturen sind von der folgenden Gruppe nicht scharf abzugrenzen, wie denn überhaupt alle diese Formen in mannigfacher Weise kombiniert und ineinander übergehend vorkommen.

3. Als stärkste äußerlich wahrnehmbare Zertrümmerung begegnet man Splitterfrakturen mit oder ohne ausgesprochene Depression, bei

[1]) Doch wurde auch einmal (XCVII) eine 15 cm lange Rinne beobachtet.

denen die mobilen Knochenfragmente in verschiedenster Weise neben- und übereinander liegen, teils mit dem Periost noch zusammenhängen, teils von demselben abgelöst sind, verlagert, auf die Kante gestellt, unter den Weichteilen um beträchtliche Strecken verschoben sein können. Bei den allerschwersten Fällen sind große Bezirke (eine Schädelhälfte, die ganze Stirngegend) des Knochens in eine unzusammenhängende Masse loser Platten und Splitter verwandelt. Die Splitterung kann unter Umständen so weitgehend sein, daß irgend größere Bruchstücke gar nicht erhalten bleiben, und die Schädeldecke sich wie eine zerquetschte Eischale anfühlt.

4. Schließlich kann die äußere Knochenschicht ganz fehlen oder auch ein Stück aus der Gesamtdicke des Schädelknochens weggerissen sein. Manchmal findet man ein größeres oder kleineres Knochenfragment lose wie einen Deckel dem Knochendefekt aufliegend. Oft aber fehlt das dem Defekt entsprechende Stück ganz, sei es, daß es in die Tiefe der Wunde verschleudert wurde oder (bei Tangentialschüssen und den Ausschußwunden der Durchschüsse) aus der Ausschußöffnung mit dem Geschosse herausgerissen wurde.

Nur in wenigen Fällen darf man aus dem oberflächlichen Aussehen des Knochens auf die Veränderungen im Inneren des Schädels schließen. Man kann im Verhalten der Lamina vitrea zwei Formen unterscheiden. Die Glastafel splittert entweder in mehrere oder viele kleine Fragmente, oder es springt ein größeres, plattenförmiges Fragment aus. In selteneren Fällen, deren schon gedacht wurde, zerbricht der Schädelknochen in seiner ganzen Stärke, so daß die beiden Platten in dem einzelnen Bruchstück miteinander verbunden bleiben.

Bekanntlich verdankt die Lamina vitrea ihren Namen dem Umstande, daß sie oft bricht, wenn die äußere Knochenlamelle keine Fraktur erleidet. Dieser von den stumpfen Gewalteinwirkungen der Friedenspraxis her sattsam bekannte Vorgang kommt auch bei Schußverletzungen des Schädels nicht selten vor. Insbesondere sollen es wiederum die sog. Prellschüsse sein, welche eine nur augenblickliche Durchbiegung des Schädeldaches und damit eine Zersprengung der Glastafel erzeugen. Man kann nicht sagen, daß bei Intaktheit der Lamina externa eine der beiden Frakturformen der Glastafel regelmäßig gefunden werde. Doch erhält man den Eindruck, daß die Aussprengung größerer Platten hier häufiger als sonst beobachtet wird.

Im allgemeinen besteht der Satz zu Recht, daß die Splitterung der Lamina interna stets einen größeren Umfang aufweist als die äußerlichen Veränderungen — Depressionen, Fissuren, Frakturen — von vornherein annehmen lassen. Doch kann es auch begegnen, daß eine Splitterung der Glastafel trotz äußerlich wahrnehmbarer Depression vermißt wird (Fall LVI). Vermutlich ist das an solchen Stellen der

Fall, wo eine hinlänglich dicke Diploëschicht die Stoßwirkung zu paralysieren vermag.

Die Fragmente der Lamina vitrea können entweder der Dura gewissermaßen nur aufliegen oder aber unter den intakten Teil der knöchernen Schädelkapsel verschoben und dort festgekeilt werden und sich auch gegenseitig verklammern. Wieso durch die Einwirkung des Schusses eine Knochenplatte, die aus der Glastafel ausgesprengt wird, unter den Knochen verschoben werden kann, ist nicht recht verständlich. Doch haben wir diesen Befund gar nicht selten erheben können. Man sieht in solchen Fällen, daß die Dura mater durch die Verkeilung des Splitters oder der Platte vom Knochen, auch dort, wo derselbe nicht unmittelbar betroffen ist, abgedrängt wird.

Wenn nun zu den im Gehirn selbst entstehenden Veränderungen übergegangen werden soll, so seien auch hier, wie in den Krankengeschichten, zunächst die Fälle ohne Verletzung der Dura von jenen mit penetrierenden Duraverletzungen unterschieden.

Bei den Schädelschüssen, die nur eine Splitterung des Knochens, aber keine Zerreißung der Dura bedingen, bleibt wohl in der Mehrheit das Gehirn unbeschädigt; wenigstens kann man bei der Inspektion der Duraoberfläche meist keine Zerstörungen darunter vermuten. Die Dura zeigt normales Aussehen und normale Spannung. Öfters findet man über der Dura größere oder kleinere Hämatome, die bei älteren Fällen der harten Hirnhaut fest anhaften können. Seltener begegnet man der hämorrhagischen Pachymeningitis. Die Hämatome kommen sowohl bei starker Splitterung des Knochens wie ohne dieselbe vor. Kleine Splitter findet man innerhalb der blutig-fibrinösen Masse des Hämatoms liegend, zuweilen schon fest mit der Dura verwachsen. Größere, plattenförmige Fragmente pflegen dem Hämatom aufzuliegen, als ob sie auf demselben schwimmen würden.

In manchen Fällen nun — sie sind anscheinend nicht sehr zahlreich, da in unserem Material nur drei verzeichnet werden — kommt es trotz der Unversehrtheit der Dura mater zu schweren Zertrümmerungen und Blutungen innerhalb des Hirngewebes selbst. Wenn es zu einem Blutaustritt unter der Dura kommt, so ist eine Zerstörung von Gehirn die natürliche Folge. Man gewinnt aber den Eindruck, als ob nicht die Blutung allein die Ursache der Zerstörungen wäre, man findet gelegentlich das Gehirngewebe verflüssigt, gequetscht, zermalmt, ohne daß eine entsprechend starke Blutmasse ins Hirn ausgetreten wäre. Offenbar wirkt das Trauma selbst schädigend auf das Gewebe ein und führt zu einer mehr oder weniger ausgedehnten Nekrose. Die Ansammlung von Blut und absterbenden oder abgestorbenen Gewebspartien wirkt auf das umgebende, erhalten gebliebene Hirn ganz so, wie es unter gleichen Umständen bei Duraverletzung beobachtet wird. Diese Folgeerscheinungen werden daher weiter unten zur Sprache kommen.

Die Dura erscheint, im Falle darunter eine Hirnzertrümmerung oder Blutung stattgefunden hat, an einer umschriebenen Stelle vorgetrieben und mißfarben; sie zeigt eine bläuliche bis blauschwarze Farbe. Man fühlt beim Betasten eine erhöhte Spannung. Es fehlt auch manchmal die an der normalen, normales Hirn bedeckenden Dura stets deutlich wahrnehmbare Pulsation. Dieses letztgenannte Symptom kann nur dann zur Beurteilung der Sachlage herangezogen werden, wenn bereits alle Splitter, die der Dura aufliegen, entfernt worden sind; dieselben können nämlich durch Verkeilung untereinander und unter das erhaltene Schädeldach einen Druck auf die Dura ausüben und dadurch die Pulsationen unterdrücken.

Zu beachten ist ferner, daß die Dura auch normalerweise an manchen Stellen blau durchschimmert, dort, wo die großen Sinus laufen. Diese Stellen sind anatomisch wohl definiert. Aber auch in anderen Regionen kann eine blaue Verfärbung durch Blutgefäße entstehen, wenn dieselben erweitert sind, was ja während der Narkose infolge des Pressens des Kranken leicht vorkommen kann. Bei einiger Erfahrung wird man aber in diesen Fällen aus dem sonstigen Aussehen der Dura, der Pulsation, der normalen Spannung imstande sein, das Vorliegen intrazerebraler Blutungen auszuschließen.

Es muß aber hier schon angemerkt werden, daß trotz des Fehlens grober anatomischer Veränderungen auch bei diesen Fällen mit unverletzter Dura offenbar das Hirn irgendwie leidet. Das beweist der in nahezu 60% der Fälle positive neurologische Befund, wovon alsbald mehr die Rede sein wird.

Die Duraverletzung kann verschiedene Grade aufweisen. Selten findet man eine nur punktförmige Öffnung. Das kann in der Einschußöffnung bei Kleinkaliberdurchschüssen der Fall sein, kommt aber auch bei Tangentialschüssen vor, bei welchen die Splitter der Lamina interna die Dura durchbohren. Meist ist die Duralücke ziemlich groß, wenn auch in der Regel kleiner als der Knochendefekt. Nur dort, wo in der Umgebung der Wunde ausgedehnte Splitterungen des Schädeldaches entstanden sind, ist die Dura zuweilen in größerem Umfange zerrissen, als dem eigentlichen Knochendefekt oder dem Bezirke der unmittelbaren Geschoßwirkung entspricht. Die Durawunde zeigt sehr oft, ähnlich wie die Hautwunde, vielfache Zerreißungen des Randes, so daß zuweilen streifenförmige Fetzen losgerissen sind oder nur mit wenigen Fasern mit dem Reste zusammenhängend in der Wunde liegen.

Das Aussehen der Hirnwunde selbst ist bei frischeren Fällen im allgemeinen ziemlich typisch. Bei starken Splitterungen des Knochens, wobei die Knochenfragmente in das Hirn eindringen, sieht man eine nicht pulsierende, durch Hämorrhagien meist dunkelrote oder braunrot verfärbte Masse von unerkennbarer Struktur, in der die Splitter mehr oder weniger nahe beieinander stehend eingebettet sind. Ist durch Entfernung der oberflächlichen Splitter ein freierer Überblick geschaffen, so zeigt fast immer das verletzte Hirn eine Tendenz, vorzuquellen. Oft erfolgt unter starkem Druck ein Ausströmen eines undefinierbaren Magmas aus Blut und verflüssigter, zerfallender Hirnmasse; man beobachtet dabei zuweilen ein ruckweises Ausströmen im Rhythmus der Atmung. Häufig reißen die ausströmenden nekrotischen Massen weitere Knochensplitter mit sich. Nach dem Ausströmen erst wird die eigentliche, durch das Eindringen der Fremdkörper sowie die Nekrose und Blutung geschaffene Wundhöhle im Hirn sichtbar. Sind alle Fremdkörper entfernt oder ausgestoßen worden, so beginnt die sichtbare Hirnoberfläche sowie der Grund der Wundhöhle zu pulsieren. Solange die Pulsation nicht auftritt, muß man die Anwesenheit von weiteren Fremdkörpern annehmen. Oft gelingt es dann beim Austasten der Höhle, noch einen oder mehrere Splitter zu finden, nach deren Extraktion ein neuerlicher Abfluß nekrotischer, blutvermengter Massen erfolgt. Natürlich kommt es vor, daß auch nach sorgfältigstem Absuchen der Wunde keine Fremdkörper mehr entdeckt werden und dennoch die Pulsation des Gehirnes nicht wiederkehrt. In der Mehrzahl solcher Fälle ist dies aber nicht auf ein Zurückbleiben besonders tiefsitzender Fremdkörper zurückzuführen, sondern auf die bereits eingetretene, weitergreifende Infektion. Wir haben ja gesehen, daß bei den Obduktionen eigentlich niemals Knochensplitter in der Tiefe des Hirnes vorgefunden wurden[1]). Innerhalb dieses etwas schematisch geschilderten Bildes gibt es eine Reihe von Abweichungen; so kann z. B. die Wundhöhle verschiedene Größe zeigen oder sie kann, bei nur oberflächlich liegenden Splittern, ganz fehlen.

Bei großen Defekten präsentiert sich die Hirnoberfläche als eine vielfach zerklüftete Masse, in deren Nischen und Furchen nekrotische Fetzen, Durareste und Knochensplitter sitzen.

Gemeinhin ist die Spannung des Hirngewebes in der Umgebung der Wunden und innerhalb derselben erhöht und führt bei genügender Stärke zu der Erscheinung des Hirnprolapses. Es scheint auch heute noch nicht gelungen zu sein, die Genese des Hirnprolapses in allen Einzelheiten zu erforschen, und es bleiben der Mechanismus desselben und seine Entstehungsbedingungen in vieler Hinsicht noch dunkel. Wilms[2]) nimmt, wie wohl viele andere Autoren auch, an, daß durch

---

[1]) Es sei aber an die noch weiter unten zu erwähnende Erscheinung des Durchwanderns von Knochensplittern durch das Hirn und sogar das Granulationsgewebe erinnert.

[2]) Münch. med. Wochenschr. 62, 1437. 1915.

das Hirntrauma ein reaktives, durchaus nicht immer entzündliches Ödem zustande komme, welches die intrazerebrale Drucksteigerung bewirke. Das Ödem soll am zweiten Tage nach der Verletzung bereits auftreten; es verschließt die Schußöffnung und drängt allmählich zertrümmerte und nicht zertrümmerte Hirnmasse nach außen, bildet also auf diese Weise den Prolaps. Die Größe des Prolapses, in erster Linie natürlich bedingt von der Weite der Knochenöffnung, hängt sehr von der Wundbeschaffenheit ab. Vielfach aneinander gepreßte, ineinander verkeilte Knochenstücke wirken, wie leicht verständlich, als Hemmnis und verhindern das Vorquellen der Hirnmasse. In solchen Fällen sieht man bei der Operation nach Entfernung der ersten oberflächlich gelegenen Knochensplitter ein plötzliches Vorstürzen des die Wunde ausfüllenden Hirnes.

Wie das nicht prolabierte Hirn, in das Fremdkörper eingepreßt sind, so zeigt auch der von Knochenfragmenten durchsetzte Hirnprolaps keine Pulsation. Besteht der Prolaps zum größten Teile aus noch lebensfähigem Gewebe und ist er nicht der Ausdruck eines in der Tiefe weit um sich greifenden infektiösen Prozesses, so tritt auch am Prolaps nach dem restlosen Debridement deutliche Pulsation auf.

Die Oberfläche des Prolapses zeigt verschiedenes Aussehen, je nach dem Alter und der Art des Prozesses. Der in den ersten Tagen, sei es durch das reaktive Ödem, sei es bereits durch Entzündungsvorgänge, hervorgepreßte Prolaps sieht im allgemeinen so aus, wie es oben von der Hirnwunde beschrieben wurde, nur daß eben die Hirnoberfläche über den Knochendefekt bis in die Weichteile hinein vorgewölbt erscheint. Später setzen an der Oberfläche Zerfallsprozesse ein, die den prolabierten Massen ein zerklüftetes, schmieriges, bräunlichgraues Aussehen verleihen. Unter gewissen Umständen, die wir nicht genauer fassen können — vielleicht bei besonderen Infektionen oder besonderer Virulenz derselben —, kommt es zu einer eigenartigen Verflüssigung des Prolapses, indem derselbe sich in eine zähe, klebende, braune Masse umwandelt; diese Umwandlung geht jedoch nicht gleichmäßig von der Oberfläche in die Tiefe, sondern dringt stellenweise rascher, stellenweise langsamer vor, so daß in dem zähen Brei Flocken und Stücke noch resistenteren Gewebes verbleiben und sich im ganzen abstoßen. Diese höchst maligne Umwandlung des Prolapses geht mit einem ganz charakteristischen Geruch einher, der mir vollkommen identisch mit demjenigen erscheint, den gewisse, insbesondere azetonige Extrakte am Hirn verbreiten; er erinnert etwas an den Geruch der „Lezithin“-Präparate. Infolge der Analogien mit Erfahrungen aus der Gehirnchemie vermute ich, daß bei diesem Zerfall massenhaft ungesättigte lipoide Substanzen frei werden und der Oxydation verfallen, wodurch auch die Braunfärbung zustande kommen dürfte.

Man muß den primär durch die Wundverhältnisse und den lokalen Zustand bedingten Hirnprolaps von jenem unterscheiden, der sich gelegentlich im weiteren Verlaufe einstellt und der seinerseits verschiedene Ursachen haben kann. Erstens können in der Tiefe verbliebene Fremdkörper den Anlaß zum Prolabieren des Hirnes geben; wir haben solche Fälle nicht beobachtet, da, wie gesagt, bei allen zur Obduktion gelangten sich die restlose Durchführung der Fremdkörperextraktion herausstellte und bei den genesenen Fällen mit Rückbildung des Prolapses die Anwesenheit solcher störender Momente kaum angenommen werden kann. Zweitens tritt der Prolaps auf infolge eines lokalen oder generalisierten eitrigen Prozesses, also infolge von Hirnabszeß, Enzephalitis oder von Meningitis. Unter solchen Umständen pflegt die Pulsation zu fehlen oder wenigstens bald, nach ein bis zwei Tagen, zu verschwinden. Doch gilt dies durchaus nicht allgemein, da wir auch Fälle beobachtet haben, bei welchen die Pulsation bis zum Tode deutlich fortbestand. Endlich gibt es einen gutartigen Prolaps, der stets stark pulsiert und sich im Verlaufe des Heilungsfortschrittes mit Granulationen bedeckt, allmählich kleiner wird und schließlich in der Tiefe verschwindet. Es kann aber auch ein anfangs nicht pulsierender Prolaps wieder zu pulsieren beginnen und granulieren, so daß das Fehlen der Pulsation nicht immer als ein prognostisch ungünstiges Zeichen angesehen werden muß[1]). Gelegentlich der Besprechung der Komplikationen werden wir diesen Punkt übrigens noch einmal berühren müssen. Hier sei nur als Beleg für die letzte Behauptung kurz über einen Fall berichtet.

Krankengeschichte. Der 20jähr. Inf. P. K. ging uns am 16. XII. zu. Er war am 23. XI. verletzt und auch sofort an demselben Tage in einer Divisions-Sanitätsanstalt operiert worden. 12 Tage lang blieb er in dieser Anstalt und kam dann langsam, mehrere Krankenanstalten passierend, bis zu uns. Es fand sich über der rechten Schläfenscheitelgegend eine etwa 10 cm lange, horizontal verlaufende Operationswunde, aus der ein nicht pulsierender, mit Granulationen bedeckter Prolaps hervorragte, der anscheinend fluktuierte. Beim Anstechen der Prolapshöhe mit der Hebesonde entleert sich etwas seröse Flüssigkeit. Neurologischer Befund: Linksseitige Hemiparese mit Einschluß des Fazialis. — 14. XII. Inzision des Prolapses, ohne daß Eiter oder eine Zyste gefunden wird. In der Folge zeigte der Prolaps keine Veränderungen. Erst am 3. I. zeigte sich Pulsation. Am 16. I. konnte ein Rückgang der Hemiparese, insbesondere eine Funktionsbesserung der linken unteren Extremität und zugleich eine Abflachung des nunmehr lebhaft pulsierenden Prolapses, konstatiert werden. Am 26. I. war die Wunde bedeutend kleiner geworden und der Prolaps in das Knochenniveau gesunken.

Es ist dieser Fall aber nicht nur ein Beispiel für die Wiederkehr der Pulsation, sondern zugleich der einzige, bei welchem ein nicht pulsierender Prolaps sich mit schönen Granulationen bedeckte. Im

---

[1]) Anm. b. d. Korr. Neuerdings wurde ein großer Prolaps beobachtet, der sich als Enkephalokele darstellte, deren Wand aus einer dünnen Schicht von Narbengewebe und Granulationen bestand.

allgemeinen wird man am nicht pulsierenden Prolaps wohl auch Zerfallserscheinungen finden und dann auch nicht fehlgehen, wenn man eine infauste Prognose stellt. Die Tatsache der Funktionswiederherstellung in den gelähmten Bezirken beweist übrigens, daß der Prolaps am lebenden Hirngewebe bestanden haben muß, da der Lage der Wunde nach die motorischen Zentren zumindest zum Teil in den Prolaps einbezogen sein mußten.

Es dürfte hier der Ort sein, die Frage nach den Ursachen des Fehlens und den Bedingungen des Wiederkehrens der Pulsation im Hirn aufzuwerfen. Es ist wohl zweifellos, daß die lokale Beschaffenheit die Ursache für das Fehlen der Pulsation sein muß, da sonst deren Wiederkehr nach lokalen Zustandsänderungen, wie z. B. Extraktion der Splitter, unverständlich wäre. Demnach wird man auch geneigt sein, dort, wo die Pulsation fehlt, ohne daß es sich um Fremdkörperwirkung handeln würde, eine jener ähnliche lokale Zustandsänderung des Hirngewebes anzunehmen. Für die ausschlaggebende Bedeutung lokaler Verhältnisse spricht auch die wiederholt gemachte Beobachtung, daß im Bereiche einer größeren Hirnwunde ein kleiner Bezirk pulsieren kann, während der Rest pulslos bleibt.

Geradezu als experimentum crucis mag in dieser Frage die bei dem Falle R. E. (Krankengeschichte CIV) gemachte Erfahrung angeführt werden. Hier trat die vollkommen fehlende Pulsation eines Hirnprolapses nach wiederholten Einstichen zur Probepunktion wieder auf, obwohl keinerlei Eiter zutage gefördert, eine die Pulslosigkeit direkt verursachende Störung also auch nicht behoben worden war. Bei diesem Falle zeigte auch noch eine andere Beobachtung die ausschlaggebende Bedeutung rein lokaler Bedingungen. Es hatten sich über dem Hirnprolaps festhaftende Pseudomembranen gebildet. Als dieselben mit der Pinzette sorgfältig und vorsichtig entfernt wurden, stellte sich sofort die Pulsation wieder ein.

Es scheint also zunächst festzustehen, daß das Ausbleiben der Pulsation lokale Ursachen haben müsse. Dieselben sind demnach in den Zustandsänderungen zu suchen, die den nicht pulsierenden Hirnbezirk, meist den Prolaps, von dem übrigen Gehirn unterscheiden.

Um nun zu einem Verständnis der Bedingungen zu gelangen, unter denen gewisse Hirnpartien zu pulsieren aufhören, und zugleich derjenigen, unter denen es zur Prolapsbildung kommt, ist es notwendig, die physikalische Beschaffenheit des Gehirnes näher zu betrachten.

Hinsichtlich der Fortpflanzung der Pulswelle ist das Gehirn als eine Flüssigkeit von höherem Zähigkeitsgrade anzusehen. In einer solchen ist die Wellenbewegung, gleichgültig welcher Art, gewissen, von denen bei leichtbeweglichen Flüssigkeiten geltenden mehrfach verschiedenen Gesetzmäßigkeiten unterworfen. Dieselben brauchen uns hier nicht zu unteressieren, da es sich für uns nur um die Differenz zwischen den im Gesamthirn herrschenden und den in umschriebenen Partien geänderten Bedingungen handelt. Deshalb können wir von den Pulswellen im Gehirn als von Wellen in einer Flüssigkeit überhaupt sprechen.

Wenn in einer Flüssigkeit ein fester Körper schwimmt[1]), so macht er je nach seiner Größe die Wellenbewegungen mit, wenn dieselben nämlich tiefgreifend genug sind, um auch unter dem Körper durchzugehen. Ein Teil der Bewegung aber, oder im Falle die Wellen im Verhältnis zu dem schwimmenden Körper niedrig genug sind, die ganze Bewegung werden von dem festen Körper reflektiert. In dem Körper selbst pflanzt sich die Wellenbewegung nicht oder in einem vollständig zu vernachlässigenden Bruchteil fort.

Wäre der veränderte Teil des Gehirnes in seiner Struktur derart von dem normalen Gewebe verschieden, daß er der Beschaffenheit fester Körper bedeutend näher stünde, so könnte daraus die Pulslosigkeit erklärt werden, insoweit sie auf Wegfall der Fortpflanzung der Welle durch den betreffenden Bezirk beruhen würde. Es bliebe noch die Frage, warum nicht die die tiefen Partien treffenden Pulswellen im Hirn den veränderten Teil im ganzen dem Wellenrhythmus entsprechend steigen und fallen lassen. Nun ist aber der Druck offenbar im ganzen Schädelinneren bei all diesen Fällen gesteigert, und daher wird die Hirnmasse dort, wo in der starren Decke eine Öffnung besteht, angepreßt. Hat aber gerade der in der Wunde und deren Umgebung gelegene Teil eine dem festen Zustande nahe stehende Beschaffenheit, so wird dieses Anpressen eine Mitbewegung mit den Wellen der Tiefe unmöglich machen müssen. Die Pulslosigkeit der betroffenen Partien ist also unter der Annahme einer Strukturveränderung im Sinne einer Annäherung an eine feste Beschaffenheit in jeder Richtung erklärbar. Es handelt sich also, wenn diese Hypothese geprüft werden soll, um die Frage, ob man berechtigt ist, die Veränderungen der in der Wunde liegenden Hirnregionen derart aufzufassen.

Diese Berechtigung scheint ohne weiteres in dem Falle zugestanden werden zu können, wenn es sich um die Wirkung von Fremdkörpern handelt. Wir haben gesehen, daß mit der Extraktion des letzten in die Hirnmasse eingebetteten Splitters die Pulsation wiederzukehren pflegt.

Anders stehen die Dinge, wenn es sich bei den in der Wunde und ihrer Umgebung abspielenden Vorgängen in der Tat, wie die Autoren

[1]) Physikalische Erörterungen eingehender Art zu bringen ist hier nicht der Ort, und es fehlt mir die Kompetenz. Ausführliche Darlegungen der in Betracht kommenden Prinzipien findet man in Lamb, Lehrbuch der Hydrodynamik. Leipzig 1907.

meinen, um ein Ödem handelt. Da unter Ödem eine stärkere Durchtränkung des Gewebes mit Flüssigkeit verstanden wird, müßte man eigentlich eine Abnahme der Zähigkeit, somit eine bessere Fortpflanzung der Pulswellen erwarten. Eine genauere Überlegung zeigt aber, daß dem nicht so sein müsse und daß gerade die Annahme eines Ödems mit der in Rede stehenden Hypothese sehr wohl in Einklang zu bringen ist.

Man muß sich vor Augen halten, daß eine Zunahme des Flüssigkeitsgehaltes in einem Gewebe nicht ohne weiteres zu einer Annäherung an die physikalische Beschaffenheit flüssiger Körper führen muß. Das kann eintreten, wenn die Flüssigkeit in relativ großen Räumen sich ansammelt, wie es etwa die Spalten des Unterhautzellgewebes oder die Interstitien der Muskulatur sind. In diesem Falle liegt der Vergleich mit einem wassergetränkten Schwamme, der gegenüber dem trockenen an Festigkeit einbüßt, nahe. Wenn es sich aber um Quellenvorgänge handelt, ohne daß freie Flüssigkeit in beträchtlicher Menge vorhanden ist, so kann wohl auch eine Festigkeitszunahme zustandekommen. Sehen wir doch auch, daß ein mit Luft stärker gefüllter Gummiballon fester wird als ein halb leerer. (Daß diese Analogie eine sehr entfernte ist, ist klar; doch scheint sie große Anknüpfungspunkte zu bieten.) Auch bei dem „Hirnödem", welches wir bei Obduktionen konstatieren, ist das Hirn zwar flüssigkeitsreicher, aber zugleich fester, zäher als der normale. Bedenkt man überdies, daß gerade dem Hirn eine besondere, mit einer Zunahme der Zähigkeit einhergehende Art, der Quellung, die sog. Hirnschwellung (Reichardt) zugeschrieben wird, und daß die Möglichkeit einer solchen auch für die Umgebung der Wunden angenommen werden kann, so scheint die oben skizzierte Hypothese als ziemlich plausibel.

Daß aber eine so breite und so stark mit hypothetischen Elementen durchsetzte Erörterung über diese Frage möglich war, beweist die Ungeklärtheit derselben und die Notwendigkeit, diese Probleme experimentell zu durchforschen. Es darf vielleicht angemerkt werden, daß die Mechanik der Hirnpulsationen überhaupt in manchem Punkte Unklarheiten bietet, die zu einer eingehenden Analyse der hier obwaltenden physikalischen Bedingungen auffordern.

Zu den in der Umgebung der Wunde sich abspielenden Vorgängen gehört auch die regelmäßig eintretende Verklebung der Dura im näheren oder ferneren Umkreis. In dieser Verklebung und dem dadurch geschaffenen Abschluß des Wundbereiches von der übrigen Hirnoberfläche sehen viele Autoren einen Schutz der nicht betroffenen Leptomeninx gegen die Ausbreitung einer Infektion von der Wunde her. Die Verklebung tritt sehr frühzeitig ein. Sie ist unter Umständen, wie Goldzieher gelegentlich erwähnte, schon in den ersten 24 Stunden nach der Verletzung nachweisbar.

Manchmal findet man in der Hirnwunde eigentümliche Bewegungserscheinungen, die von Kopfwendungen abhängen. Muck[1]) hat einen Fall beschrieben, bei welchen bei Linksdrehungen des Koptes oder auch Kompression der linken Vena jugularis Eiter in vermehrtem Maße aus der links gelegenen Wunde trat. Er erklärt diese Erscheinung aus Stauungen im Bereiche des Sinus der Dura mater infolge eines durch den Musculus sternocleidomastoideus bewirkten Druckes auf die Ingularvene.

Auch Riedel hat ein eigenartiges Flüssigkeitsphänomen demonstriert. Er sah beim Beugen des Kopfes unter hellem Klange Flüssigkeit in die Wunde schießen, die vielleicht durch den Aquädukt strömte. In beiden Fällen handelt es sich um bereits vor längerer Zeit operierte Kranke, also um Späterscheinungen.

Einige noch zu besprechende Punkte sollen erst im folgenden Kapitel berührt werden, wo sie für das Thema von größerer Bedeutung sind, damit Wiederholungen vermieden werden.

Hingegen muß noch der Röntgenbefunde bei den Schädelschüssen gedacht werden.

Wie sich Splitterfrakturen und Fremdkörper am Röntgenbild darstellen ist zu bekannt, als daß hier viele Worte darüber zu verlieren wären. Es existieren auch in verschiedenen Arbeiten ausgezeichnete Reproduktionen von Röntgenaufnahmen und Skizzen nach solchen; ich erwähne nur die Arbeit von Gebele[2]).

Es muß aber hier schon erwähnt werden, daß das Röntgenbild uns gelegentlich im Stiche läßt. Zwei, oft von schweren Folgen begleitete Läsionstypen sind oft, wenn nicht immer, am Röntgenbilde nicht zu erkennen. Das ist die Absprengung isolierter Platten aus der Lamina interna bei intaktem äußeren Kontur und das extradurale Hämatom bei fehlender Splitterung des Knochens.

Eine röntgenologische Kuriosität sozusagen stellen die von Duken[3]) und von Kredel[4]) beschriebenen Fälle von intrazerebraler Pneumatokele nach Schußverletzung dar.

Abschließend ist noch zu sagen, daß eine den Friedensverletzungen des Schädels häufig zukommende Erscheinung bei den Schädelschüssen anscheinend fast völlig vermißt wird, das ist der sog. Kontrekoup. Man versteht bekanntlich darunter eine in der Fortsetzung der Stoßrichtung auftretende Läsion am Schädel oder am Hirn an der gegenüberliegenden Stelle durch die Fortpflanzung des Stoßes. Ich habe einen einzigen Fall gesehen, bei welchem etwas Derartiges sich fand.

---

[1]) Münch. med. Wochenschr. **62**, 845. 1915.
[2]) Beiträge z. klin. Chir. **97**, 123. 1915. (6. Kriegschir.-Heft.)
[3]) Münch. med. Wochenschr. **62**, 598. 1915.
[4]) Centralbl. f. Chir. 1915, 649.

Ein unlängst obduzierter Kranker, der an septischer Endokarditis verstorben war, zeigte an der Stirne eine oberflächliche Verletzung und an der Hinterhauptsscheitelgrenze ein Hämatom der Leptomeninx. Dieser Mann aber war von einer Minenexplosion ergriffen worden und hatte neben mehrfachen Wunden auch eine Subkutanfraktur eines Oberarmes durch Sturz erlitten. Es ist nun durchaus zweifelhaft, ob die Verletzung am Kopfe eine Schußwunde oder eine Folge des Sturzes bzw. Einsturzes der Deckung gewesen ist, so daß ein Fall von Kontrekoup bei sicher gestellter Schußverletzung von uns nicht beobachtet wurde. Aus der Literatur kenne ich einen einzigen Fall von Kontrekoup (Gerstmann).

B. Die nervösen Symptome.

Man sollte erwarten, daß die Schußverletzungen des Hirnschädels eine reiche Musterkarte aller erdenklichen Kombinationen von Herdsymptomen darbieten. Könnten doch durch den Schuß Zentren und Gebiete zugleich betroffen werden, deren simultane Spontanerkrankung (Hämorrhagie u. dgl.) sehr selten ist oder noch nie beobachtet wurde. Um so überraschter ist man, wenn man die relative Einförmigkeit der neurologischen Symptomatologie bei diesen Verletzungen gewahr wird. Gewiß kommen hie und da „interessante“ Fälle vor und auch wir haben Gelegenheit gehabt, die eine oder andere derartige Beobachtung zu machen. Im großen und ganzen aber ist die neurologische Symptomatologie der Hirnschüsse, wenn der Ausdruck gestattet ist, mehr oder minder eine triviale zu nennen.

Im folgenden sei eine Übersicht über die beobachteten Symptomenbilder gegeben, die da und dort aus der Literatur ergänzt werden soll.

Vorangestellt seien noch einmal die Zahlen, welche die Häufigkeit nervöser Symptome wiedergeben. Es wurden positive neurologische Befunde schon bei der Aufnahme erhoben:

in der Gruppe der Weichteilschüsse unter 133[1]) Fällen 10mal = 7,5%
in der Gruppe der Schüsse ohne Duraläsion unter 26 Fällen 15mal = 57,7%
in der Gruppe der Schüsse mit Duraläsion unter 57[1]) Fällen 38 mal = 68,7%
in der Gruppe der schweren Schüsse überhaupt unter 83[1]) Fällen 53 mal = 63,8%[2])

Dazu kommt eine größere Anzahl, bei denen nervöse Symptome im Verlauf auftraten.

---

[1]) Operierte und Nichtoperierte zusammengerechnet.
[2]) Bzw. mit den neuen Fällen in 70,3%.

Bevor die verschiedenen nervösen Ausfallserscheinungen der Reihe nach besprochen werden, möchte ich die wichtigsten beobachteten ohne Rücksicht auf ihre Kombinationen ihrer Häufigkeit nach geordnet zusammenstellen. Dazu ist zu bemerken, daß die bei Hemiparesen vorgefundene Fazialisdifferenz oder Abschwächung der Bauchdeckenreflexe in der betreffenden Rubrik nicht noch einmal aufgeführt wurde, so daß also die Zahlen für diese zwei Symptome sowie für die motorische Schwäche des Armes nur jene Fälle begreifen, bei welchen eine ganze Körperhälfte beteiligende Störungen nicht vorlagen. Es wurden z. B. beobachtet:

Hemiplegie oder Hemiparese	16 mal
Differenzen der Bauchdeckenreflexe	17 „
Schwäche eines Armes	11 „
Fazialisdifferenz	9 „
Hemianopsie[1])	5 „
Ataktische Störungen	8 „
Sensibilitätsstörungen	5 „
Reflexsteigerung	4 „
Adiadochokinese	5 „
Krampfanfälle	6 „

Über die Symptome als solche ist natürlich nichts zu sagen; die Hemiparese oder Hemiplegie, die Aphasie, Hemianopsie usw. entspricht ganz den längst bekannten Bildern. Von Interesse kann nur die Kombination der Symptome und deren Beziehung zum Sitze der Verletzung sein. Ferner wäre es sehr wichtig, zu wichtig, zu wissen, wie bald nach dem Trauma die verschiedenen Erscheinungen auftreten, denn man kann sich wohl vorstellen, daß manche Symptome unmittelbare Schußfolgen, andere wiederum erst Folgen der in der Umgebung der Hirnwunde sich abspielenden Prozesse sein möchten. Nun wissen wir leider gerade über diesen Punkt recht wenig und können aus leicht verständlichen Gründen auch nicht viel erfahren. Denn die meisten Symptome, selbst gröberer Art, werden von dem Betroffenen gar nicht bemerkt. Handelt es sich nicht um allerschwerste Ausfallserscheinungen, wie Lähmungen oder komplette Anästhesien, so erregen die Störungen gar nicht die Aufmerksamkeit des Verletzten. Wissen wir doch, daß selbst so tiefgreifende Störungen, wie es die Hemianopsie offenbar ist, vollkommen übersehen werden können.

So wissen wir nur, daß Paresen und Lähmungen, sei es nun einer Extremität oder einer Körperhälfte, sich bei Betroffensein der motorischen Region sofort im Augenblicke des Schusses manifestieren.

[1]) Vielleicht gehört der Fall CXII mit Amaurose als doppelseitige homonyme Hemianopsie bei Hinterhauptsverletzung ebenfalls hierher.

Aber selbst aus dieser isolierten Tatsache läßt sich ein wertvoller Schluß gewinnen. Denn es gibt andererseits Lähmungen, die sich erst allmählich, sei es nach Stunden, sei es nach Tagen, einstellen. Je nach der Art des Schusses wird es sich dabei entweder um Blutergüsse, etwa extradurale Hämatome, oder um einen progredienten Prozeß im Hirngewebe, um Enzephalitis oder einen Abszeß handeln.

Bei den verschiedensten Sitzen der Verletzung kann als oft einziges Symptom eine Differenz der Bauchdeckenreflexe bestehen. Man könnte der Meinung sein, daß diese Differenz allein eine symptomatologische Bedeutung nicht beanspruchen dürfe. In der Tat haben wir erst im Laufe der Zeit die Erscheinung würdigen gelernt. Ausschlaggebend war für uns eigentlich die betrübende Erfahrung des Falles LXXII, bei welchem die Differenz der Bauchdeckenreflexe als einziges nervöses Symptom gefunden wurde. Angesichts der Geringfügigkeit des neurologischen Befundes und des Umstandes, daß die Wunde am Scheitel gar nicht suspekt erschien, glaubten wir von einer Operation absehen zu sollen. Wir sahen uns zu derselben erst gedrängt, als sich neue bedrohlichere Erscheinungen, nämlich erst eine Parese des Armes, dann auch des Beines einstellte. Es fand sich unter dem unverletzten Knochen ein bereits eitriger Zerfall der Hirnmasse, und die Infektion der Meningen war nicht mehr aufzuhalten.

Wie außerordentlich empfindlich gerade die Bauchdeckenreflexe als Indikator für die Vorgänge im Schädelinneren sein können, beweist die Beobachtung XXXVI. Bei diesem Kranken war nach der Operation die eingangs festgestellte Differenz der Bauchdeckenreflexe verschwunden. Sie kehrte aber wieder, und zwar, wie sich herausstellte, infolge der Druckwirkung des Tampons in der Operationswunde. Sofort nach Lüftung des Verbandes, noch an demselben Tage, war die Differenz der Bauchdeckenreflexe wieder ausgeglichen, um nicht wieder aufzutreten.

Die Tatsache, daß auch in anderen Fällen außer dem oben genannten Falle XXXVI die Reflexdifferenz nach der Operation verschwand, zeigt, daß dieser Erscheinung durchaus der Charakter eines unmittelbar von den Wundverhältnissen bzw. den dadurch gesetzten Zuständen im Hirn abhängigen Symptones und nicht etwa der eines zufälligen Befundes zukommt.

Gelegentlich findet man die Kontraktionen der Bauchmuskeln nicht gleichmäßig über die ganze Ausdehnung des Abdomens herabgesetzt. Öfters ist der untere Bauchdeckenreflex stärker herabgesetzt als der mittlere und obere. Ich glaube sogar in der Abschwächung des unteren Bauchdeckenreflexes allein, ohne Betätigung der beiden anderen ein Symptom erblicken zu dürfen, das Veränderungen im Schädelinnern höchstwahrscheinlich macht. Ebenso ist die leichtere

Erschöpfbarkeit des Reflexes auf einer Seite dem Fehlen gleichzuwerten[1]).

Hingegen scheinen die Bauchdeckenreflexe in manchen Fällen überhaupt, d. h. beiderseits, fehlen zu können (auch wenn nicht eine besondere Schlaffheit der Bauchdecken und somit eine periphere Ursache vorliegt), ohne daß sich irgend nachweisbare zentrale Störungen empfinden ließen.

Betrachtet man nun das Vorkommen des in Rede stehenden Reflexausfalles hinsichtlich der Kombination mit anderen nervösen Symptomen — mit Ausnahme natürlich der Hemiplegien, bei welchen der Reflex ja fehlt — so findet man, daß neben dem einseitigen Fehlen des Bauchdeckenerflexes einmal eine Fazialisdifferenz und allgemeine Steigerung der Sehnenreflexe, achtmal eine Monoparese oder Schwäche oder Unsicherheit der oberen Extremität (davon zwei Fälle mit gleichzeitiger Fazialisdifferenz), einmal eine Differenz der Patellarsehnenreflexe und einmal nur eine allgemeine Reflexsteigerung verbunden war.

Die Häufigkeit der Kombination des Symptoms mit gleichzeitigen Differenzen in der Innervation verschiedener Muskelgruppen — Gesichtsmuskulatur und obere Extremität — scheint die Auffassung nahezulegen, daß wir in dem Fehlen oder der Herabsetzung des Bauchdeckenreflexes die erste Andeutuhng hemiparetischer Erscheinungen vor uns haben. Unterstützt wird diese Anschauung durch die Beobachtung, daß zu dem anfangs isolierten Ausfall des Bauchdeckenreflexes ausgesprochene hemiparetische Erscheinungen sich im weiteren Verlaufe dazu gesellen können. Nicht nur bei dem schon erwähnten Fall LXXII entwickelte sich eine Hemiplegie, nachdem zuerst nur eine Bauchdeckenreflexdifferenz bestanden hatte; auch bei dem Falle XCI sehen wir zuerst nur unser Symptom, dann eine allerdings postparoxysmale und vorübergehende Hemiparese. Man wird um so geneigter sein, den Ausfall des Bauchdeckenreflexes als das erste und leichteste Anzeichen hemiparetischer Störungen aufzufassen, wenn man die Verletzungen, bei denen dieses Symptom beobachtet wurde, auf ihren Sitz hin betrachtet. Man findet nämlich fast durchaus Scheitelverletzungen, also solche, bei welchen ein mehr oder weniger direktes Betroffensein der motorischen Zentren angenommen werden darf.

Hingegen scheinen die Bauchdeckenreflexe manchmal überhaupt, d. h. beiderseits fehlen zu können, ohne daß irgend schwere Läsionen vorliegen.

Dennoch glaube ich diese Deutung des einseitigen Fehlens der Bauchdeckenreflexe nicht als durchaus gültig hinstellen zu dürfen. Zunächst ist zu bedenken, daß das anatomische Argument an Be-

---

[1]) Anm. b. d. Korr. Wir haben seither 4 Fälle auf Grund dieses Symptomes operiert und stets beträchtliche Läsionen angetroffen.

deutung außerordentlich verlieren muß durch den Umstand der überwiegenden Häufigkeit von Scheitelverletzungen überhaupt, die mit dem Kleinerwerden der Zahlen innerhalb der einzelnen Gruppen von Symptomen die Sicherheit einer richtigen Verteilung auf die verschiedenen Schußlokalisationen immer mehr beeinträchtigen muß. Zweitens kommen selbst in unserem kleinen Materiale zwei Beobachtungen vor, welche das Auftreten des in Rede stehenden Symptomes auch bei anderer Lokalisation des Schusses beweisen. Zweimal nämlich wurde eine Differenz der Bauchdeckenreflexe bei Verletzungen des Hinterhauptes gefunden; bei dem Falle XLIII war dieses Symptom überhaupt das einzig feststellbare, und bei dem Falle LV bestand es neben ausgesprochenen Kleinhirnsymptomen[1]). Diese beiden Beobachtungen scheinen die Möglichkeit nahezulegen, daß die Differenz der Bauchdeckenreflexe nicht nur ein Lokalsymptom bei Schädigungen der motorischen Region, sondern auch der Ausdruck irgendwelcher Zustandsänderungen im Schädelinnern sein könne. Man könnte allerdings auch für die beiden Fälle von Hinterhauptsverletzung die Annahme aufstellen, es habe sich eben hier außer um die direkte Schädigung der Okzipetalregion noch um eine indirekte der motorischen Zentren gehandelt, eine Annahme, die in gewissen anderen, w. u. noch zu erwähnenden Beobachtungen eine Analogie finden würde. Sie erscheint aber als hinfällig dadurch, daß die Bauchdeckenreflexdifferenz auch in diesen beiden Fällen durch die Operation, die natürlich die motorische Region unangetastet ließ, behoben wurde.

Demnach scheint es am richtigsten, anzunehmen, daß der zentrale Apparat der Bauchdeckenreflexe außerordentlich empfindlich auf direkte Schädigungen der motorischen Region sowohl als auch allgemeine Schädigungen des Zentralnervensystems reagiere.

Ich würde es für eine Verkennung der Bedeutung dieses Symptoms halten, wollte man ihm nur dann Wichtigkeit beimessen, wenn es sich um Verletzungen in der Nähe der motorischen Region handelt.

Gerade heute nun, nachdem diese Zeilen niedergeschrieben waren, kam ein Fall zur Operation, der der nicht abgeschlossenen Beobachtung wegen zwar unter die Krankengeschichten nicht aufgenommen werden, wohl aber als Beleg für die Bedeutung und Genese der Bauchdeckenreflexdifferenz angeführt werden darf.

Krankengeschichte. Inf. T. V., aufgenommen am 26. II., verwundet durch Gewehrschuß am 21. II., verlor durch eine Stunde das Bewußtsein. Tangentialer Durchschuß von etwa 4 cm Länge, Ein- und Ausschuß über linsengroß, verklebt. Einschuß dicht neben der Mittellinie rechts vor der Sutura coronaria, Ausschuß über der Naht. Schußbereich aufgetrieben. Neurologischer Befund: Herabsetzung des unteren und Fehlen des mittleren Bauchdeckenreflexes links.

---

[1]) Ferner haben wir es zweimal bei Stirnhirnschüssen gesehen.

Am linken Bein die Muskulatur geringer gespannt als rechts, was vielleicht mit einer alten Fraktur zusammenhängen könnte. — 26. II. Operation in Äthernarkose (Oberstabsarzt Zuckerkandl). Verbindung von Ein- und Ausschuß. Etwa 2 cm lange Depressionsfraktur der Lamina externa. Befreiung der eingedrückten Stücke durch Meißelwirkung. Zahlreiche, zum Teil über 1 cm im Quadrat messende Stücke der Lamina vitrea drücken auf die Dura. Starkes extradurales Hämatom besonders vorne und außen. Nach dem Debridement pulsiert die Dura deutlich. Verkleinerung der Hautwunde durch 3 Nähte. Kochsalztupfer. Verband[1]).

Dieser Fall beweist also deutlich nicht nur, daß Differenzen der Bauchdeckenreflexe tatsächlich bei Schußwunden auch außerhalb der motorischen Region — die Verletzung entspricht der ersten Stirnwindung — vorkommen, sondern auch, daß uns dieses Symptom einen äußerst wertvollen und selbst in schwächster Ausprägung noch verläßlichen Fingerzeig für die intrakraniellen Veränderungen an die Hand gibt.

Während also der Differenz in den Bauchdeckenreflexen, auch wenn sie als isolierte Erscheinung auftritt, eine große Bedeutung beigemessen werden muß, scheint das bei der Fazialisdifferenz weit weniger der Fall zu sein, insbesondere wenn dieselbe ausschließlich die Mundmuskulatur betrifft. Eine einseitige Fazialisschwäche wurde als alleinstehendes Symptom nur in der Gruppe der Weichteilschüsse beobachtet. Hingegen fand sich die Fazialisdifferenz bei den schweren Schädelverletzungen stets mit anderen Ausfallserscheinungen vergesellschaftet, insbesondere mit motorischer Schwäche, Parese, Unsicherheit der oberen Extremität oder mit einer Herabsetzung des Bauchdeckenreflexes. Niemand wird natürlich bestreiten wollen, daß nicht auch gelegentlich eine einseitige Fazialislähmung als Lokalsymptom einer Hirnläsion vorkommen könne; es scheint dies aber sehr selten zu sein. Im Falle LXXIV scheint eine Fazialislähmung nur wenige Stunden allein bestanden zu haben. Die Kombination von Parese der Gesichts- und Armmuskulatur ist wohl aus der Nachbarschaft der entsprechenden Zentren leicht zu erklären.

Die Kombination von Fazialis- und Armlähmung bildet bereits den Übergang zu den Hemiparesen und Hemiplegien. Die halbseitigen Paresen können in allerverschiedensten Formen auftreten, nicht nur was die Schwere der Lähmung überhaupt, sondern auch was die Verteilung derselben auf die einzelnen Innervationsgebiete anlangt. Gelegentlich kommen auch Monoparesen, z. B. des Armes (Fall LVI und CIV), vor[2]). Über die Symptomatologie der hemiparetischen Syndrome ist kaum etwas zu sagen. Oft ist das Fazialisgebiet frei; manchmal ist nur die Mundmuskulatur mit beteiligt.

Etwas größeres Interesse darf vielleicht der bei den hemiparetischen

[1]) Patient wurde am 4. IV. mit geheilter Wunde entlassen.

[2]) Lilienfeld hat isolierte Lähmungen der Finger- und der Fußmuskeln beobachten können. Ärztlicher Verein Frankfurt a. M. Sitzung vom 30. XI. 1914.

Erscheinungen nach der Operation oder auch spontan einsetzende Rückbildungsprozeß beanspruchen. Es kommt ebensowohl vor, daß die peripheren Partien zuerst ihre volle Beweglichkeit wiedergewinnen, wie daß die Parese gerade in denselben am längsten bestehen bleibt. Bei dem Falle L z. B. sahen wir in der oberen Extremität zuerst die Beweglichkeit der Finger, dann die Innervation der Beuger des Ellbogengelenkes auftreten, zum Schlusse die Schultermuskulatur ihre normale Funktion wiedergewinnen, während an der unteren Extremität die Becken- und Oberschenkelmuskel zuerst und die Unterschenkel- bzw. Fußmuskulatur zuletzt wieder betätigt werden konnten. Im Falle LXIV hinwiederum schritt die Besserung von den zentralen Anteilen gegen die Peripherie zu fort, so daß zum Schlusse nur noch das Radialis- und das Peronaeusgebiet geschädigt waren. Im Falle LXXXIV blieb die Schultergürtelmuskulatur am längsten gelähmt.

In diesem Zusammenhange möchte ich darauf hinweisen, daß man das teilweise Erhaltensein oder die beginnende Wiederkehr der Radialisfunktion oft nicht feststellen kann, wenn man — wie es anscheinend meist geschieht — den Kranken auffordert, die Hand im Handgelenke zu heben, wobei die zur Demonstration der Lähmung charakteristische Stellung der hängenden Hand zum Ausgang genommen wird. Denn dabei haben die Strecker des Handgelenkes durch die Hebung gegen die Richtung der Schwere eine Arbeit zu leisten, der sie oft auch dann nicht gewachsen sind, wenn Funktionsreste erhalten blieben, so daß eine vollkommene Lähmung vorgetäuscht wird. Hingegen können Reste der Leistungsfähigkeit nachgewiesen werden, wenn die Bewegungen mit vertikal gestellter Handfläche geschehen. Analoges gilt auch für die Lähmungen im Peronaeus- bzw. Tibialisgebiet.

Auch motorische Ausfallserscheinungen können ebenso wie die Differenz der Bauchdeckenreflexe außerordentlich feine Reaktionen auf intrakranielle Vorgänge bilden. So konnten wir bei dem Kranken LXXXVII sofort ein Zurückbleiben eines Armes beim Erheben zur Vertikalen konstatieren, als durch den Tampon eine Sekretstauung in der Wunde zustande gekommen war.

Es ist hier einer sonderbaren und dem Autor selbst nicht verständlichen Beobachtung von Roemheld[1]) zu gedenken, welcher bei einem Falle von Kopfschuß eine homolaterale Hemiplegie mit Fehlen der Bauchdeckenreflexe, motorischer und sensibler Lähmung, Ataxie, Differenz der Sehnenreflexe, Fußklonus und Babinskischem Reflex beschreibt. Außerdem hat Roemheld bei einem Falle von Verletzung des Kopfes durch Sturz, der obduziert wurde, ein rechtsseitiges Hämatom bei rechtsseitiger Lähmung konstatieren können. Soweit ich die Sachlage überblicke, dürfte diese Mitteilung vereinzelt stehen.

---

[1]) Münch. med. Wochenschr. **62**, 600. 1915.

Aphasische Syndrome wurden nur in drei Fällen von den hier mitgeteilten Krankenbeobachtungen gesehen, hingegen mehrmals bei Fällen, die uns bereits operiert zugingen. Fast immer handelte es sich um typische motorische Aphasien ohne sensorisch-aphasische Beimengung. Einer reinen sensorischen Aphasie sind wir nicht begegnet. Bei einem Fall (CX) ging die motorische Aphasie ohne Operation durch ein Übergangsstadium ausgesprochenster Paraphasie, das aber nur wenige Tage dauerte, vollkommen zurück, so daß der Kranke sich nicht nur in seiner Muttersprache, sondern auch in zwei anderen Landessprachen fließend ausdrücken konnte. Derartig günstig verlaufende Fälle sind natürlich selten[1]). Es bedürfen gerade die aphasischen Syndrome einer eingehenden, lange dauernden und spezialärztlich gehandhabten Behandlung, wovon im zweiten Teile noch die Rede sein wird. Während unsere Beobachtungen nichts Neues zur Kenntnis der Aphasie beibringen, war Binswanger[2]) in der Lage, anarthrische und dysarthrische Störungen zu beschreiben, die als ausgesprochene Störungen der literalen Wort- und der Lautbildung aufzufassen sind und den reinen Artikulationsstörungen zugezählt werden müssen. Solche Störungen entstehen nach Binswanger bemerkenswerterweise auch bei Läsionen der linken Hemisphäre, während sie bisher nur als Folgen doppelseitiger, bulbärer Erkrankungen bekannt waren.

Im Lichte dieser Mitteilungen mag vielleicht ein Fall aus der Gruppe der nicht operierten schweren Schüsse erklärlich scheinen. Bei dem Kranken CXI wurde erhoben, daß zuerst eine vollständige motorische Aphasie bestanden hatte; während zur Zeit unserer Beobachtung davon nichts mehr nachweisbar war, fiel auf, daß der Kranke beim Sprechen die Zähne nicht voneinanderbrachte und in eigenartig skandierender Weise artikulierte, oft auch sehr undeutlich und verwaschen sprach. Skandieren und Dysarthrie beschreibt auch Karplus[3]), doch nimmt er als Ursache eine Läsion des Hirnstammes an.

Weit seltener als Lähmungen sind Sensibilitätsstörungen. Wenn auch die vollkommene Hemiplegie zumeist mit einer Aufhebung der sensiblen Funktionen einhergeht, so sehen wir doch oft mehr oder weniger ausgeprägte Paresen, ohne daß sich merkliche Anästhesien oder auch Hypästhesien nachweisen ließen. Irgend bemerkenswerte Beobachtungen konnten in diesem Punkte nicht gemacht werden. Wir können hinsichtlich der Begrenzung der anästhetischen oder hypästhetischen Zonen Redlich[4]) vollkommen beistimmen, wenn er sagt,

---

[1]) Bei einem Falle von motorischer Aphasie kehrte 24 Stunden nach der Operation die Sprache vollständig wieder.

[2]) Deutsche med. Wochenschr. **41**, 1502. 1915. Sitz.-Ber.

[3]) Neurol. Centralbl. 1915.

[4]) Ebenda. Nr. 22.

daß die Abgrenzung derselben gegen die Mittellinie meist recht scharf ist, daß aber die Intensität in manchen Bezirken zweifellos lateralwärts zunehme. Sensibilitätsstörungen von spinosegmentalem Typus bei Hirnrindenläsion, wie sie z. B. Gerstmann[1]) beschreibt, habe ich nur einmal bei einem uns operiert zugegangenen Falle von Schußverletzung der rechten Scheitelregion gesehen. Hier fand sich eine streifenförmige, dem vierten bis sechsten Zervikalsegment entsprechende Hypästhesie am linken Arme bei mäßiger Parese desselben.

Isolierte Sensibilitätsausfälle kommen zweifellos vor. Einen sehr interessanten Fall hat Goldstein[2]) beschrieben. Bei diesem Falle bestand eine eigentümliche Bewegungsstörung als Folge der sensiblen Läsion. Wir kommen damit zu den Störungen der tiefen Sensibilität, die nicht ohne Bedeutung sind.

Es ist hier vor allem die Frage zu erörtern, inwieweit solche motorische Störungen Ausdruck von Läsionen in der Umgebung des Sulcus Rolandi sind, inwieweit sie Kleinhirnveränderungen anzeigen. Denn es gibt, wie sofort dargetan wird, Fälle, deren Deutung gerade in dieser Hinsicht große Schwierigkeiten bereitet. Zunächst gibt es Störungen der tiefen Sensibilität gemeinschaftlich mit der oberflächlichen. Es ist eine alltägliche Erfahrung, daß man bei Paresen mit Sensibilitätsausfällen auch einen Ausfall des Lagegefühles findet. So sehen wir bei unserem Falle CIV eine Monoparese des Armes auftreten mit Anästhesie und Wegfall des Gefühles für passive Bewegungen sowie der Stereognose. Im weiteren Verlaufe aber kehrte mit Rückgang der motorischen Funktion auch die oberflächliche Sensibilität zurück, so daß schließlich normale Sensibilitätsverhältnisse bestanden und die motorischen Ausfälle nur mehr in Gestalt einer gewissen Schwäche und Unsicherheit nachweisbar waren. Die Störung des Lagegefühles aber war — insbesondere in den periphersten Teilen — noch sehr stark. Wir haben also hier das Bild von Unsicherheit und Schwäche in den Bewegungen mit gleichzeitiger Störung des Lagegefühles vor uns.

Sehr deutlich war die Lagegefühlsstörung auch bei dem Kranken XCIX, der ausdrücklich angab, er wisse nicht zu sagen, in welcher Stellung und wo im Raume sich seine Hand jeweils befinde.

Ausgesprochene Unsicherheit der Bewegungen fand sich bei dem Kranken LXXXVII, so daß man eigentlich von einer Hemiataxie reden konnte, während die paretischen Erscheinungen auf einen Arm beschränkt waren und sich nur in einer Differenz der Kraft des Händedruckes und einem Zurückbleiben beim Erheben der Arme zur Vertikalen kund gaben.

---

[1]) Wiener med. Wochenschr. 1915. Nr. 26.

[2]) Deutsche med. Wochenschr. 1915. Nr. 8, 9.

Bei allen diesen Fällen handelte es sich um Verletzung in der Umgebung der motorischen Region. Bei der erwähnten Beobachtung von Goldstein zeigte sich ein Abszeß im Gyrus supramarginalis, entsprechend der Ausschußwunde.

Ähnliche Beobachtungen scheinen Rulf[1]), Saenger[2]), vielleicht auch Boenheim[3]) gemacht zu haben, während Gerstmann[4]) von einem Fall berichtet, bei welchem eine Astereognose ohne Störung der oberflächlichen und der tiefen Sensibilität vorlag, also eine reine Tastlähmung. Gerstmann nimmt einen Ausfall der gedanklichen Verarbeitung der Eindrücke, zum Unterschied von der perzeptiven Astereognose an.

Aus diesen Erfahrungen, die sämtlich bei Verletzungen der Scheitelregion gewonnen wurden, scheint hervorzugehen, daß, sei es infolge von Lagegefühl- oder anderen Störungen durch Läsionen der dort liegenden Hirnpartien, Bewegungsstörungen entstehen können, die von den paretischen Erscheinungen recht sehr verschieden sind. Dies muß zur Vorsicht mahnen, da man leicht dazu gelangen könnte, bei Läsionen dieser Region noch entfernter gelegene, sekundäre Herde aufzunehmen, wenn man ataktische Symptome vorfindet, die man vielleicht nicht ohne weiteres mit den Zentren der Regio Rolandica und ihrer Umgebung, wohl aber mit dem Kleinhirn zu verknüpfen geneigt wäre.

Es hat nun den Anschein, als ob nicht nur Lagegefühlsstörungen und Bewegungsunsicherheiten, sondern auch Koordinationsstörungen durch Läsionen der Scheitelbeingegend erzeugt werden könnten, die symptomatologisch von den den Kleinhirnerkrankungen eigentümlichen schwer oder gar nicht zu unterscheiden sind.

Wir haben in der Krankengeschichte CIII einen Fall mitgeteilt, welcher neben einer Fazialisschwäche und einer Differenz der Bauchdeckenreflexe zuungunsten der linken Körperhälfte eine von der Adiadochokinese nicht zu unterscheidende Bewegungsstörung des linken Armes zeigte. Bei der üblichen Prüfung auf Adiadochokinese mit Rotationen im Ellbogengelenk, mit Kreiselbewegungen, raschen Beugungen und Streckungen im Ellbogen trat eine vollkommene Insuffizienz der muskulären Koordination zutage. Jede einzelne Bewegung aber gelang sehr gut, und es ließ sich auch keine Herabsetzung der groben Kraft, vielleicht eine größere Ermüdbarkeit nachweisen. Bei diesem Kranken nun lag die Verletzung zwar beträchtlich hinter der motorischen Region, doch immerhin so, daß ein Betroffensein gerade der das Ellenbogengelenk beherrschenden Muskeln und der Zentren für

---

[1]) Med. Klin. 1914. Nr. 40. Ver.-Ber.

[2]) Münch. med. Wochenschr. **62**, 521. 1915.

[3]) Berliner klin. Wochenschr. 1915. Nr. 9.

[4]) Wiener klin. Wochenschr. **28**, 1450. 1915. Sitz.-Ber.

die Bauchdeckenreflexe etwa noch angenommen werden konnte. Die Operation brachte die beschriebene Bewegungsstörung vollständig zum Verschwinden. Anzeichen einer Kleinhirnläsion fehlten sonst ganz; weder ließ die Lokalisation der Wunde eine solche annehmen, noch fand sich etwa eine gegen das Hinterhaupt ziehende Fissur; auch bestanden weder Nystagmus noch Gangstörungen, noch ein abnormer Ausfall des Zeigeversuches nach Barany. Es muß also wohl die beschriebene Koordinationsstörung als Lokalsymptom bei geringfügiger Läsion der entsprechenden Zentren angesehen werden. Daraus folgt, daß man die isolierte „Adiadochokinese" bei Schüssen, die das Kleinhirn ihrem Sitze nach nicht beteiligen können, nicht ohne weiteres als Symptom einer neben der lokalen Störung bestehenden entfernteren Läsion auffassen darf.

Auch Hypotonie einzelner Muskelgruppen oder Glieder kann anscheinend von den motorischen Zentren aus bedingt sein, wie das der Fall C zeigt, bei welchem eine Hypotonie des Beines neben einer Innervationsschwäche der Fazialis beobachtet wurde.

Andererseits muß man sich natürlich davor hüten, die diagnostische Bedeutung der Kleinhirnsymptome zu unterschätzen. Man wird stets gut daran tun, bei dem Nachweis solcher Erscheinungen an Kleinhirnverletzungen auch dann zu denken, wenn das Aussehen und die Lage des Schusses nicht unmittelbar solche anzuzeigen scheinen.

Die Wichtigkeit der Kleinhirnsymptome für die Beurteilung der Schädelverletzungen hat vor allem Goldstein[1]) mit Nachdruck betont. Außerdem haben sich Loewenstein[2]), Friedländer[3]) und in jüngster Zeit Reichmann[4]) zu dieser Frage geäußert.

Wenn im Anschluß an Goldstein nun die hauptsächlichsten Kleinhirnsymptome aufgezählt werden, so wird sofort die Wichtigkeit der Kenntnis der oben beschriebenen Bewegungsstörungen bei Läsionen in der motorischen Region für differentialdiagnostische Fragen in die Augen springen. Die objektiven Symptome, auf welche zu achten ist, sind:

1. Der typische zerebellare, breitspurige Gang mit Schwanken des ganzen Körpers.

2. Abnorme Kopf- und Rumpfhaltung und Schwanken beim Stehen.

3. Nystagmus.

4. Ataxie, für die die Einseitigkeit charakteristisch ist (gleicheistig mit dem Herd).

5. Eine gewisse Schwäche und Schlaffheit in den Extremitäten (Hypotonie).

---

[1]) Münch. med. Wochenschr. **62**, 1439. 1915.
[2]) Neurol. Centralbl. 1915. Nr. 17.
[3]) Ebenda. Nr. 21.
[4]) Med. Klin. **12**, 56. 1916. Sitz.-Ber.

6. Der Baranysche Zeigeversuch.
7. Die Adiadochokinesis.
8. Die Störung in der Schätzung von Gewichten.
9. Das Fehlen des Rückschlages in der Widerstandsprüfung. Dieses Symptom äußert sich darin, daß die kurze Beugung des Unterarmes ausbleibt, die beim Gesunden auftritt, wenn man bei Streckung gegen den Widerstand der Hand des Untersuchers den Widerstand plötzlich sistiert. Kleinhirnkranke setzen die Streckung ohne Rückschlag in exzessiver Weise fort.

Auf die beiden letztgenannten Symptome wurde bei unseren Kranken nicht untersucht. Alle anderen dagegen wurden stets geprüft[1]).

Deutliche Kleinhirnsymptome wurden beobachtet bei den Fällen LII, LIV, LV, LVI, LVII, XCVIII; zweifelhaft sind die Erscheinungen bei dem Falle XCIX. Bei einem Falle von sicherer Kleinhirnverletzung konnte leider wegen der schlechten psychischen Verfassung des Kranken keine genaue Untersuchung vorgenommen werden (Fall XC). Schalten wir diese zwei Fälle aus, so bleiben 6 Fälle (sämtlich Schüsse der Okzipitalregion) unter 18 Hinterhauptsverletzungen. Demnach wäre die Häufigkeit der Kleinhirnläsion, wenn so kleine Zahlen eine Berechnung zulassen würden, mit 33% zu veranschlagen. Bezogen auf die Zahl der schweren Schußverletzungen des Schädels überhaupt wäre die Häufigkeit 6,2%.

Vielleicht darf darauf hingewiesen werden, daß diese Symptomengruppe unter den „Weichteilschüssen", sowohl den operierten wie den nicht operierten, vollkommen vermißt wird. Nach der obigen Häufigkeitsberechnung wären im Gesamtmateriale der Weichteilschüsse 8 Fälle zu erwarten gewesen; nach der Häufigkeit unter den Hinterhauptschüssen, deren Zahl 30 beträgt, sogar 10. Diese erwartungsgemäßen Zahlen sind, ebenso wie die der Fälle überhaupt, immerhin groß genug, daß wenigstens der eine oder der andere positive Fall hätte zur Beobachtung kommen müssen, wenn diese Symptome bei leichten Verletzungen oder als Folge bloßer Erschütterung überhaupt vorkämen. Es scheint also der Schluß berechtigt, daß Kleinhirnsymptome immer schwerere Veränderungen im Schädelinneren anzeigen.

Im einzelnen betrachtet handelte es sich um folgende Symptome: Adiadochokinese und Ataxie dreimal, Hypotonie und Schwäche einmal, Unsicherheit und Abweichen beim Gehen zweimal, Nystagmus[2]) einmal, Baranyscher Versuch zweimal.

---

[1]) Unter den 3 neuen Fällen mit zerebellaren Symptomen fehlte die Erscheinung.

[2]) Nystagmus soll nach Nochte (Deutsche med. Wochenschr. 1915. Nr. 41) auch als Folge von Verletzungen der zweiten Stirnwindung (Blickzentrum) vorkommen, ohne aber eine Gesetzmäßigkeit in der Richtung zu zeigen.

Bei diesen Symptomen ist differentialdiagnostisch die Abgrenzung von labyrinthären und von rein funktionellen Störungen wichtig. Ich habe oben darauf hingewiesen, daß man unter Umständen Gefahr läuft, Symptome, die aus dem Sitze der Verletzung nicht unmittelbar erklärlich sind, als Fernsymptome sozusagen anzusehen, sei es, daß man einen Abszeß, eine Erweichung oder eine Fissur an einem von der primären Wunde abgelegenen Punkte supponiert. Daß dies nicht nur eine konstruierte Möglichkeit, sondern eine gelegentlich vorkommende Tatsache ist, beweist die Beobachtung XC. Bei diesem Falle lag ein Schuß über dem Kleinhirn vor; das Cerebellum prolabierte in den Knochendefekt. Es fand sich aber eine homonyme Hemianopsie, die aus der weit tiefer als das Sehzentrum basalwärts gelegenen Wunde nicht zu erklären war. Die Obduktion zeigte dann, daß es zu einer Erweichung der Calcarinaregion gekommen war, die einen unmittelbaren Zusammenhang mit der Verletzung gar nicht erkennen ließ.

In anderen Fällen bedeutet das Bestehen von lokalisationsfremden — wenn man den Ausdruck gestattet — Symptomen die bereits stattgefundene Ausbreitung sekundärer infektiöser Prozesse. Solche — Abszesse, Meningitis — können natürlich auch auf benachbarte Zentren übergreifen und so zu der Monoparese des Armes die Hemiplegie, zu dieser die Aphasie usw. treten lassen. Oft aber tritt speziell die Meningitis, wie wir noch hören werden, an einem von der Wunde entfernten Punkte auf, und es kommt so zu Zustandsbildern, die mit der primären Lokalisation der Läsion nichts mehr zu tun haben. Als Beispiel mag der Fall LVIa dienen, bei welchem sich zu einer hemianopischen Störung eine Hemiplegie gesellt.

Was nun die eben erwähnte Hemianopsie betrifft, so wurde dieselbe fünfmal beobachtet, nämlich bei den Fällen LVIa, LXXXII, LXXXIII, XC und XCIX. Ferner kam bei dem Kranken CXII eine vollständige Amaurose vor. Bis auf den Fall XCIX sind es ausschließlich Hinterhauptsverletzungen. Bei dem Kranken XC handelt es sich um die vorhin erwähnte Erweichung im Okzipitallappen bei Kleinhirnverletzung. Die beiden Fälle LXXXII und LXXXIII, die genasen, zeigten auch bei ihrer Entlassung noch unverändert die Hemianopsie. Die Fälle LVIa und XC starben in kurzer Zeit. Bei dem Kranken XCIX bildete sich die Hemianopsie zurück. Es ist dies derselbe Patient, dessen oben schon bei der Erörterung der Kleinhirnsymptome Erwähnung getan wurde. Wie hier die Hemianopsie zu deuten ist, ist schwer zu sagen. Es dürften aber doch Läsionen des Okzipitallappens vorgelegen haben, da zu viel Symptome auf eine Mitbeteiligung der hinteren Hirnpartien hinweisen: Kleinhirnsymptome, Hemianopsie, optische Agnosie.

Daß neben der kortikalen Hemianopsie auch eine durch Traktusverletzung vorkommt, ist bekannt; wir werden im IV. Kapitel eine

Krankengeschichte mitteilen, welche nebenbei auch dieses Faktum illustriert.

Die Hemianopsie ist eine recht häufige Erscheinung, auch wenn in unserem Material zufällig nur wenig Fälle (6%) vorkommen. Nach Uhthoff[1]) machen die Hemianopsien 9% aller Sehstörungen durch Verletzung aus.

Die Operation kann gelegentlich wesentliche Besserungen herbeiführen (Fälle von Lenz, Franke).

Einen besonders merkwürdigen Fall hat F. Pick[2]) mitgeteilt. Es war bei seinem Kranken vom Gesichtsfeld beiderseits nur der linke obere Quadrant erhalten. Pick bemerkt die Übereinstimmung mit den lokalisatorischen Auffassungen von Henschen, denen zufolge die dorsale Lippe der Calcarinarinde den dersalen, die ventrale den ventralen Retinaquadranten versorgt.

Wichtig ist für die lokalisatorische Diagnose, daß zuweilen nur eine Farbenhemianopsie besteht[3]).

Gerstmann[4]) hat einen Fall von Hemianopsie durch Kontrekoup beobachtet. Daß Kontrekouperscheinungen überaus selten sind, wurde oben schon bemerkt.

Neben Hemianopsien und quadrantenförmigen Ausfällen kommen auch andersgestaltete Gesichtsfelddefekte gelegentlich vor, wie symmetrische sektorenförmige Skotome (Fleischer) oder parazentrale hemianopische Skotome und inselförmige Defekte (Bielschowsky). Die Feststellung solcher Ausfälle erfordert natürlich die exakte perimetrische Untersuchung, während Hemianopsien und selbst quadrantenförmige Ausfälle auch bei grober Prüfung leicht zu entdecken sind.

Eine eigenartige und aus zentralen Läsionen nur schwer erklärbare Form von Gesichtsfeldausfall beobachteten wir bei dem Falle LXVI. Man gewann hier den Eindruck einer konzentrischen Gesichtsfeldeinengung. Obwohl eine solche gemeinhin psychogenen Ursprunges zu sein pflegt, muß man in diesem Falle doch an eine kortikale Bedingtheit deshalb denken, weil die Ausweitung des Gesichtsfeldes zu normaler Größe unmittelbar nach der operativen Ausräumung eintrat. Möglicherweise waren beide Sehzentren in Mitleidenschaft gezogen gewesen.

Eigentliche Rindenblindheit haben wir nie zu sehen Gelegenheit gehabt. Andeutungsweise bestand eine solche vielleicht, allerdings mit vielerlei anderen Störungen vergesellschaftet, bei dem Kranken XCIX. Sie ging ohne weiteren Eingriff vorüber. Auch Rosenmeyer hat

---

[1]) Klin. Monatsbl. f. Augenheilk. **55**, Heft 1, 2. 1915.

[2]) Ver. Deutscher Ärzte, Prag. 19. XI. 1915.

[3]) Vgl. Pichler, Wiener med. Wochenschr. **66**, 33. 1916.

[4]) Wiener klin. Wochenschr. **28**, 1332. 1915. Sitz.-Ber.

über transitorische Rindenblindheit berichtet. Nur bei einem Falle bestand eine nicht als peripher zu deutende Anisokorie (Fall LVIa); einmal handelte es sich vermutlich um eine Sympathikusreizung infolge Narbenbildung nach einem verheilten Halsdurchschuß (CI) und einmal um eine Ophthalmoplegia interna (CXII).

Unter den beobachteten nervösen Symptomen ist noch besonders der allgemeinen Reflexsteigerung zu gedenken, die uns fünfmal, davon dreimal als isolierte Erscheinung, begegnete (Fälle XLV, XLVIII, LXXVI, LXXXVI, XCI). Die Abhängigkeit des Symptoms von den Wundverhältnissen bzw. dem dadurch gesetzten Allgemeinzustande des Gehirnes geht aus der prompten Abnahme der Reflexintensität nach der Operation bei den Fällen XLV und XLVII deutlich hervor. Zweimal war die Steigerung der Sehnenreflexe kombiniert mit Differenzen der Bauchdeckenreflexe, einmal auch der Fazialisinnervation, einmal trat ein Krampfanfall auf.

Über die Gefahr, diese „organisch" bedingte Reflexsteigerung mit der psychogenen zu verwechseln, wird noch ein Wort zu sagen sein.

Was nun die Krampfanfälle betrifft, so haben wir solche bei sechs unserer Kranken beobachten können.

Es scheint, daß man mehrere Typen unterscheiden kann. Die isolierten in der Rekonvaleszenz auftretenden Paroxysmen scheinen mit den Krampfanfällen, die als unmittelbare Verletzungsfolge zustande kommen, nicht wesensgleich zu sein und auch nicht mit den bei progredienten entzündlichen, meningitischen Prozessen auftretenden. Ob sie der „Narben"- oder „Spätepilepsie" nach Schädelverletzungen nahestehen, können wir mangels zureichend langer Beobachtung nicht entscheiden. Es wäre wohl möglich, daß die isoliert auftretenden Anfälle, auch wenn sie in wochenlanger Beobachtung nicht wiederkehren, doch Vorläufer einer sich allmählich entwickelnden „epileptischen Veränderung" im Zentralnervensystem seien[1]). Kennt doch die Neurologie auch sonst die Erscheinung der isolierten Vorboten später häufig wiederkehrender oder dauernd bestehender Symptome.

Symptomatologisch unterscheiden sich die Krampfanfälle der verschiedenen angenommenen Gattungen natürlich in keiner Weise.

Anfälle als unmittelbare Verletzungsfolge wurden beobachtet bei dem Falle LVIb; sie verschwanden nach der Ausräumung des extraduralen Hämatoms vollständig, nachdem noch einmal ein auf das Bein beschränkter Jackson-Anfall aufgetreten war. Diese Beobachtung ist ganz analog jener, die Reichard und Moses[2]) unlängst mitgeteilt

---

[1]) Passow (Med. Klin. **12**, 1. 1916) teilt einen Fall mit, wo die Anfälle nach der Operation sistierten, später aber wiederkehrten. Allerdings war kein restloses Debridement vorgenommen worden.

[2]) Münch. med. Wochenschr. 1915. Nr. 52.

haben; auch bei diesem Kranken blieben die Anfälle nach der — erst bei einem zweiten operativen Akt bewirkten — vollkommenen Ausräumung des extraduralen Hämatons gänzlich aus.

Unter Umständen sind epileptiforme Anfälle das Anzeichen eines fortschreitenden infektiösen Prozesses (Fall XCI oder LXXV).

Haben wir hiermit die wesentlichen an unserem Materiale beobachteten Symptome von seiten des Nervensystems abgehandelt, so ist offenbar die neurologische Symptomatologie der Schädelschüsse damit keineswegs erschöpft. Er kann jedoch unsere Aufgabe hier nicht sein, alle möglichen und etwa in erreichbaren Publikationen schon beschriebenen Erscheinungen aufzuzählen.

Es erübrigt noch, der nicht unwichtigen Frage der Differentialdiagnose von organisch durch den Hirnschuß bedingten und von psychogenen Symptomen zu gedenken; psychogene Symptome können entweder den organischen superponiert oder neben ihnen vorhanden sein oder auch allein das ganze Zustandsbild beherrschen.

Eine besondere Wichtigkeit kommt dieser Differentialdiagnose bei den Schwindelerscheinungen und Gleichgewichtsstörungen zu. Die subjektiven Symptome der Kleinhirnerkrankungen nämlich, Kopfschmerzen, besonders im Hinterhaupt, Unsicherheitsgefühl beim Gehen, Schwindel vor allem, können auch rein funktioneller Natur sein. Sie können aber auch labyrinthären Ursprunges sein. (Einen interessanten einschlägigen Fall hat O. Beck[1]) demonstriert.) Deshalb ist die genaue neurologische und in vielen Fällen auch die otologische Untersuchung (Drehnystagmus, kalorische Reaktion, Hörprüfung) von großer Wichtigkeit. Hinsichtlich der neurologischen Untersuchung ist anzumerken, daß die von Goldstein hervorgehobene, m. W. zuerst von Lotmar bei Kleinhirntumoren beschriebene Störung der Gewichtsschätzung auch bei Labyrintherkrankungen vorkommen kann[2]). Bekanntlich ist auch der Baranysche Zeigeversuch bei Läsionen des inneren Ohres positiv; doch ist das doppelseitige Vorbeizeigen in erster Linie den peripheren Störungen zuzuschreiben, so daß ein nur einseitig positiver Ausfall unbedingt für die Annahme einer Kleinhirnstörung spricht.

Bei psychogenen Gleichgewichtsstörungen und Schwindel wird die genaue Untersuchung auf Kleinhirnsymptome die Entscheidung ermöglichen.

Anders steht es mit der Reflexsteigerung. Selbst die genaueste Analyse kann, wenn nicht andere Symptome daneben vorhanden sind, nicht feststellen, ob es sich um eine organisch bedingte oder eine rein funktionelle Erscheinung handelt. Es ist hier, wie bei der Beurteilung

[1]) Österreich. Otolog. Gesellsch. 28. VI. 1915.

[2]) Vgl. meine Arbeit über die Pathologie des Tonuslabyrinths in Monatsschr. f. Psych. u. Neurol. 1909, ferner die Arbeiten von Mann u. a.

anderer psychogener Symptome, auch das größte Gewicht auf den Gesamteindruck des Kranken, insbesondere seinen psychischen Habitus zu legen. Sehr oft zeigen die Kranken mit Hirnverletzungen recht charakteristische psychische Veränderungen, die sich von dem Verhalten der traumatischen Neurose, Hysterie oder wie man die psychogenen Reaktionsformen nennen will, beträchtlich unterscheiden. Die psychogenen Zustandsbilder nach Artillerie-, insbesondere Granatverletzungen sind vielfach in der Literatur über die sog. „Granatkontusion" erörtert worden und hier nicht des näheren zu besprechen. Übrigens sind uns reine funktionelle Bilder unter den Kopfverletzungen nur selten begegnet, und gerade die schweren Fälle waren von solchen Zügen frei. Einen ausgeprägten Fall von traumatischer Hysterie habe ich überhaupt nur ein einziges Mal bei einem ganz geringfügigen Streifschuß der Stirnscheitelgegend gesehen.

Inwieweit die nervösen Symptome Anhaltspunkte für die Beurteilung des einzelnen Falles und inwieweit sie zur Indikationsstellung für die Operation dienen können, wird im fünften Kapitel noch erörtert werden.

C. Die Allgemeinsymptome.

Über die Allgemeinerscheinungen bei den Schädelschüssen ist hier wenig zu sagen, da die psychischen Störungen in einem besonderen Kapitel und die im Verlaufe auftretenden Symptome ebenfalls gesondert behandelt werden sollen.

Der Puls zeigt bei frischen Schädelschüssen sehr oft keine auffallenden Veränderungen. Insbesondere vermißt man zumeist die dem Hirndruck eigentümliche Pulsveränderung. Hingegen findet man oft einen kleinen und beschleunigten Puls, was vielleicht als Schockwirkung angesehen werden darf. Laewen erwähnt eine besondere Labilität des Pulses bei Druck auf die Verletzungsgegend, was uns eigentlich nicht aufgefallen ist.

Die Körpertemperatur ist sehr häufig febril oder subfebril auch bei solchen Fällen, die einen durchaus günstigen Verlauf nehmen. Oft findet sich als Erklärung eine Weichteilphlegmone oder der Beginn einer solchen. Oft sind die Veränderungen in der Wunde überhaupt als Ursache der Temperaturerhöhung anzusehen, und diese schwindet mit der Herstellung reiner Wundverhältnisse. Übrigens verdient hier schon angemerkt zu werden, daß Hirnverletzte außerordentlich leicht auf allerlei Einwirkungen (Verbandwechsel, Stuhlverhaltung) mit Temperatursteigerungen reagieren. Worin der Grund für diese thermische Labilität liegt, ist nicht zu sagen. Vielleicht handelt es sich um Störungen der nervösen Wärmeregulation, um „zerebrales Fieber", von dem ja in der Literatur oft schon die Rede war. Eine typische Temperaturkurve ist im folgenden Kapitel abgebildet.

Das Aussehen der Kranken zeigt zumeist keine besonderen Züge, von dem unter den psychischen Symptomen zu beschreibenden leidenden Ausdruck und der schlaffen Haltung mancher Schwerverletzter abgesehen. Das Gesicht ist weder auffallend gerötet noch auffallend blaß. Selten nur begegnet man Blässe der Haut, Kälte und Zyanose der Extremitäten, wie sie dem Schock entsprechen würden. Ob unmittelbar nach der Verletzung, etwa in der Zeit der Bewußtlosigkeit und in den nächsten Stunden, die Schockwirkung ausgesprochener ist, erlaubt unsere Erfahrung nicht zu entscheiden. Ich möchte aber fast glauben, daß dies nicht der Fall sein dürfte, da auch (vgl. das vierte Kapitel) die Kommotionserscheinungen gegenüber den Friedensverletzungen des Kopfes ganz auffallend zurücktreten.

Anhangsweise sind hier komplizierende, mit der Schädelverletzung, soweit sie hier interessiert, nur indirekt zusammenhängende Symptome anzuführen.

Der Labyrinthläsionen wurde oben schon gedacht. Neben vestibulären Störungen kommen natürlich auch verschiedene Beeinträchtigungen des Gehörs vor.

Gelegentlich findet man Schädelbasisfrakturen auch bei Schüssen, die die Konvexität betreffen. Wexberg[1]) hat einen derartigen Fall demonstriert.

Besondere Aufmerksamkeit haben die Veränderungen am Augenhintergrunde erregt, da sie für die Beurteilung der Vorgänge im Schädelinneren von größtem Werte sind. v. Szily[2]) hat Stauungspapille seltener bei Gewehrschüssen, dagegen bei 50% der Artillerieverletzungen des Hirnschädels beobachten können. Sie kommt auch dort vor, wo nur Depressionen des Knochens mit Splitterung der Lamina vitrea bestehen, und geht bei den günstig verlaufenden Fällen nach dem Debridement oder der Trepanation zurück. Leider war mir die Veröffentlichung dieses Autors nur in einem Referate zugänglich, so daß ich nicht zu sagen weiß, in welchem Stadium, d. h. wie lange nach der Verletzung, Szily seine Beobachtungen anstellen konnte.

Neuerdings haben Loewenstein und Rychlik[3]) sich zu dieser Frage geäußert auf Grund von Untersuchungen an 57 Fällen. Sie beobachteten dabei 32mal entzündliche Veränderungen des Sehnervenkopfes, eine, wie sie selbst sagen, über Erwarten hohe Zahl. Die Papillitis stellt nach ihren Erfahrungen ein prognostisch ungünstiges Symptom dar. Die gefundenen schweren nervösen Ausfallserschei-

[1]) Med. Klin. **12**, 231. 1916.

[2]) Deutsche med. Wochenschr. 1915. Nr. 34.

[3]) Med. Klin. **12**, 144. 1916.

nungen verschwanden bei nur sechs der Fälle mit Sehnervenveränderungen, während sie bei 23 bis zur Heilung resp. dem Tode andauerten. Die Veränderungen am Sehnerven sind entweder eine echte, durch Steigerung des intrakraniellen Druckes hervorgerufene Stauungspapille oder eine primär entzündliche Erkrankung der Papille, durch toxische Produkte bedingt, welche dem infizierten, verletzten Hirngewebe entstammen und in den Liquor cerebrospinalis diffundieren. Beide Formen sind mittels des Augenspiegelbefundes nicht zu entscheiden.

Gelegentlich wurden diese Veränderungen schon 36 Stunden nach der Verletzung beobachtet. Leider haben es die Autoren unterlassen, ihr Material nach dem zwischen Verletzung und Operation verstrichenen Intervall zu gruppieren. Aus den vereinzelten Krankengeschichten geht hervor, daß in dem Materiale sowohl sehr früh als relativ spät operierte Fälle vorkommen. Es wäre von Interesse, zu wissen, wie sich die Häufigkeit der papillären Veränderungen auf die beiden Gruppen verteilt.

Wir haben ziemlich selten den ophthalmoskopischen Befund erhoben und fast durchweg negative Resultate zu verzeichnen gehabt. Es dürfte die Papillitis wahrscheinlich weit mehr ein sich erst mit wachsendem Zeitintervall zwischen Verletzung und Beobachtung entwickelndes Symptom als eine Teilerscheinung des Frühsyndroms sein. Daß für die Beurteilung von Komplikationen, für die Diagnose insbesondere des Hirnabszesses die ophthalmoskopische Untersuchung einen unentbehrlichen Behelf darstellt, braucht nicht näher ausgeführt zu werden.

III. Verlauf und Komplikationen. Hirnabszeß, Enzephalitis, Meningitis.

Es ist hier in erster Linie nur von dem Verlaufe der Schädelverletzungen in den ersten Wochen die Rede. Wie sich in späteren Monaten und Jahren das Schicksal der Verletzten gestaltet, vermögen wir überhaupt auch heute noch nicht abzusehen. Insbesondere ist der in einem Kriegsspital der Etappe oder auch des Hinterlandes tätige Arzt nicht imstande, darüber zu urteilen, weil er die Kranken aus den Augen verliert, sobald die Wundheilung abgeschlossen und die Funktionsherstellung, soweit eine solche eintritt, vollendet erscheint. In welcher Weise das medizinisch-wissenschaftlich ebenso wie sozialpraktisch bedeutsame Problem der weiteren Kontrolle und Beobachtung der Schädelverletzten gelöst werden kann, soll im zweiten Teile der vorliegenden Arbeit abgehandelt werden.

Zunächst seien die günstig verlaufenden Fälle besprochen, d. h. im Sinne obiger Einschränkung jene, welche anscheinend geheilt nach einigen Wochen unser Spital verlassen konnten.

Man kann innerhalb dieser Gruppe zwei Verlaufstypen konstruieren, die natürlich keineswegs voneinander scharf geschieden sind, sondern vielmehr ineinanderfließen. Der erste Typus würde die rasch unter reiner Granulationsbildung ausheilenden Fälle umfassen, während der zweite von jenen repräsentiert wird, welche einen protrahierten Verlauf mit langsamer Wundheilung und allerlei störenden Momenten aufweisen.

Soweit sich die Sachlage überblicken läßt, ist für die Entwicklung des einen oder anderen Verlaufstypus weder die Art des Schusses oder des Projektils, noch die Größe des primären oder bei der Operation gesetzten Defektes maßgebend. Wenn es einerseits, wie nicht anders möglich, richtig ist, daß unbedeutendere Verletzungen, mit geringer Splitterung des Knochens, fehlender oder unbedeutender Läsion des Hirnes rascher ausheilen, als große Wunden und ausgedehnte Zertrümmerung des Hirngewebes, so muß andererseits hervorgehoben werden, daß auch beträchtliche Defekte eine rasche Heilung aufweisen und kleine Wunden allerlei Störungen in der Genesung mit sich bringen können.

Ein Kriterium für den Genesungsfortschritt bildet in gewisser Hinsicht das Verhalten der Körpertemperatur. Wir haben im vorigen Kapitel erwähnt, daß die Kopfverletzten außerordentlich häufig bei ihrer Aufnahme erhöhte Temperaturen zeigen. Die Operation zeitigt zumeist einen Temperaturanstieg. Derselbe ist bei den gut verlaufenden Fällen binnen wenigen Tagen von einem Temperaturabfall gefolgt, worauf dann die Temperatur dauernd normal bleibt. Daß dieses Verhalten auch bei schweren Schußverletzungen und großen Defekten vorkommen kann, beweisen die Krankengeschichten C und CI. Die Fieberkurven waren bei den beiden Fällen vollkommen identisch; ihre Form ist für die Entfieberung bei gutartig verlaufenden Schädelschüssen so typisch, daß ich eine derselben in der Abb. 1 wiedergebe.

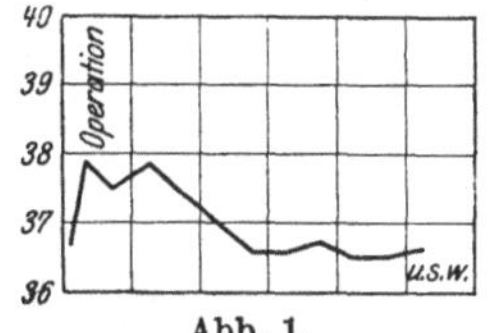

Abb. 1.

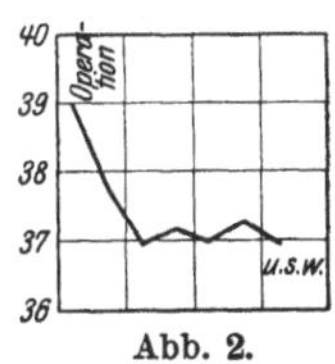

Abb. 2.

Man sieht den Temperaturanstieg nach der Operation, den Abfall in den folgenden Tagen und das darauf Wochen hindurch unveränderte normale Verhalten der Temperatur.

Zeigt diese Kurve einen sozusagen kritischen Temperatursturz, so gibt es auch Fälle, die ein lytisches Absteigen des Fiebers erkennen lassen. Auch die Abb. 2, welche dies illustriert, entstammt einem sehr schweren Fall.

Der Typus des protrahierten Verlaufes wird, was das Verhalten der Temperatur anlangt, in Abb. 3 illustriert. Zugleich zeigt diese Kurve in deutlichster Weise die schon mehrfach erwähnte Erscheinung der wiederkehrenden Temperaturerhöhungen nach dem Verbandwechsel. Ich bin der Meinung, daß man von einer wirklichen Wundheilung solange nicht sprechen darf, als derartige reaktive Fieberbewegungen noch auftreten.

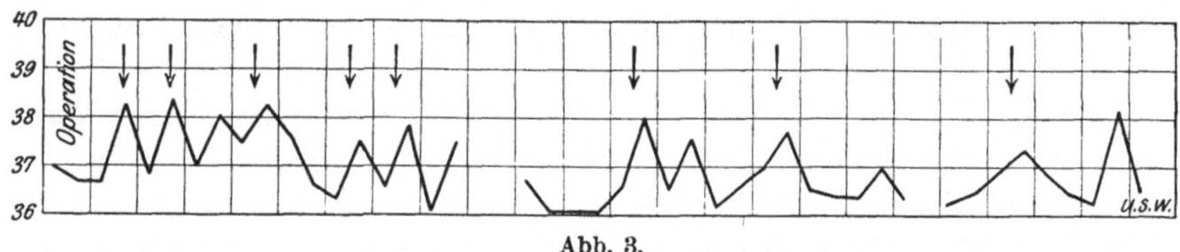

Abb. 3.

So wie das Abklingen der bestehenden oder nach der Operation eintretenden Temperatursteigerung, so gibt auch das Verhalten der nervösen Erscheinungen einen Anhaltspunkt für die Beurteilung des Falles. Denn eine ganze Reihe der im vorhergehenden Kapitel beschriebenen Symptome verschwindet bei den gut verlaufenden Fällen bald nach der Operation. Freilich kommt, wie wir noch sehen werden, auch bei später letal endenden Fällen eine anfängliche und unter Umständen sogar weitgehende Besserung vor, so daß aus dem Eintreten derselben nichts oder wenig Gutes, aus ihrem Ausbleiben aber zumeist Schlechtes vorhergesehen werden darf.

Selbstverständlich gibt es nervöse Ausfallserscheinungen, die auch bei quad vitam gut verlaufenden Fällen andauernd bestehen bleiben, wenn sie durch weitgehende Zerstörungen der entsprechenden Zentren oder Bahnen zustande gekommen waren. Und ebenso gibt es tiefgreifendere Läsionen ohne irreparable Einbuße der Funktion, bei welchen die Wiederherstellung nur langsam und oft nur partiell eintritt. Ein Beispiel hierfür gibt die Rückbildung der nur durch ein extradurales Hämatom bedingten Hemiplegie bei dem Falle L.

Es ist also die Frage aufzuwerfen, von welchen Symptomen wir ein rasches Verschwinden erwarten dürfen, so daß wir uns an ihrem Verhalten, wennschon nicht mit Gewißheit, so doch mit einiger Wahrscheinlichkeit über den Ausgang orientieren können.

Es sind das natürlich in erster Linie die „leichten“ Symptome, deren Bedeutung aber gerade dadurch ins Licht gesetzt wird. Daß man die Symptome nach ihrer Schwere, d. h. eigentlich nach der Behinderung oder Unannehmlichkeit, die sie dem Kranken bereiten, gruppiert, ist verständlich, aber methodologisch im Grunde genommen schädlich. Ein geringer Grad von Adiadochokinese ist eine „leichtere“

Erscheinung als eine Parese, aber unter Umständen das Anzeichen weit schwererer Veränderungen im Schädelinneren.

Symptome also, die sich nach der Operation rasch zurückbilden und die offenbar den am feinsten reagierenden Apparaten des Gehirnes entsprechen, sind vor allem die Differenzen der Bauchdeckenreflexe. So wie wir sahen, daß geringfügige Schädigungen wie die Wirkung eines Verbandes die Differenz der Bauchdeckenreflexe wieder erscheinen lassen können, so sehen wir auch einen entsprechend schnellen Ausgleich der Differenz nach der Operation. Weniger empfindlich reagieren motorische Schwächen geringen Grades der oberen Extremitäten. Aber auch bei anderen Ausfallserscheinungen wird eine aufmerksame Kontrolle bei günstig verlaufenden Fällen sehr bald Änderungen nachweisen können.

Zu den ziemlich rasch verschwindenden Symptomen zählen auch die Erscheinungen von seiten des Kleinhirnes. Dabei muß aber darauf aufmerksam gemacht werden, daß ein Fortbestehen, ja ein Neuauftreten zerebellarer Symptome unter Umständen vorgetäuscht sein kann. Es gibt Kranke, welche auch 24 und mehr Stunden nach der Narkose eine deutliche Nachwirkung derselben gerade auf dem Gebiete der Motilitätregulation erkennen lassen, ataktisch sind oder Andeutung von Adiadochokinese zeigen. Ich habe auch bei nicht den Schädel betreffenden Verwundungen gelegentlich ein Auftreten solcher „zerebellarer“ Symptome beobachten können.

Es gibt in der Tat auch experimentelle Anhaltspunkte für die Einwirkung der Narkotika eben auf die Funktionen des Gleichgewichtes und der Koordination. Ganz abgesehen von der alltäglichen Erfahrung der Gangstörung und motorischen Inkoordination der Alkoholberauschten — die vielleicht nicht allein auf diese Weise zu deuten ist —, sind ausgesprochen labyrinthäre oder zerebellare Symptome bei den verschiedenen Intoxikationen durch narkotische Mittel beschrieben worden. Ich erinnere an die klassischen Untersuchungen von Högyes[1]), an neuere Untersuchungen über Alkoholwirkung aus Obersteiners Institut u. a. m.

Diese Erscheinung muß gekannt werden, damit man nicht bei der neurologischen Kontrolle am Tage nach der Operation zu voreiligen Schlüssen gelange.

Die Operation bewirkt ferner in allen gut verlaufenden und in manchem schlecht ausgehenden Falle ein Verschwinden jener charakteristischen psychischen Veränderung, die im nächsten Kapitel unter dem Namen des „apathischen Syndroms“ beschrieben wird. Auch hier

---

[1]) Ich kann augenblicklich den Publikationsort nicht feststellen. Die betreffende Arbeit findet sich in meiner zitierten Studie über die Pathologie des Tonuslabyrinthes angeführt.

aber gilt, daß wir anscheinend zwar in dem Fortbestande dieser psychischen Verfassung ein absolut ungünstiges, in ihrem Verschwinden jedoch keineswegs ein eindeutig günstiges Anzeichen erblicken dürfen.

Wenden wir uns nunmehr den Störungen des Heilungsverlaufes zu, so wären zunächst wieder jene zu nennen, die keine dauernd schlimme Wendung oder diese wenigstens nicht immer bedeuten.

Des gutartigen Hirnprolapses wurde schon gedacht. Ich möchte nochmals hervorheben, daß derselbe durchaus nicht immer zu pulsieren braucht. Auch der nicht pulsierende Prolaps kann gutartig sein, sich zurückbilden, hinter Granulationen verschwinden. Das freilich scheint festzustehen, daß jeder ausgedehntere nekrotische Zerfall des Prolapses ein Zeichen schlechter Vorbedeutung ist.

Eine weitere Komplikation bilden die in vereinzelten Fällen auch nach einem sorgfältig durchgeführten Debridement aus der Tiefe der Wunde hervorwandernden Fremdkörper. Wir haben diese Erscheinung sowohl bei gut verheilenden als auch bei schließlich tödlich endenden Fällen beobachten können, so daß derselben eine prognostische Bedeutung nicht zugeschrieben werden kann. Diesen Prozeß der Abstoßung als einen natürlichen Heilungsvorgang anzusehen oder uns gar darauf zu verlassen und deshalb weniger exakt die Absuchung der Wunde nach Fremdkörpern vorzunehmen, haben wir jedoch keinen Anlaß. Preysing[1]) scheint zwar zu dieser Meinung hinzuneigen, teilt aber nicht mit, wie oft er den in Rede stehenden Vorgang bei seinen operierten, genesenen und verstorbenen Fällen beobachten konnte. Diese Erscheinung muß uns jedenfalls dazu auffordern, die Wunde bei jedem Verbandwechsel äußerst sorgfältig zu revidieren. Gelegentlich sieht man dabei auch Fremdkörper, die während der Operation der Blutung wegen nicht wahrgenommen und infolge ihrer Kleinheit oder besonderen Beschaffenheit nicht getastet werden konnten, z. B. Stoffstückchen oder Lederpartikel, von der Kopfbedeckung stammend.

Eine ebenfalls gutartige, wennschon mit schweren Erscheinungen einhergehende Komplikation stellt das akute entzündliche Ödem der Kopfschwarte dar. Die besondere anatomische Struktur der Kopfweichteile verhindert in der Regel die Entwicklung einer echten Phlegmone. Wenn sich Entzündungsprozesse in der Kopfschwarte abspielen, so nehmen dieselben häufig die Form der akuten ödematösen Durchtränkung an. Die Kranken klagen über oft exzessive Kopfschmerzen, die Kopfschwarte ist sehr empfindlich und teigig ödematös anzufühlen, die Temperatur erreicht 39 und 40°. Da nun auch bei der Meningitis recht oft ein sprunghaftes Emporschnellen der Temperatur den Be-

---

[1]) Med. Klin. **11**, 793. 1915. Sitz.-Ber.

ginn bezeichnet, so ist die Kenntnis dieses Zustandes für die Differentialdiagnose nicht ohne Wichtigkeit, um so mehr als die Kombination von hohem Fieber und von Kopfschmerzen leicht zur Diagnose der meningealen Erkrankung verleiten könnte. Das akute entzündliche Ödem der Kopfschwarte geht in den meisten Fällen nach multiplen kleinen Inzisionen oder nach feuchten Verbänden zurück. Auch kommt eine spontane Rückbildung vor. Offenbar hat es sich bei Fällen, die uns von auswärts mit der Diagnose Hirnabszeß wegen bestehenden Fiebers und Kopfschmerzen zur Behandlung zugingen und die fieberfrei bei uns eintrafen, z. T. um solche Entzündungen der Kopfweichteile gehandelt (z. B. Fall CXIII und mehrere nicht operierte, symptomenlose Kopfverletzungen).

Damit ist die Reihe der stets oder oft unschädlichen Komplikationen erledigt, und es sind nun jene zu besprechen, welche den letalen Ausgang fast immer nach sich ziehen: der Hirnabszeß, die Enzephalitis und die Meningitis. Da auch bei der Entstehung des Hirnabszesses das Ende fast stets unter dem klinischen und pathologisch-anatomischen Bilde der Meningitis verläuft, sei deren Schilderung vorangestellt.

Wer mit der Erwartung an die Beobachtungen der Schädelschüsse herantreten wollte, die Meningitis nach Schußwunden mit Hilfe der klassischen Symptomatologie der Krankheit diagnostizieren zu wollen, würde gar sehr enttäuscht werden. Auch wir haben uns überzeugen müssen, daß das Symptomenbild der eitrigen Meningitis nach Schüssen von dem der zerebrospinalen Meningitis weitgehend verschieden sein kann, ja daß diffuse Eiterungen in der Leptomeninx bestehen können, ohne daß auch nur eines der sonst als charakteristisch geltenden Zeichen angetroffen würde. Darum dürfte eine etwas genauere Darstellung der Meningitis nach Hirnschüssen gerechtfertigt sein.

Die Meningitis nach Hirnschüssen kommt sowohl in Gestalt einer basalen, als in der einer Konvexitätsmeningitis vor, oder es sind auch beide Lokalisationen miteinander kombiniert. Über die relative Häufigkeit der einen oder der anderen Form scheinen abschließende Untersuchungen nicht vorzuliegen. Guleke[1]) erwähnt, daß er die Hälfte seiner mit Prolaps einhergehenden Fälle an basaler Meningitis verloren habe. Ernst[2]) bemerkte, daß es sich bei den Meningitiden als Todesursache stets um doppelseitige basale Lokalisation handle. Chiari[3]) fand unter 33 Fällen von eitriger Meningitis 26 mal, d. h. in 78% bei Schußverletzung ganz verschiedener Lokalisation die basale Form vertreten. Auch nach den Erfahrungen von Weichselbaum ist die

[1]) Med. Klin. **12**, 135. 1916. Sitz.-Ber.

[2]) Deutsche med. Wochenschr. **42**, 60. 1916.

[3]) Münch. med. Wochenschr. **62**, 566. 1915.

basale Meningitis häufiger, obwohl die Konvexitätsmeningitis durchaus nicht selten ist. Weichselbaum hebt hervor, daß bei letzterer die vom Schusse nicht betroffene Hemisphäre oft stärker ergriffen erscheint.

Von unseren Kranken wurden 14 Fälle obduziert. Unter denselben fand sich als Todesursache eine eitrige Leptomeningitis neunmal; bei drei Fällen war nur eine Konvexitätsmeningitis, bei vieren eine Meningitis sowohl der Basis als der Konvexität, nur bei zweien eine rein basale Meningitis zu konstatieren.

Was nun die Pathogenese der Meningitiden anlangt, so ist weitaus der häufigste Vorgang der, daß ein Hirnabszeß langsam gegen die Ventrikel zu fortschreitet, den Ventrikelinhalt durch Durchbruch, gelegentlich auch ohne einen solchen durch Diffusion infiziert und daß auf diese Weise die Aussaat auf die Leptomeninx, zunächst der Basis und dann auch der Konvexität, zustande kommt. Wenn der Eiter nach außen nicht abfließen kann, pflanzt sich der Prozeß in die Tiefe fort; doch kann auch bei weit offenen und reichlich nach außen sezernierenden Wunden die Progredienz gegen den Ventrikel zu eintreten. Die Wanderung der Infektion erfolgt radiär in der Spaltrichtung des Hirngewebes; der Eiter unterminiert, an der Ventrikelwand angelangt, zuerst das Ependym, so daß es „hernienartig vorgestülpt“ wird und bricht dann in den Ventrikel durch (Ernst). Man kann die Wanderung des Eiters in Gestalt entzündlicher Streifen und Straßen um die Blutgefäße gegen den nächst gelegenen Ventrikelanteil, als die Richtung des geringsten Widerstandes, nachweisen (Chiari).

Es gibt aber noch andere Wege der Infektionsausbreitung. Den vermittelnden Pyozephalus finden wir in unseren Sektionsprotokollen nur fünfmal verzeichnet.

Es gibt erstens eine direkte Infektion der Leptomeninx von der Schußwunde aus, bzw. von einem in der Schußwunde gelegenen Abszeß. Dies konnten wir bei dem Falle XC beobachten. Bei dem Falle CII wurde die Aussaat durch eine Blutung in die Leptomeninx begünstigt. In beiden Fällen handelte es sich um isolierte Konvexitätsmeningitiden. Chiari verzeichnet diesen Prozeß ebenfalls zweimal.

Daß trotz der Infektion der Schußwunde und der so häufigen Abszeßbildung innerhalb derselben nur so selten ein direktes Übergreifen der Infektion auf die Meningen stattfindet, wird aus den, wie erwähnt, sehr früh eintretenden Verklebungen der Hirnhäute in der Umgebung der Wunde erklärt.

Eine direkte Infektion der Meninx aber unter Mitwirkung einer Thrombophlebitis des Sinus longitudinalis wurde bei dem Falle LXXV beobachtet. Hier handelte es sich um einen schon lange bestehenden Hirnabszeß, an den sich infolge der Mobilisierung durch die Operation eine infektiöse Thrombenbildung und eine Meningitis anschloß.

Eine besondere Stellung nehmen jene Fälle ein, bei welchen eine diffuse Leptomeningitis trotz Intaktheit der Dura zustandekommt. Ein solcher Fall ist in der Krankengeschichte LV wiedergegeben. Engelhardt[1]) hat über zwei derartige Beobachtungen berichtet. Man muß annehmen, daß bei diesen Fällen eine Durchwanderung der Infektionserreger durch die anscheinend unverletzte Dura mater hindurch stattfindet. Offenbar ist diese Möglichkeit um so eher gegeben, je länger die Einwirkung der extraduralen Eiterung auf die Dura andauert.

Zählen wir nun zu den autoptisch konstatierten Fällen von Meningitis jene hinzu, bei welchen die Diagnose klinisch einwandfrei sichergestellt werden konnte (Liquorbefund), so kommen wir zu einer Gesamtzahl von 14 Fällen unter 24 Todesfällen. Zwei der nicht obduzierten Fälle müssen wohl (Krankengeschichten LXXIV und LXXXI) wegen unzureichender Beobachtung ausscheiden. Wir finden daher die eitrige Meningitis bei 63,6% als Todesursache.

In einzelnen Fällen konnten wir dank der Liebenswürdigkeit Professor Kučeras den Liquor cerebrospinalis bakteriologisch untersuchen lassen. Es fanden sich stets die gewöhnlichen Eitererreger. Ebenso auch in dem im serotherapeutischen Institut in Wien untersuchten Punktat bei Fall LXXVI. Über die Erreger der eitrigen Meningitis nach Schwerverletzung haben ausführlich Ghon und Roman[2]) berichtet.

Was den Zeitpunkt betrifft, in dem die Meningitis zum Ausbruch kommt, so findet Chiari unter 23 Fällen 7, die in der 1. Woche, je 3 in der 2. und 3., 4, die in der 4. und 2 oder 1 Fall, die in der 5. bis 19. Woche zur Sektion kamen. Die Zahl unserer Fälle ist zu gering, um eine irgend maßgebende Verteilung nach dem Zeitpunkt des Auftretens zuzulassen, um so mehr bei mehreren derselben das Datum der Verwundung gar nicht oder nur sehr annähernd bekannt ist.

Eine Bemerkung darf aber, wiewohl sie später noch einmal zu machen sein wird, hier schon Platz finden. Wir haben gesehen, daß übereinstimmend angegeben wird, die überwiegende Anzahl der Meningitiden entstehe durch die Progression eines Abszesses in die Tiefe, Infektion der Ventrikel, sekundäre Aussaat über die Leptomeninx. Zu den oben zitierten Autoren kann noch eine Reihe anderer gefügt werden, die dieselbe Ansicht vertreten; ich nenne etwa Barany[3]), Mönckeberg[4]). Wenn dem — wie nicht bezweifelt werden kann — in der Tat so ist, so hat man die Ursache der letalen Meningitis in einer

[1]) Münch. med. Wochenschr. **62**, 516. 1915.

[2]) Med. Klin. **11**, Nr. 50. 1915.

[3]) Münch. med. Wochenschr. 1915. H. 4.

[4]) Ebenda. H. 2.

Infektion zu suchen, die so lange Zeit zurückliegen muß, als der Abszeß oder die Entzündung braucht, um bis an die Ventrikel vorzudringen. Ich glaube die Meinung vertreten zu können, daß man, ohne einen Rechenfehler zu begehen, ohne weiteres den Zeitpunkt der Infektion und der Verletzung zusammenfallen lassen darf, daß also auch für die terminale Leptomeningitis die primäre Infektion der Schußwunde und nicht eine sekundäre nach der Operation etwa eingetretene verantwortlich zu machen ist.

Von den Symptomen der eitrigen Leptomeningitis ist weitaus das konstanteste der Fieberanstieg. Meist ohne vorherige kleine Anstiege, manchmal nach solchen, schnellt die Körpertemperatur binnen weniger Stunden über 39 und 40° empor. Zuweilen findet ein zwei Tage dauernder treppenartiger Aufstieg statt. Große Tagesschwankungen pflegen zu fehlen. Im allgemeinen findet man eine Febris continua, die sich zwischen 38,5 und 40,5 bewegt. Die Abb. 4 gibt für den Gang der Temperatur ein Beispiel.

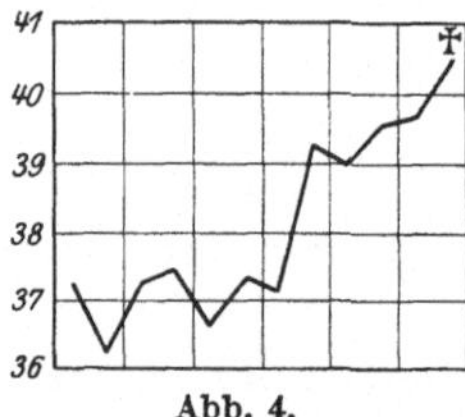

Abb. 4.

Weit unsicherer ist das Verhalten der Spinalflüssigkeit. Wenn wir auch in der Regel, insbesondere am zweiten oder dritten Tage nach dem Ausbruche der Meningitis, eine Zellvermehrung oder selbst einen exzessiven Reichtum an Leukozyten nachweisen können, so kommen doch auch Fälle vor, bei welchen der durch Spinalpunktion gewonnene Liquor sich als durchaus normal, d. h. als zellfrei und bakteriologisch steril erweist. Wir konnten das z. B. bei dem Falle LXXVI beobachten. Auch Chiari[1]) hat einen Fall von eitriger Meningitis, die allerdings nicht bei Schädelschuß, sondern metastatisch nach Oberschenkelschuß entstanden war, mit negativen Liquorbefund beschrieben. Wollte man sich zur Ventrikelpunktion entschließen, so würde man vermutlich in allen jenen Fällen, bei welchen ein Pyozephalus zustandegekommen ist, einen positiven Liquorbefund erheben können. Aber auch hierbei dürfte man auf Fälle stoßen, deren Ventrikelflüssigkeit trotz bestehender Leptomeningitis normal geblieben ist; ich erinnere z. B. an Fall XC, bei welchem die Autopsie trotz letaler Konvexitätsmeningitis in den Ventrikeln keinerlei Veränderungen erkennen ließ. Dieses Vorkommen vollständig negativer Befunde hängt offenbar mit der zunächst ausschließlich zerebralen Lokalisation des Infektionsprozesses zusammen, der die spinale Meninx unberührt läßt; vielleicht auch mit einer Verlangsamung oder Störung der Zirkulation der Spinalflüssigkeit von der Schädelhöhle in den Duralsack des Rückenmarkes, indem die bei der Meningitis nie fehlende Volumszunahme des Gehirns durch Ödem

[1]) Nach brieflicher Mitteilung. In dem gedruckten Berichte (Straßburger med. Ztg. 1915, Nr. 8) fehlt die Angabe über den Liquor.

oder Schwellung die Flüssigkeitsbewegung sehr wohl erheblich zu beeinträchtigen imstande sein dürfte.

Ein plötzliches Auftreten von nervösen Ausfallssymptomen, die Zentren entsprechen, welche von der Verletzungsstelle weit entfernt liegen, wird wohl — insbesondere bei gleichzeitigem Temperaturanstieg — meist auf eine Meningitis hinweisen. Doch darf nicht vergessen werden, daß intra- und extradurale Blutungen dasselbe bewirken können. So erzeugte die Meningitis z. B. bei dem Falle LV, bei welchem eine Hinterhauptsverletzung vorlag, eine Hemiparese.

Krampfanfälle können im Verlaufe der Meningitis auftreten (Fall XCI), ohne im mindesten für dieselbe charakteristisch zu sein.

Der Puls zeigt kein gleichmäßiges Verhalten. Er kann sowohl — was häufiger ist — dem Fieber entsprechend beschleunigt, als infolge des Hirndruckes verlangsamt sein. Daß Hirndrucksymptome fehlen, ist übrigens begreiflich, da ja die Operationswunde wenigstens bis zu einem gewissen Grade druckentlastend wirken muß.

„Der Kopfschmerz", schreibt Knöpfelmacher[1]), „ist ein regelmäßiges Symptom der Kranken." Unter unseren Fällen von Meningitis nach Kopfschuß findet sich aber dieses Symptom nur dreimal; ich will hinzufügen, daß ich es unter den uns von anderen Sanitätsanstalten operiert zugegangenen und in unserem Spital verstorbenen Fällen nur noch ein einziges Mal gesehen habe. (Die Krankengeschichte wird im sechsten Kapitel angeführt.) Dieses „regelmäßige" Symptom ist also bei der Meningitis nach Hirnschuß relativ selten, da es nur bei 21,3% vorkommt.

„Eines der regelmäßigsten Symptome", sagt der gleiche Autor einige Zeilen weiter, „bildet die Schmerzhaftigkeit des Nackens" und noch weiter unten: „Die Steifigkeit der Wirbelsäule tritt meistens von Beginn an in Erscheinung"; ferner: „Ein wahrer Opisthotonus ist gar nicht selten". Wir haben sowohl Nackenstarre als Opisthotonus nur bei einem Falle (XCVIII) beobachten können und die Schmerzhaftigkeit des Nackens höchstens angedeutet hie und da gefunden.

Auch jene Erscheinungen, die als Symptom von Kernig oder von Brudzinsky bekannt sind, haben wir kaum bemerken können. Wenn Knöpfelmacher von dem Kernigschen Symptom sagt, es begleite die Meningitis regelmäßig, so müssen wir konstatieren, es höchstens ein- oder zweimal gesehen zu haben. Im Verlaufe der Krankheit treten neben den genannten zerebralen Symptomen zuweilen noch andere auf, Schreien, rhythmische Wiederholung von Worten und Sätzen, Delirien u. dgl., die im nächsten Kapitel noch eingehender behandelt werden. Sehr bald aber beherrscht eine immer tiefer werdende Be-

[1]) Meningitis cerebrospinalis in Spezielle Pathologie u. Therapie innerer Krankheiten (Kraus-Brugsch).

nommenheit das Krankheitsbild, die zumeist in ein vollkommenes Koma übergeht.

Die Dauer der Meningitis — vom Augenblicke des Fieberanstieges an gerechnet — beträgt selten mehr als vier Tage. Einen Fall sahen wir freilich nahezu eine Woche im Koma liegen.

Die eitrige Meningitis nach Hirnschüssen zeigt also eigentlich kaum eines der bei anderen Meningitiden regelmäßig vorgefundenen Symptome. Ihr Bild kann noch dadurch verändert werden, daß sie erst terminal einem anderen Prozeß — Abszeß, Enzephalitis — superponiert ist, und die Symptome beider Krankheiten sich, in den ersten Stunden oder Tagen zumindest, vermengen.

Die Unbestimmtheit des klinischen Bildes und die Abweichungen von dem klassischen Verlaufe der Meningitis ist bemerkenswert. Doch scheint es, daß auch die als Typus akuter meningealer Erkrankungen geltende Meningitis cerebrospinalis epidemica unter Umständen von dem allgemein bekannten Bilde nicht unbeträchtlich abweichen kann. So berichtet Mager[1]), daß ältere Leute Nackenstarre und Kernigsches Symptom nur wenig ausgeprägt bieten. Dagegen haben Goebel und Hess[2]) bei Soldaten, also durchweg jüngeren Individuen, unter 21 Fällen die beiden Symptome nur einmal vermißt, den Kopfschmerz niemals fehlen gesehen.

Ich möchte hier einen Bericht über zwei Fälle von autoptisch sichergestellter Konvexitätsmeningitis einschalten, aus dem gleichfalls die große Breite symptomatologischer Variation bei dieser Erkrankung hervorgehen wird. Es handelt sich in diesen Beobachtungen um die, wie es scheint, ziemlich seltene metastatische Meningitis nach Schußverletzungen beliebiger Art[3]).

Krankengeschichte. 23jähr. Honved J. N. 3. IX.—13. IX. Über dem Kreuzbein links eine 6 × 3 cm ovale Einschußwunde; kein Ausschuß. Der Wundgrund zerrissen, reichlich übelriechendes Sekret entleerend. Harnretention. Anästhesie des Perineums und der angrenzenden Hautpartien, den letzten Sakralsegmenten entsprechend. Täglicher Verbandwechsel. Am 5. IX. Wiederkehr der normalen Miktion. — 12. IX. Eigentümliche Krämpfe, die das linke Fazialisgebiet und die Muskulatur beider oberer Extremitäten beteiligen. Nach einer nur wenige Minuten dauernden Periode klonischer Zuckungen, während welcher auch die unteren Extremitäten, ohne jedoch tonische Starre zu zeigen, gestreckt bleiben, nehmen die Bewegungen einen an Chorea gemahnenden Charakter an. Sie unterscheiden sich aber von dieser Bewegungsstörung durch die Langsamkeit, mit der sie erfolgen. Die Hände und Arme werden hin und her gedreht, die Finger gespreizt und gebeugt, der Kopf von rechts nach links gewendet, die Augen gerollt. Die Muskulatur des Gesichts, des Rumpfes und der unteren Extremitäten bleibt frei. Keine Störung der Reflexe. Sensorium getrübt. Pat. blickt wohl manchmal auf

[1]) Med. Klin. **11**, 901. 1915.

[2]) Münch. med. Wochenschr. **62**, 1656. 1915.

[3]) Bereits veröffentlicht in den Feldärztlichen Blättern der k. u. k. zweiten Armee.

Anruf auf, gibt aber keine Auskunft und befolgt keine Aufforderung. Temperaturen um 38. Nachts auf Morphin ruhig. — 13. IX. Exitus im Koma. Keine Wiederholung der Krämpfe. — 14. IX. Autopsie (Prof. Dr. Sieradzki): Bronchopneumonie beiderseits. Beginnende Atheromatose der Aorta. Durchschuß durch das Kreuzbein mit extraperitonealer Verletzung der untersten Partie der hinteren Rektumwand. Beckenabszeß. Am Beckenboden im Knochen ein Mantelgeschoß. Zystitis und Pyelitis suppurativa. Eitrige Konvexitätsmeningitis. Hirnbasis frei.

Krankengeschichte. 20jähr. Inf. F. St. 2. X.—8. X. Durchschuß des rechten Oberschenkels mit Fraktur im oberen Drittel. Schußkanal von außen nach innen oben zur Gesäßfalte verlaufend. — 3. X. Reichliche Eitersekretion aus dem Ausschuß. Temperatur 38. — Operation in Äthernarkose (Dr. Allers). Debridement der Splitterfraktur des Oberschenkelhalses. Anlage einer Schwebeextension nach Florschütz. — 4. X. Temperatur 39,5. — 5. X. Verbandwechsel. Abendtemperatur 37,5. — 6. X. Verbandwechsel. Abendtemperatur 36,5. Pat. macht einen morosen Eindruck, ist etwas apathisch. Klagt über Appetitlosigkeit und Magenbeschwerden. Ab und zu eigentümlich schnappende Bewegungen des Mundes und Verdrehen der Augen. Starrer Gesichtsausdruck. Kein Trismus, keine Kopfschmerzen. — 7. X. Unverändert. Obstipation. Verbandwechsel. Abendtemperatur 37. — 8. X. Unverändert. Andauernde Klagen über Magenschmerzen, für die klinisch kein Grund gefunden werden kann. Afebril. Verbandwechsel. Wunden mäßig sezernierend. Moros, weinerlich, leicht gereizt. — Abends plötzlich ein Anfall mit lautem Schreien; Pat. verdreht die Augen, wirft die Arme herum, öffnet und schließt die Hände, wendet den Kopf hin und her. Gegen passive Begegungen kein Widerstand. Der Anfall sistiert nach einer halben Stunde, um sich neuerlich mit photographischer Treue zu wiederholen. Etwa $1^1/_2$ Stunden nach dem ersten Anfall tritt der Tod ein. — 9. X. Autopsie (Stabsarzt Prof. Dr. Sträussler): Konvexitätsmeningitis, sulzige Trübung, graue Streifen längs der Gefäße. Hyperämie der Leptomeninx, Hirnbasis frei. Weitere Sektion unterlassen.

Beide Krankengeschichten zeigen eine auffallende Gleichartigkeit der Symptome. Am besten wird dieselbe durch die Tatsache illustriert, daß wir nach der am ersten Falle gewonnenen Erfahrung, wie wohl derselbe der einzige derartige von uns beobachtete gewesen war, bei dem zweiten Kranken sofort die Diagnose auf metastatische Konvexitätsmeningitis stellten.

Das Bild ist vornehmlich durch die langsamen, in ihrem Gesamtausdruck an die „attitudes passionelles“ der Hysterischen gemahnenden, teils der Chorea durch ihre Exkursionen, teils der Athetose in der wurmartigen Langsamkeit nahestehenden Bewegungen charakterisiert. Nackensteifigkeit und Kopfschmerzen fehlten in beiden Fällen.

Offenbar handelt es sich bei beiden Kranken um eine metastatische Eiterung. Dies ist bei dem zweiten ohne weiteres klar. Bei dem ersten könnte man mit Rücksicht auf die Lokalisation des Schusses und die anfangs bestehenden Symptome einer Läsion der Cauda equina an einen aszendierenden Prozeß denken. Diese Annahme wird aber durch den prompten Rückgang der spinalen Erscheinungen und die ausschließlich auf die Konvexität beschränkte Lokalisation der Leptomeningitis hinlänglich widerlegt.

Ich habe diese zwei Krankengeschichten hier mitgeteilt, einmal ihres klinischen Interesses überhaupt wegen, zweitens aber, weil sie m. E. beweisen, wie vielgestaltig das klinische Bild der suppurativen Meningitis sein kann und wie wenig wir es in all seinen Variationen kennen. Wir dürfen uns daher auch nicht wundern, wenn die Meningitis bei Hirnverletzungen so oft nicht das Bild zeigt, das wir eigentlich erwarten.

Zu bemerken ist noch, daß auch die Fälle mit ausschließlicher oder überwiegender Lokalisation der meningealen Eiterung an der Hirnbasis fast nie die sonst häufigen Störungen von seiten der Hirnnerven zeigen. Nur einmal sahen wir eine zunehmende Abduzensparese.

So entsteht nun die Frage, wie denn das Auftreten oder Bestehen einer Meningitis bei den Kopfschüssen mit einiger Sicherheit diagnostiziert werden könne. Die Erörterung dieses Punktes sei aufgeschoben, bis über die anderen infektiösen Komplikationen der Hirnverletzungen etwas gesagt ist. Da nämlich die Leptomeningitis wohl stets unbedingt ein letales Ende herbeiführt, ist es weit wichtiger, die etwa einem therapeutischen Eingriff einigermaßen Erfolg versprechenden Krankheiten an positiven Kriterien erkennen zu können, während für die Meningitis auch eine Diagnose per exclusionem genügend erscheinen wird. Gelingt es uns für die anderen komplizierenden Erkrankungen Zustandsbilder aufzustellen, welche der Meningitis sicherlich oder auch nur wahrscheinlich nicht angehören. so ist dies praktisch zureichend. Denn in diesen Fällen werden wir uns zu einem Eingriff bestimmt finden, während wir einen solchen bei Meningitis als nutzlos unterlassen werden.

Es handelt sich, wie verständlich, vor allem um die Frage nach einer präzisen Charakterisierung des Hirnabszesses. Während nun die Symptomatologie des Hirnabszesses als eine scharf umrissene und die Diagnose als recht gut durchführbar erscheint, solange es sich um metastatische oder otitische oder endlich auch um traumatische Spätabszesse handelt, so erwachsen bei den in den ersten Wochen nach der Verletzung auftretenden Hirnabszessen erhebliche diagnostische Schwierigkeiten.

Um die hier vorliegenden Probleme kurz zu beleuchten, folge ich der Darstellung von Oppenheim - Cassirer[1]), wobei natürlich nur die den traumatischen Hirnabszeß betreffenden Ausführungen der Autoren in Betracht kommen.

Oppenheim und Cassirer unterscheiden[2]) den akuten rezenten traumatischen Abszeß, der meistens ein oberflächlicher, kortikaler sei, und den chronischen oder Spätabszeß, der meistens mehr oder weniger tief im Hemisphärenmark sitze. Sie betonen aber, daß diese Scheidung

[1]) Der Hirnabszeß. Wien-Leipzig (A. Hölder) 1909.

[2]) A. a. O. S. 113 ff.

keineswegs strenge durchgeführt werden könne, weil ebensowohl der Rindenabszeß gelegentlich langsam entstehe und protrahiert verlaufe, wie auch bei akuter Entwicklung die Eiterung manchmal rasch in die Tiefe greife. Es wird wesentlich eine Frage der terminologischen Auslegung sein, von wann an wir von einem Spätabszeß sprechen. Man könnte mit demselben Rechte die an eine Hirnwunde sich anschließende und in die Tiefe fortschreitende Eiterung, die nach wenigen, zwei bis drei Wochen zum letalen Einbruch in die Ventrikel führt, den Früh-, wie den Spätformen zuzählen.

Nun ist es für uns von größtem Interesse, gerade die frühzeitigen Eiterungen in und bei der Schußwunde erkennen zu können, da dieselben der Ausgangspunkt der Meningitis sind. Es ist aber klar, daß die ersten Anfänge der Abszeßbildung ohne besonders merkliche Symptome verlaufen müssen, oder daß die Symptome in den unmittelbar durch die Schußverletzung gesetzten untergehen, da wir ja schon wenige Tage nach der Verwundung das Hirn oberflächlich oder selbst tiefer nekrotisch und eitrig zerfallen sehen. „Da, wo die Kopfverletzung selbst schwere Hirnsymptome schafft, markiert sich der Beginn der Eiterung gewöhnlich nicht deutlich, sondern es gehen die Symptome der Commotio cerebris, der Contusio cerebris, bzw. der meningealen und Hirnblutung ohne deutliche Scheidung in die des Hirnabszesses über.“ (Oppenheim und Cassirer, S. 115.) Nur in den seltensten Fällen können wir bei Kriegsverletzungen des Hirnes einen Zeitpunkt fixieren, an welchem nach einem ganz oder relativ symptomenlosen Intervall die Abszeßbildung einsetzt.

Der traumatische Beginn mit Kopfschmerz, Fieber, Erbrechen, Schwindel, Benommenheit, Unbesinnlichkeit oder Delirien und nachfolgenden Herderscheinungen, wie ihn Oppenheim und Cassirer schildern, fehlt durchaus.

Wir sind darauf angewiesen, durch eine sorgsame Kontrolle des Gesamtzustandes und des neurologischen Befundes nach Anzeichen einer progredienten Hirnerkrankung zu fahnden. Da aber das Fortschreiten der Hirnabszesses in der Regel in die Tiefe erfolgt und neue Rindengebiete, die von den Schäden des Schusses bislang verschont blieben, nur sehr selten ergriffen werden, so kann uns die Entwicklung eines Abszesses nur allzuleicht entgehen.

Daß selbst ausgedehnte Eiterungen ganz ohne Symptome zu machen verlaufen können, beweist schlagend die Beobachtung XCII. Hier haben wir es mit einem Durchschuß zu tun, bei welchem die Einschußwunde operativ bloßgelegt und toilettiert wurde. Am Einschuß fand sich bei der Obduktion nur eine zerebrale Narbenbildung. Am Ausschuß hingegen bestand ein nußgroßer Hirnabszeß und über dem Stirnhirn eine über apfelgroße Eiteransammlung zwischen den Meningen ohne nachweisbaren Zusammenhang mit dem Schußkanal. Ein solcher mag vielleicht anfangs bestanden haben. Trotz dieser beiden großen suppurativen Prozesse im Hirn und in der Meninx waren Symptome von seiten des Nervensystems, der Psyche, des Allgemeinzustandes nicht zu konstatieren gewesen.

Wenn der primär an die Schußverletzung sich anschließende Hirnabszeß sich bemerkbar zu machen beginnt, ist es meist für die chirurgischen Encheirese schon zu spät. Ja, man könnte glauben, daß die Symptome, die man noch dem Hirnabszeß zuschreibt, in der Mehrzahl der Fälle der bereits eintretenden Infektion der Hirnventrikel, den ersten Stadien des Pyozephalus angehören.

Gelegentlich auftretende, unbedeutende Temperatursteigerungen mögen manchmal von der fortschreitenden Abszedierung herrühren. Wir finden sie aber oft auch, ohne daß der weitere Verlauf eine derartige Abnahme rechtfertigen würde. Am ehesten wird man noch an einen Abszeß als Ursache der Temperaturerhöhungen denken dürfen, wenn dieselben nach dem Verbandwechsel, also bei Besserung des Sekretabflusses verschwinden. Man muß sich aber auch vor Augen halten, daß es noch andere Gründe für gelegentliche oder regelmäßige Temperatursteigerungen gibt. Die Verletzungen haben ja überhaupt die Eigentümlichkeit an sich, daß sie von der Disposition unabhängig allein der Exposition ihre Entstehung verdanken, daß somit die sonst in der Medizin so begründete Tendenz, alle beobachteten Symptome einheitlich, d. h. mit Rücksicht auf ein einziges verursachendes Leiden aufzufassen, bei ihnen nicht am Platze ist. Man wird stets sich vergegenwärtigen müssen, daß neben der Verletzung auch andere Störungen vorhanden sein können. Insbesondere wird man gut daran tun, die Möglichkeit tuberkuloser Prozesse nicht außer acht zu lassen. Es ist eine alltägliche Erfahrung, daß unter der Einwirkung der Strapazen des Krieges latente Tuberkulosen, insbesondere solche der Lungenspitzen und der Bronchialdrüsen neuerdings aufflackern können.

Die m. E. einzig mögliche und verläßliche Methode über den Zustand der Hirnwunde Nachricht zu erhalten und eventuell einen Abszeß diagnostizieren zu können, besteht in der sorgfältigen Revision der Wunde und darin, daß man für ein möglichst langes Offenhalten derselben durch Drains u. dgl. (s. Kap. VI) Sorge trägt.

Die große Bedeutung, die diesen Schwierigkeiten in der Diagnose des früh auftretenden, an die Wunde sich unmittelbar anschließenden Abszesses für unsere Stellungnahme zur Frage nach der Notwendigkeit und den Indikationen der Operation zukommt, wird uns im folgenden Kapitel beschäftigen.

Wenige Worte seien noch den Spätabszessen gewidmet. Darunter sind jene Eiterungen zu verstehen, die im Anschluß an Fremdkörper oder abgekapselte nekrotische Herde nach Wochen und Monaten noch, wenn die äußere Wundheilung längst abgeschlossen ist, zur Entwicklung kommen. In manchen Fällen verraten sich dieselben durch die unvollständige Verheilung, indem eine Fistel dauernd bestehen bleibt oder zumindest zeitweise bemerkbar wird (z. B. Fall LXXV). In anderen Fällen fehlen äußere Zeichen vollständig und die Diagnose erfolgt nach den bekannten Kriterien der Hirnabszesse überhaupt. Aus dem jetzigen Kriege haben Marburg und Ranzi[1] über Spätabszesse berichtet. Sie sagen: „Wenn also bei einem Schädelschuß mit Hirnverletzung, sei er noch so erfolgreich operiert, einige Zeit nach dem Eingriff unter Temperatursteigerung meningeale Symptome einsetzen und die Lokalsymptome eine leichte Verstärkung erfahren, so haben wir das Recht, einen Spätabszeß anzunehmen.“ Ich möchte diese Aufstellung nur dahin ergänzen, daß nicht nur die Fälle mit Hirnverletzungen, sondern auch die mit intakt gebliebener Dura in Betracht kommen; denn angesichts der Tatsache, daß sich auch bei unverletzter Dura eine Leptomeningitis entwickeln kann, wird man auch die Möglichkeit der Entstehung eines Spätabszesses zugeben müssen. Sicher ist jedenfalls, daß sich Abszesse auch bilden können, ohne daß es zu Splitterungen des Knochens gekommen ist, wie der Fall LXXII beweist.

Kehren wir nun zu der oben aufgeworfenen Frage der Abgrenzung von Leptomeningitis und Hirnabszeß zurück, so müssen wir gestehen, daß trotz der Unbestimmtheit der Symptome die Meningitis noch eher erkannt werden kann, als der Frühabszeß, daß wir also aus der Symptomatologie dieser Komplikationen keine Richtschnur zu gewinnen vermögen, an der unser therapeutisches Handeln irgend orientiert werden könnte.

Eine nur bei einem Falle beobachtete (LXXX) Folge des Hirnschusses ist die ausgedehnte einfache Erweichung, über die nichts weiter zu sagen ist.

Ebenfalls nur einmal fand sich eine ausgedehnte akute hämorrhagische Pachymeningitis (Fall LVI), während zirkumskripte hämorrhagische Auflagerungen in der Umgebung der Schußwunden nicht sehr selten sind.

Es ist nun noch einer progredienten Hirnzerstörung zu gedenken, die am besten mit dem Namen der jauchigen Enzephalitis charakterisiert werden kann. Dieser Prozeß wurde bei den Fällen CV und CVI autoptisch sichergestellt. Aus Gründen klinischer Übereinstimmung glaube ich denselben auch in den Fällen LXXI und XCIII annehmen zu dürfen[2]). Diese Annahme wird dadurch zu einer sicheren, daß bei

---

[1]) Neurol. Centralbl. 1915. Nr. 15.

[2]) Anm. b. d. Korr. Ich habe ihn seither bei einem weiteren obduzierten Falle gesehen.

dieser Erkrankung das Hirn in größter Ausdehnung prolabiert und man dadurch sich noch in vivo von dem Zustande desselben überzeugen kann. Die Biopsie läßt hier die Autopsie unnötig erscheinen.

Zeigt sich schon bei der Meningitis oder auch dem progredienten Hirnabszeß eine Tendenz zur steigenden Prolapsbildung, so erreicht die Masse des aus der Wunde vorquellenden Hirnes bei der in Rede stehenden Erkrankung ungeheuerliche Dimensionen. Trägt man heute apfelgroße Stücke zerfallender Hirnmasse ab und entfernt man sozusagen eßlöffelweise das verflüssigte, übelriechende Magma, so ist morgen zumindest ebensoviel aus dem Knochendefekt hervorgekrochen und sitzt, zerrinnend und breit, braun und stinkend, wie ein Neoplasma der Kopfhaut auf.

Bei der Autopsie findet man dann die ganze Hemisphäre verflüssigt; die Dura ist von einer braunen Jauche erfüllt, die die geringen Überreste des Hirnes durch den Knochendefekt hervorpreßt und in der vereinzelt Fetzen und Flocken von Bindegewebe und Reste des Hirnes herumtreiben. Der Hirnstamm war bei beiden obduzierten Fällen unberührt geblieben. Dagegen kann der Prozeß auf die andere Hemisphäre übergreifen. Man muß sich wundern, daß ein Leben bei einem solchen Grade von Hirnzerstörung überhaupt möglich ist und daß es erst der selbstverständlich unausbleiblichen eitrigen Leptomeningitis bedurfte, um den Tod herbeizuführen.

Klinisch scheint dieser Prozeß weniger durch Fieber, obwohl Temperaturerhöhung besteht, und durch nervöse als durch psychische Symptome charakterisiert. Die nervösen Erscheinungen entsprechen, in Form schwerer Ausfälle, Hemiplegien usw., der progredienten Zerstörung. Eine feinere Analyse wird durch die psychischen Veränderungen verhindert. Über diese im nächsten Kapitel.

Terminal gesellt sich zu der Enzephalitis, wie erwähnt, eine eitrige Meningitis mit hohen Temperaturen und endlichem Koma.

In der geringen mir zugänglichen Literatur finde ich diesen Zustand nicht erwähnt. Chiari berichtet über zwei Fälle von Tod durch Hirneiterung allein, doch scheint es sich dabei um einfache Abszedierung gehandelt zu haben.

IV. Die psychischen Störungen bei den Kopfschüssen.

Man sollte erwarten, daß im Vordergrunde aller bei Schädelschüssen vorkommenden psychischen Störungen die Kommotionspsychose stehe. Bedenkt man, mit welcher Gewalt ein Projektil den Schädel trifft, wie oft der Schuß Bewußtlosigkeit von langer Dauer zur Folge hat, so kommt man ohne weiteres zu der Anschauung, daß jeder Schädelschuß eine Gehirnerschütterung bedingen müsse. „Jede zu einer Schädigung des Gehirns führende Kopfverletzung hat psychische Störungen von leichtem oder schwerem Grade, von kurzer oder längerer Dauer im Gefolge", sagt Schröder am Beginne seiner Monographie über Geistesstörungen nach Kopfverletzungen[1]), und aus seinen weiteren Ausführungen geht hervor, daß neben den schweren Erscheinungen durch grobe Zerstörungen des Hirns als unmittelbare Folge der Hirnschädigung nur die Kommotionspsychose in Frage kommt.

Es ist also zu untersuchen, ob und inwiefern dieses psychotische Syndrom bei den von uns beobachteten Fällen von Hirnschüssen eine Rolle spielt. In der Umgrenzung und Beschreibung der Kommotionspsychose folge ich den Ausführungen Schröders.

Die Kommotionspsychose umfaßt jene akuten Krankheitsbilder nach Kopftraumen, die „unmittelbar und zeitlich untrennbar aus dem durch die Kommotion gesetzten Zustand von Bewußtseinsstörung hervorgehen" (Kalberlah)[2]). Den Kern dieser Gruppe psychischer Störungen bildet die Korsakoffsche Psychose oder der amnestische Symptomenkomplex. Die Symptome derselben (Merkfähigkeitsstörung, Desorientiertheit, Erinnerungsdefekte, Konfabulationen) sind für die Kommotionspsychose ebensowenig charakteristisch, wie die sonstigen nach Kopftraumen beobachteten psychotischen Episoden als Delirien, Dämmerzustände, Bewußtseinstrübungen, Affektanomalien.

Schröder sieht, der von ihm und Bonhoeffer vertretenen Lehre von dem Wesen der exogenen Psychosen entsprechend, auch in der Kommotionspsychose den Typus der Reaktion des Gehirns auf äußere Schäden überhaupt, seien sie nun traumatischer, toxischer oder infektiöser Natur.

Die Kommotionspsychose entwickelt sich nach der Auffassung der genannten Autoren — und es wird wohl dieselbe allgemeine Beistimmung gefunden haben — nicht nur zeitlich, sondern auch symptomatologisch aus der durch die Hirnerschütterung gesetzten Bewußtseinstrübung. Für diese Periode des Bewußtseinsverlustes fehlt später die Erinnerung. Die Erinnerungslücke wird meist noch durch die retrograde Amnesie vergrößert. Durch ein zeitliches Auseinanderfallen in der Rückbildung der die einzelnen psychischen Fähigkeiten betreffenden Störungen, die innerhalb der Bewußtsloigkeit ja alle gleichmäßig aufgehoben sind, kommt es zur Entwicklung der Kommotionspsychose. Auffassung und Aufmerksamkeit stellen sich rascher wieder her, ebenso die Reproduktionsfähigkeit für weiter zurückliegende Erlebnisse, während vor allem die Merkfähigkeit eine länger dauernde Beeinträch-

---

[1]) Stuttgart, F. Enke. 1915.

[2]) Archiv f. Psych. **38**. 1914.

tigung erfährt. Die retrograde Amnesie überdauert die ganze psychotische Episode und bleibt auch nach Wiederkehr der seelischen Gesundheit bestehen. Den Beginn der Psychose begleiten oft delirante Phasen.

Die Kommotionspsychose ist demnach „das protrahierte Durchgangsstadium von der Bewußtlosigkeit zur endgültigen Aufhellung" (Schröder)[1]).

Man kann leichte, abortive und schwere Formen der Kommotionspsychose unterscheiden. Die leichtesten Fälle sind jene, bei welchen der Verletzte durch kurze Zeit das Bewußtsein verliert, zusammenstürzt, nach der rasch eintretenden Erholung das Gefühl von Eingenommensein, Leere im Kopf, von Erschwerung des Gedankenablaufes hat, sich aber geordnet beträgt und unter Umständen komplizierte Handlungen ohne Störung verrichtet. Später aber zeigt sich dann ein größerer oder geringerer Ausfall in der Erinnerung, so daß selbst länger dauernde und schwierige Verrichtungen zwar anstandslos ausgeführt wurden, aber vollständig dem Gedächtnis entschwunden sind und bleiben. Oft besteht neben amnestischen Störungen eine Alteration der Affektlage; die Kranken sind bald gereizt, bald mehr mürrisch und grob, manchmal euphorisch bei vollkommen uneinsichtigem Verhalten.

Die schweren Formen der Kommotionspsychose stellen sich dar als Wochen- oder Monate hindurch dauernde psychische Erkrankungen Deren Symptomatologie eingehender zu besprechen, ist hier nicht vonnöten, da unter unseren Beobachtungen kaum ein Fall von schwerer, protrahierter Psychose vorgekommen ist. Nur soviel sei gesagt, daß man ein initiales, durch die Bewußtseinstrübung beherrschtes Stadium abgrenzen kann von einem Hauptabschnitt, der durch das Bestehen des amnestischen Symptomenkomplexes charakterisiert ist. Zwischen diese beiden Hauptphasen schiebt sich meistens ein von Delirien oder unruhevollen Verwirrtheitszuständen erfülltes Übergangsstadium ein.

Mustern wir nun unsere Krankengeschichten auf das Vorkommen der Kommotionspsychose hin, so ist überraschenderweise das Ergebnis ein durchaus negatives. Eine schwere Kommotionspsychose kann nur in einem einzigen Falle angenommen werden, nämlich dem Falle XCIX. Hier haben wir es in der Tat mit einer initialen Bewußtlosigkeit mit folgender schwerer Bewußtseinstrübung, mit vorübergehendem deliranten Phasen und mit Verworrenheit, mit einem allerdings nicht sehr ausgeprägten Korsakoffschen Syndrom zu tun. Daß der weitere Verlauf nicht dem gewöhnlich bei der Kommotionspsychose zu beobachtenden entspricht, ist durch die gleichzeitig bestehende schwere

---

[1]) l. c. S. 12.

und progrediente Hirnläsion (Abszeß) und die beträchtlichen Ausfallserscheinungen infolge von Herderkrankung hinlänglich erklärt.

Abgesehen von diesem Falle aber finden wir Züge des amnestischen Symptomenkomplexes kaum jemals in den Krankengeschichten aufgeführt, mit Ausnahme der des Falles J. P. (XCVII); dort aber treten dieselben ziemlich spät in Erscheinung, ohne daß man die Störungen der vorangehenden Tage mit der eben beschriebenen initialen Periode der Kommotionspsychose identifizieren könnte.

Schwere Fälle von Kommotionspsychose fehlen demnach in unserem Material nahezu vollständig.

Sehen wir nun, wie es um die leichten Formen steht, so müssen wir bedenken, daß es sich bei denselben um vielfach sehr rasch abklingende Zustandsbilder handelt und daß daher möglicherweise die Symptome zur Zeit der Aufnahme in unser Spital bereits geschwunden sein können. Daher ist es erforderlich, sich an einem Merkmal zu orientieren, das auch nach der Wiederkehr des normalen psychischen Verhaltens Stich halten kann. Ein solches Merkmal besitzen wir in der retrograden Amnesie. Schröder sagt darüber (l. c. S. 13), daß die eigentlichen Symptome der abortiven Kommotionspsychose in 1—2 Tagen schwinden: „nachträglich aber stellt sich heraus, er (sc. der Pat.) hat einen vollkommenen, bald nur einige Minuten, bald mehrere Stunden umfassenden Erinnerungsausfall für die Verletzung selber, für die daran sich schließenden Vorgänge (Maßnahmen, Vernehmungen, komplizierte verantwortungsvolle Handlungen) und außerdem meist auch noch für eine kurze Spanne Zeit vor der Verletzung; andere Male fehlt eine solche retrograde Amnesie oder sie ist wenigstens nicht nachweisbar, und auch für die der Verletzung unmittelbar folgende Zeit hat der Betreffende wenigstens Erinnerungsinseln, bzw. eine verschwommene Gesamterinnerung."

Angaben über Bewußtseinsverlust sind in unseren Krankengeschichten reichlich enthalten. Man muß überdies dort, wo solche fehlen, an die Möglichkeit denken, daß die kurz dauernde Bewußtseinstrübung nicht beachtet wurde oder der Amnesie verfiel. Nur in den seltensten Fällen sind wir ja in der Lage, objektive Anamnesen aus den Beobachtungen Dritter zu gewinnen; in der überwältigenden Mehrzahl sind wir auf die Angaben der Verletzten selbst angewiesen, die der Natur der Sache nach mehr weniger unzuverlässig erscheinen müssen.

Die Sache gewinnt aber ein anderes Aussehen, wenn wir die positiven Angaben in den verschiedenen, von uns unterschiedenen Gruppen betrachten, oder auch, wenn wir die Zahl jener Fälle ermitteln, die außerstande waren, über die Art der Verletzung nähere Angaben zu machen.

Es unterliegt keinem Zweifel, daß die Angaben über Bewußtseinsverlust häufiger waren, je schwerer die Verletzungen sind. Wäre nun die negative Aussage, daß das Bewußtsein nicht verloren ging, daraus zu erklären, daß die genaue Erinnerung an die Verletzung und die sie begleitenden Umstände verloren gegangen ist, so müßten offenbar nicht die positiven, sondern die negativen Fälle mit der Schwere der Verletzung zunehmen. Denn je schwerer die Verletzung, desto stärker war vermutlich das Trauma und desto eher mußten die für die Entstehung der Amnesie günstigen Bedingungen eingetreten sein. Es ergibt sich also, daß wir den Angaben der Verwundeten immerhin eine gewisse Verläßlichkeit zuerkennen dürfen, Es hat also den Anschein, daß in einer nicht unbeträchtlichen Zahl von Kopfschüssen, selbst unter den schwersten, ein Bewußtseinsverlust ausbleiben kann.

In der Tat sehen wir nun auch, daß sich in den allermeisten Fällen eine Amnesie für die Verletzung und auch für die derselben unmittelbar vorangehende Zeitperiode nicht nachweisen läßt. Das ergibt sich schon aus dem Umstande, daß zumeist ganz präzise Angaben über die Art des verletzenden Projektils und die näheren Umstände der Verwundung zu erhalten sind. Die Fälle, bei welchen über die Art des Geschosses nichts zu erfahren war, verteilen sich folgendermaßen:

	Zahl der Fälle	Fehlende Angaben bei
Operierte Weichteilschüsse	34	10
Fälle mit Knochenläsion allein	26	3
Fälle mit Hirnläsion	48	9

Mag es nun ein durch die Kleinheit der Zahl bedingter Zufall sein, daß gerade in der Gruppe der leichtesten Verletzungen die negativen Angaben absolut und relativ am häufigsten sind, so beweist doch deren Seltenheit in den Gruppen der schwerer und schwerst Verletzten, daß jedenfalls die retrograde Amnesie eine verschwindend unbedeutende Rolle spielt.

Auch können die Kranken zumeist nicht nur über die Art der Verletzung, sondern auch über allerhand Einzelheiten und nähere Umstände oft sehr genaue Angaben machen. Sie wissen, ob die Verwundung während des Vorgehens, im Schützengraben, in provisorischer Deckung oder dgl. geschah, ob sie sich in sitzender, liegender, kniender Stellung befanden usw.

Es hat sich also bei unserem Materiale eine Amnesie für die Verletzung selbst und eine retrograde Amnesie für die unmittelbar vorangehenden Erlebnisse nicht demonstrieren lassen. Sick[1]), der an Kommotionserscheinungen besonders bei Prellschüssen Bewußtseinsverlust

---

[1]) Münch. med. Wochenschr. **62**, 589. 1915.

und Erbrechen beobachtete, vermißte ebenfalls die retrograde Amnesie. Zweifellos gibt es Fälle mit ausgesprochenen retrograden Amnesien. Daß unter Umständen die Störung außerordentlich hohe Grade erreichen kann, beweist ein von Schlesinger mitgeteilter Fall[1]). Derselbe betrifft einen im Juli 1915 durch Schuß in der Stirngegend verletzten Mann, der zwei Monate später mit bereits verheilter Wunde zur. Beobachtung kam. Nervöse Ausfallserscheinungen und Aphasie bestanden nicht. Die Amnesie umfaßte eine bedeutende Zeitspanne, der Pat. glaubte in der ersten Hälfte des Jahres 1914 zu leben und hatte den Krieg und alle seine Erlebnisse vergessen. Anzeichen für eine hysterische Störung konnten nicht gefunden werden, auch nicht für Alkoholismus oder Epilepsie. Freilich mag der Fall nicht so ganz rein eine retrograde Amnesie darstellen, da er immerhin einen beträchtlichen Stirnhirndefekt davongetragen hatte.

Mit dem Fehlen der retrograden Amnesie und der Amnesie überhaupt bei unserem Krankenmaterial fällt aber die einzige Möglichkeit, die Existenz abortiver und leichter Formen der Kommotionspsychose wahrscheinlich zu machen.

Wir sehen uns zu dem Schlusse gedrängt, daß, wie die schweren, so auch die abortiven Fälle von Kommotionspsychose bei den Schädelschüssen sehr selten sein müssen. Dies ist um so auffallender, als wir gelegentlich bei anderen Schädeltraumen, die wir beobachten konnten (Frakturen des Schädels durch Sturz, insbesondere aber durch Hufschlag) ganz typische Zustandsbilder, klassische Beispiele geradezu, der Kommotionspsychose sahen.

Die Feststellung, daß in unserem Materiale die Kommotionspsychose unter den beobachteten psychischen Störungen eine verschwindend geringe Rolle spielt, ist von großer Wichtigkeit für die Beurteilung jener seelischen Abweichungen, die in den Krankengeschichten so häufig schon bei dem Status der Aufnahme erwähnt werden. Ich meine die eigenartige Apathie, Interesselosigkeit, Auffassungserschwerung, welche den schwer Hirnverletzten kennzeichnet. Der Symptomatologie dieser psychischen Alteration müssen einige Worte gewidmet werden.

Zunächst fehlt dieser Zustand vollständig unter den bloßen Weichteilverletzungen; er gehört, wie gesagt, ausschließlich den schwereren Verwundungen an.

Psychische Veränderungen werden in den Krankengeschichten der Gruppe B 1 sechsmal[2]) erwähnt, und zwar in den Fällen LI, LII, LIV, LV, LVI und LVIa. Es handelt sich dabei um Kranke, die am 6., 11., 3., 14., 5. und 3. Tag zur Operation kamen. Die Fälle LV und

[1]) Wiener klin. Wochenschr. **28**, 1329. 1915. Sitz.-Ber. d. Ges. d. Ärzte.

[2]) Unter den neuen 6 Fällen einmal beobachtet.

LVIa sind für die Symptomatologie der in Rede stehenden Störungen nur mit Vorsicht zu verwerten, da es bei beiden wenige Tage nach der Aufnahme zur Entwicklung einer Leptomeningitis kam und deren Frühstadien möglicherweise bereits für die psychischen Veränderungen hätten mitbestimmend sein können. Mit Einrechnung dieser zwei Beobachtungen wurden diese Veränderungen nahezu bei $^1/_4$ der Fälle ohne Duraverletzung vorkommen. Unter diesen sechs Fällen ist nur einer (LI), bei dem man nicht eine besonders schwerwiegende anatomische Veränderung verstanden hätte. Zweimal handelt es sich um starke Zertrümmerung des Hirngewebes unter der unversehrten Dura (LVI und LVIa), einmal um Abdrängung der Dura durch ein großes, loses, plattenförmiges Fragment der Glastafel (LIV), einmal um ein starkes extradurales Hämatom (LII) und einmal um Splitterung mit Läsion des Sinus transversus. Unter diesen sechs Fällen befinden sich die beiden Todesfälle dieser Gruppe.

Bedeutend häufiger begegnen wir psychischen Störungen in der Gruppe der schweren Hirnschüsse. Wenn wir nur jene Fälle berücksichtigen, bei welchen psychische Veränderungen schon bei der Aufnahme bemerkbar waren, so finden wir deren insgesamt 28. Diese Zahl ist in Beziehung zu setzen zu der Gesamtzahl der schweren Hirnschüsse unter Ausscheidung jener, bei welchen die tiefe Benommenheit oder totale Aphasie die Beobachtung psychischer Alterationen unmöglich machte. Solcher Fälle finden sich unter den operierten drei. Demnach sind zu berücksichtigen 45 operierte und 9 nichtoperierte, zusammen also 54 Fälle. Somit fanden sich bei der Hälfte aller schweren Hirnschüsse psychische Störungen[1]).

Von diesen 28 psychiatrisch bemerkenswerten Fällen zeigten 19 das uns zunächst interessierende Zustandsbild jener eigentümlichen Apathie. Es sind dies die Fälle: LXI, LXII, LXV, LXVI, LXVIII, LXX, LXXVIII, LXXXIV, LXXXVI, LXXXVIII, XC, XCI, XCII, XCVI, XCIX, C, CI und CII.

Bevor ich auf die nähere Beschreibung des Zustandes eingehe, muß ich noch einmal der Möglichkeit eines Zusammenhanges mit der Kommotionspsychose gedenken. Es wäre ja vielleicht anzunehmen, daß dieselbe zwar sehr selten vorkommen, wohl aber dort, wo psychische Störungen bestehen, diese verursachen würde. Dagegen spricht — abgesehen von den sogleich zu besprechenden klinischen Differenzen — der Umstand, daß gerade unter den aufgezählten Fällen acht, d. h. $^2/_3$, genauere Angaben über Art und Umstände der Verletzung machen konnten. Wäre aber die psychische Störung bei diesen Verletzten ein Zustandsbild der Kommotionspsychose, so müßte man eine Häufung

---

[1]) Bei den neuen 12 Fällen 5mal, so daß die Häufigkeit unberührt bleibt. 4mal handelte es sich um das „apathische" Syndrom.

der negativen Fälle, d. h. der möglicherweise amnestischen, antreffen.

Was nun die Klinik dieses Zustandes anlangt, so stehen zwei Symptome im Vordergrunde, nämlich die Erschwerung der Auffassung und die Interesselosigkeit.

Die Erschwerung der Auffassung ist nicht wesentlich an eine Bewußtseinstrübung geknüpft. Bei keinem der Fälle wurden beträchtlichere Grade von Unbesinnlichkeit beobachtet. Sämtliche erwiesen sich als persönlich und räumlich orientiert, im groben auch zeitlich. Daß die feinere zeitliche Orientierung öfters mangelhaft war, kann nicht wundernehmen, wenn man bedenkt, wie wenig auch der unverwundete Mann im Felde sich um Wochen- und Monatstage zu bekümmern pflegt, wie gleichgültig ihm dieselben sind, da ein Tag ebenso verläuft wie der andere. Verlieren doch auch wir in der Gleichförmigkeit der Spitalsarbeit mehr oder weniger die Kenntnis von den Wochentagen.

Auch mit einer Herabsetzung der Aufmerksamkeit muß die Auffassungserschwerung nicht verbunden sein. Oft kann man bemerken, daß die Kranken sogar sichtlich angestrengt aufmerken und dennoch nur langsam und zuweilen unvollkommen auffassen. Eine Aufmerksamkeitsstörung im Sinne der Unmöglichkeit oder Schwierigkeit der Fixation gehört gar nicht zu dem in Rede stehenden Zustandsbilde.

Ausdrücklich verdient angemerkt zu werden, daß die Auffassungserschwerung nicht etwa bloß durch die noch zu besprechende Verlangsamung der sprachlichen und aller anderen Reaktionen vorgetäuscht wird. Man kann es häufig den Kranken ansehen, wie sie mit einer gewissen Unsicherheit und Ratlosigkeit den an sie gestellten Anforderungen gegenüberstehen. Auch haben mir manche intelligentere Kranke nach Wiederkehr des normalen Zustandes versichert, daß sie anfangs nur mit Anstrengung und nach längerer Bemühung imstande gewesen seien, Aufforderungen und Fragen richtig zu verstehen.

Im Zusammenhange mit der Auffassungserschwerung und genetisch derselben wohl gleichartig ist die oft sehr beträchtliche Verlangsamung der sprachlichen und motorischen Reaktionen. Dieselbe ist offenbar der Ausdruck einer Verlangsamung im Ablaufe der psychischen Prozesse überhaupt. (Man darf dieselbe aber nicht, trotz der affektiven Anomalien, als eine Hemmung im Sinne der Depression auffassen, wie noch des näheren zu zeigen sein wird.) Die Verlangsamung der Sprache drückt sich nicht nur in längeren Pausen zwischen den Worten, sondern auch häufig in einer Zerdehnung der Silben aus, einem Verschleppen; oft auch ist die Artikulation, anscheinend infolge der muskulären Insuffizienz, eine mangelhafte; die Endsilben der Worte verschwinden in undeutlichem Gemurmel, die letzten Worte der Sätze werden immer undeutlicher. Dabei sinkt die Stimme gegen Ende des

Satzes oder Wortes. Das Ganze erinnert an die Sprache sehr müder, schlafbedürftiger Menschen. Ebenso verhalten sich die Bewegungen; aufgefordert, den Arm zu heben, befolgt der Kranke die Aufforderung nur langsam, aber der Effekt wird schließlich voll erreicht. Der Händedruck ist, wenn auf wiederholtes Zureden der Kranke wirklich kräftig zudrückt, ganz normal; befiehlt man nun dem Patienten wieder loszulassen, so öffnet er nicht, wie Gesunde es tun, weit die Hand, um sie von der umschlossenen Hand des Arztes zu entfernen, sondern die Finger weichen allmählich und langsam auseinander. als wohnte ihnen keinerlei Elastizität inne und als ob sie aus einer zähen, teigigen Masse bestünden. Als Mangel an Elastizität, als Inertie läßt sich der Eindruck, den diese Bewegungsstörung auf den Beobachter macht, vielleicht am treffendsten kennzeichnen. Dabei besteht aber, soweit sich das mit unseren gebräuchlichen Prüfungsmethoden nachweisen läßt, keine Hypotonie der Muskulatur.

Ein intellektueller Defekt liegt offenbar auch nicht vor. Rechenaufgaben werden richtig gelöst. Dagegen sind die Kranken außerordentlich ermüdbar und versagen bald, indem sie die Beantwortung weiterer Fragen mit den Worten: „das weiß ich nicht, das kann ich nicht“, ablehnen.

Wie auf dem Gebiete gedanklicher und motorischer Prozesse jegliche Spannkraft mangelt, und das ganze Wesen von Trägheit sozusagen durchsättigt ist, fehlen auch auf affektivem Gebiete alle größeren oder auch nur merklichen Ausschläge. Meist ist das affektive Verhalten charakterisiert durch Apathie und Interesselosigkeit. Dem Kranken ist alles ganz gleichgültig; er interessiert sich nicht für die Tatsache, daß er operiert werden soll, nicht für die neue Umgebung, in der er sich befindet. Er äußert keine Wünsche und keine Beschwerden. Er fühlt sich nicht gedrückt, dadurch, daß er einen Arm kaum bewegen kann, nicht beängstigt, wenn man ihn über den Ernst seines Zustandes aufzuklären versucht. Jede differenziertere affektive Reaktion ist in der den Kranken beherrschenden Apathie untergegangen. Wenn manchmal dieser Zustand irgendeine affektive Färbung aufweist, so ist es eine depressive. Diese Kranken sind etwas morose, etwas traurig; aber auch diese Stimmungsanomalie zeigt keinerlei bestimmte, faßbare Charaktere. Niemals sind diese Kranken ausgesprochen weinerlich. Auch wurde niemals Ängstlichkeit beobachtet.

Entsprechend dieser Interesselosigkeit und Apathie fehlt Krankheitseinsicht fast vollkommen. Sehr oft kommt er nicht einmal zu einem ausgeprägten Krankheitsgefühl. Im Widerspruche dazu steht der leidende Gesichtsausdruck, den viele der Kranken zeigen. Es läßt sich aber ohne weiteres zeigen, daß die Kranken, trotzdem es zu Äußerungen darüber nicht kommt, ein Bewußtsein für den sie beherrschenden Zustand haben müssen. Denn ganz allgemein erfährt man von den Kranken, wenn die Störung geschwunden ist, daß sie sich bedeutend wohler, bedeutend frischer, freier fühlen als zuvor. Mehrfach hörte ich die Angabe, früher sei der Kopf leer und zugleich eingenommen gewesen.

Wenn mit dieser Schilderung die in Rede stehende psychische Störung nach der positiven Seite hin zureichend gekennzeichnet sein dürfte, so erübrigt noch zu erwähnen, daß eine Reihe psychotischer Phänomene niemals beobachtet wurden. Vor allem fehlen Sinnestäuschungen und Wahnideen. Es wurde auch schon erwähnt, daß die Kranken durchwegs orientiert waren. Verwirrtheitszustände wurden nicht gesehen. Soweit sich dies bei dem mangelndem Interesse und der Ermüdbarkeit feststellen ließ, bestanden auch weder Störungen der Merkfähigkeit noch des Gedächtnisses.

Soll nun versucht werden, über Entstehungsbedingungen und Verlauf dieser Störung einiges auszusagen, so muß zuerst die Frage nach dem Zeitpunkte, in dem dieselbe einsetzt, beantwortet werden. Leider erlaubt unser Krankenmaterial darüber keine Entscheidung zu fällen. Sicher ist nur, daß der Patient, welcher am frühesten, nämlich 18 Stunden, nach der Verletzung, in unser Spital kam (Fall LXXXIV), die Störung bereits in voller Ausbildung erkennen ließ. Jedenfalls entsteht dieselbe demnach unter Umständen recht frühzeitig. Was die Dauer des Zustandes anlangt, so können wir ebenfalls keine bindenden Aussagen machen, da ja der Ablauf durch die Vornahme der Operation ganz wesentlich beeinflußt wurde. Nur das können wir feststellen, daß auch in Fällen, bei denen die Operation ziemlich spät stattfand, diese psychische Anomalie beobachtet wurde. So im Falle XCVI, der in der dritten Woche, operiert wurde. Solche Fälle scheinen dafür zu sprechen, daß unter Umständen die Störung sehr lange bestehen kann.

Fast bei allen Fällen und ausnahmslos bei jenen, die gut ausgingen, wurde durch die Operation ein durchgreifender Umschwung erzielt. Bei einigen Kranken war der Unterschied im Betrage zwischen dem Tage der Operation oder den vorangehenden Tagen und dem nächstfolgenden geradezu in die Augen springend. Ein besonders gutes Beispiel hierfür gibt der Fall LXVIII. Da sich bei diesem Verletzten weder neurologisch nachweisbare Symptome fanden, noch die Wunde ihrem Aussehen nach einen operativen Eingriff zu fordern schien, verhielten wir uns zunächst abwartend. Erst die unveränderte Fortdauer des apathisch-interesselosen Zustandes veranlaßte uns zur Operation. Tags darauf war dieser Zustand bereits der dem jugendlichen Alter und dem sonstigen Charakter des Kranken entsprechenden Lebhaftigkeit und guter Laune gewichen.

Diese Erfahrungen scheinen zu zeigen, daß die Störung von der Hirnläsion als solcher abhängig ist. Dabei braucht es sich durchaus nicht um ausgedehntere oder tiefgreifende Zerstörungen zu handeln. Erstens nämlich kommt, wie bemerkt, ganz die gleiche Störung auch bei solchen Schädelschüssen vor, bei denen das Gehirn gar nicht direkt betroffen wurde, wofür z. B. der Fall LIV herangezogen werden kann. Zweitens begegnen wir diesem Zustandsbilde auch bei Hirnverletzungen recht geringfügiger Art, wie gerade im eben erwähnten Falle LXVIII oder auch LXII u. a. m. Ebensowenig besteht ein Parallelismus zwischen nervösen Ausfallserscheinungen und psychischer Störung. Ein Zusammenhang zwischen dem anatomischen Sitze der Läsion und der psychischen Anomalie läßt sich nicht nachweisen.

Für die Prognose kommt dieser Störung offensichtlich keine Bedeutung zu, da wir ihr gleichmäßig bei gut und bei schlecht endenden Fällen begegnen. Nur der Umstand darf hier schon angemerkt werden, daß das Fortbestehen der Anomalie auch nach der Operation als prognostisch ungünstiges Zeichen zu bewerten ist. Doch bedeutet das Syndrom stets einen Hinweis auf irgendwelche Vorgänge im Schädelinneren; so sehen wir es im Falle CIV fehlen und erst bei Verschlimmerung auftreten.

Nun muß noch einmal auf die Frage nach der Beziehung zwischen Kommotionspsychose und dem von uns beschriebenen Zustandsbilde zurückgegriffen werden. Von vornherein kann man die Annahme eines genetischen Zusammenhangs zwischen Kommotion und dem apathischen Syndrom, wie ich der Kürze halber sagen will, nicht von der Hand weisen. Da ich ein die damit behafteten Fälle von den davon freien deutlich unterscheidendes Merkmal nicht aufzuzeigen vermag, also nicht imstande bin, aus einer Besonderheit der Läsion, deren Sitz oder Intensität, dem Hirndruck oder der lokalen Infektion usw. die Entstehung der Anomalie zu erklären, so muß ich die Möglichkeit zugeben, daß die Kommotion bei der Genese eine Rolle spielen kann. Ein Beweis für eine derartige Annahme liegt aber ebensowenig vor, wie für jede beliebige andere. Eins aber steht fest: Die typischen Merkmale der Kommotionspsychose fehlen dem apathischen Syndrom. Es mag aus der Kommotion entstehen. Dann aber ist es eine andere Störung und mit der von Kalberlah und anderen Autoren, wie Schröder, gemeinten durchaus nicht identisch.

Wenn schon keinen Beweis, so doch einen Anhaltspunkt für die Ablehnung eines Zusammenhanges zwischen dem apathischen Syndrom und der Kommotion aber vermögen wir doch aufzuzeigen. Das ist der entscheidende Einfluß des operativen Eingriffes. Es sei denn, daß auch die Kommotionspsychose durch die Trepanation günstig beeinflußt werden könnte. Das zu erproben, hat wohl noch niemand gewagt und auch den Anlaß nicht gehabt, da eine derartige Annahme denn doch zu sehr der Begründung entbehren dürfte[1]).

Somit erscheint es mir immerhin als die wahrscheinlichste Annahme, daß das apathische Syndrom irgendwie mit uns heute noch unbekannten Besonderheiten der intrakraniellen Verhältnisse nach Schädelschuß zusammenhängt.

Über die Bedeutung des Syndroms für die Indikationsstellung wird noch später zu handeln sein.

Noch sind einige Worte über die Beziehungen des beschriebenen Syndroms zu sonstigen bei Hirnläsionen beobachteten psychischen Störungen zu sagen. Bei Verletzungen des Kopfes scheint der „apathische Symptomenkomplex" bislang nicht beschrieben worden zu sein. Ich zweifle nicht daran, daß derselbe vielen Beobachtern begegnet und wohl auch aufgefallen ist. (Für uns bildete seine Bedeutung als Indikation den Anstoß zum genaueren Studium.) Doch finden sich anscheinend in der Literatur darüber keine Angaben, da dieser Störung bei Schröder keine Erwähnung getan wird. Von vornherein wird man annehmen dürfen, daß die Symptomatologie der Hirnverletzungen in psychiatrischer Hinsicht große Ähnlichkeit mit der bei anderen organischen Hirnprozessen bekannten bieten werde, vorausgesetzt, daß in der Tat das fragliche Syndrom unmittelbar von der Läsion des Gehirnes abhängt. Denn den Psychosen bei organischen Prozessen im Gehirn eignet eine „Gemeinsamkeit in symptomatologischer Beziehung", die „auf Ähnlichkeiten in den pathologisch wirksamen, unlösenden Ursachen hinweist". Zu den stets wiederkehrenden Symptomen gehört „die so häufige eigentümliche Verlangsamung und Hemmung aller psychischen Leistungen mit der dazu gehörigen Benommenheit des Sensoriums". Ich folge hinsichtlich der Darstellung der bei Hirnprozessen vorkommenden psychischen Störungen den Ausführungen Redlichs[2]), denen auch die eben angeführten Worte entnommen sind.

Die psychischen Störungen bei Hirntumoren beschreibt dieser Autor folgendermaßen[3]): „In der Regel gesellen sich zur Bewußtseinstrübung bald noch andere Symptome, vor allem eine Störung der Aufmerksamkeit, eine Hypovigilität und Hypotenazität derselben, d. h. die Aufmerksamkeit des Kranken ist nur schwer oder gar nicht zu erwecken und festzuhalten, dann eine Verlangsamung und Erschwerung der intellektuellen Leistungen, Gedächtnisstörungen, Apathie usw.

---

[1]) Anm. b. d. Korr. Ein Fall von leichter Kommotionspsychose nach Verletzung durch einen Balken zeigte die psychotischen Symptome auch nach der gründlichen Wundtoilette etwa eine Woche lang.

[2]) E. Redlich, Die Psychosen bei Gehirnerkrankungen (Aschaffenburgs Handb. d. Psychiatrie). Leipzig u. Wien (F. Deuticke), 1912.

[3]) l. c. S. 339.

Aus dem Zusammenwirken dieser Faktoren entsteht eine eigentümliche psychische Verfassung der Kranken, der wir immer wieder begegnen. Die Kranken sind teilnahmslos, beschäftigen sich nicht, zeigen spontan keinerlei Interesse für die Vorgänge in ihrer Umgebung, stellen keine Fragen, äußern keine Wünsche.... Die Kranken sind schwer besinnlich; angesprochen wenden sie sich zwar dem Frager zu, die Frage muß aber meist wiederholt und eindringlich gestellt werden, soll sie dem Kranken wirklich zum Bewußtsein kommen, und dann bedarf es noch eines längeren Zeitraumes, ehe die Antwort erfolgt." Die Verlangsamung der psychischen Prozesse macht sich besonders beim Reihensprechen geltend. Im Verlaufe länger dauernder Prüfung tritt ferner die große Ermüdbarkeit der Kranken stark hervor. Im allgemeinen treten diese Symptome erst in einem relativ späten Stadium der Erkrankung auf; doch können speziell Affektstörungen sowie Störungen der Auffassungsfähigkeit auch unter den Frühsymptomen vorkommen.

Für die Entstehung der psychischen Störungen ist nach Redlich in erster Linie „die durch den Hirntumor bedingte dauernde Drucksteigerung im Schädelraum verantwortlich zu machen". Dieselbe kann auch bei relativ kleinen Geschwülsten eine beträchtliche sein, indem es zweifellos bei den Tumoren zu einer akuten Hirnschwellung kommen kann.

Auf die psychischen Störungen bei anderen Hirnprozessen, so vor allem bei Hirnabszeß und bei Meningitiden, will ich hier nicht eingehen. Wir werden bei Besprechung unserer einschlägigen Beobachtungen darauf zu sprechen kommen.

Im großen und ganzen stimmt das eben mit Redlichs Worten beschriebene Bild der psychischen Veränderungen bei den Tumoren des Gehirnes mit unserem „apathischen Symptomenkomplex" recht gut überein. Nur darin besteht ein gewisser Unterschied, daß dort die Trübung des Sensoriums den anderen Erscheinungen vorangeht und sie zu bedingen scheint, während bei unseren Fällen mehrfach die Bewußtseinstrübung eine unmerkliche gewesen ist. Soweit man überhaupt aus symptomatologischen Ähnlichkeiten auf Beziehungen und Ähnlichkeiten in der Pathogenese schließen darf, kann man in unserem Falle wohl sagen, daß das „apathische Syndrom" offenbar ebenso wie die Störungen bei Hirntumoren mit dem Gesamtzustande des Gehirnes zusammenhängt, der infolge des lokalen Prozesses — hier die Wunde, dort der Tumor — irgendwie beeinflußt wird. Ob es nun gerade der Hirndruck ist, der zu den beschriebenen Störungen führt, muß dahingestellt bleiben. Wenn die Tendenz des Hirnes intra operationem vorzuquellen ein Symptom des Hirndruckes ist, so müßten wir sagen, daß in dieser Hinsicht unsere Fälle kein übereinstimmendes Verhalten aufwiesen, und daß wir andererseits diese Symptome bei Fällen mit sicherlich gesteigertem intrazerebralen Drucke vermißten.

Was nun gerade diesen letzten Punkt anlangt, so erhebt sich natürlich bei den psychotischen Prozessen nach Hirnschüssen geradeso wie bei allen anderen „symptomatischen“ Psychosen die Frage nach der Rolle der Prädisposition. Mittel, diese Frage im vorliegenden Falle zu beantworten, stehen uns nicht zu Gebote. So muß ich mich mit dem Hinweise auf die Existenz dieses Problems begnügen. Nur das eine soll angemerkt werden, daß das Problem kaum für den speziellen Fall besonders eine Lösung erheischen dürfte, sondern sich generell für alle symptomatischen Psychosen einmal wird bearbeiten lassen.

Auch ein Einfluß des Alters auf die Häufigkeit der psychischen Störungen kann an unserem Materiale begreiflicherweise nicht demonstriert werden, da die Angehörigen der Armee ja alle ein und derselben Altersklasse entstammen.

Man konnte noch füglich die Frage aufwerfen, ob nicht dieser Zustand etwa gar nichts für Kopfverletzungen Charakteristisches, sondern einfach eine der Psyche der Schwerverletzten überhaupt zukommende Abartung sei. Gegen diese Auffassung würde auch die eben erwähnte große Ähnlichkeit mit den sonst bei Hirnprozessen beschriebenen psychischen Störungen nicht geltend gemacht werden können, wenn man sich auf den Boden der Bonhoeffer-Schröderschen Anschauung von der symptomatologischen Identität der „exogenen“ Psychosen stellt. Ohne eine Analyse der Psyche des Schwerverletzten an dieser Stelle versuchen zu wollen, muß ich aber sagen, daß deren Verhalten von dem als „apathischer Syndrom“ beschriebenen Zustandsbild wesentlich abweicht. Vor allem eignet den Schwerverletzten ein großes Interesse für ihr eigenes Geschick und Leiden, wennschon die Anteilnahme an der Umgebung häufig eine sehr geringe ist. Es fehlt ihnen ferner ganz die Reaktionsverlangsamung und Auffassungserschwerung (mit Ausnahme natürlich jener Fälle, wo infolge hohen Fiebers u. dgl. das Sensorium getrübt ist); wenn sie ferner abliegende Fragen öfters nur nach Wiederholung beantworten, so geschieht es nicht, weil sie nicht imstande sind, den Sinn der Frage aufzufassen, sondern weil sie unwillig sind, sich mit etwas anderem als mit dem sie beherrschenden Gedanken an ihre Leiden zu befassen. Diese kurzen Andeutungen mögen hier genügen. Ich hoffe Gelegenheit zu haben, a. a. O. einmal diese Fragen eingehender zu behandeln.

Bei organischen Erkrankungen des Gehirnes werden sehr oft Psychosen vom Typus des Korsakoffschen Syndroms beobachtet. Wie schon oben erwähnt, begegneten wir einer ausgeprägten Psychose dieser Art niemals, und nur zwei Fälle zeigten deutliche Züge des amnestischen Symptomenkomplexes. Von denen mag der eine als Kommotionspsychose angesehen werden. Bei dem zweiten (Fall XCVII) muß diese Genese zweifelhaft bleiben. Keinesfalls bieten die beiden Beobachtungen irgendwelche, eine eingehendere Besprechung lohnende Besonderheiten.

Größere Beachtung verdienen die im Verlaufe auftretender Komplikationen entstehenden psychischen Störungen, vor allem die im Gefolge von Hirnabszeß oder Meningitis zu beobachtenden. Es ist von großer Wichtigkeit, zwischen diesen beiden Folgezuständen der Hirnverletzung unterscheiden zu können; denn die Diagnose des Abszesses wird bekanntlich zu aktivem Eingreifen auffordern, während der Nachweis einer Meningitis im allgemeinen von weiteren Unternehmungen abhalten wird. Wir haben gesehen, daß das somatische Verhalten uns eine Reihe von Anhaltspunkten für diese Differentialdiagnose an die Hand gibt, aber auch, daß diese Kriterien oft genug versagen. Es wäre also sehr wünschenswert, noch weitere differentialdiagnostische Merkmale kennenzulernen.

Was zunächst den Hirnabszeß anlangt, so fehlen in unserem Krankenmateriale naturgemäßerweise jene klassischen, langsam sich entwickelnden Fälle, die das Hauptkontingent der Friedensbeobachtungen bilden und unter den Spätfolgen der Hirnschüsse wohl auch oft genug zu beobachten sein werden. Die wenigen Fälle ausgesprochenen Hirnabszesses, die wir beobachten konnten, bieten symptomatologisch nichts Neues. Bei unseren Fällen handelte es sich zumeist um akut sich entwickelnde, rasch progredierende Abszesse. Dementsprechend stand die Bewußtseinstrübung im Vordergrunde des Bildes. Delirante Zustände waren dort, wo es sich um abgeschlossene Abszesse, ohne Durchbruch in die Hirnventrikel und ohne Infektion der Meningen handelte, kaum zu beobachten. Auch wesentliche Erregungszustände, Unruhe, insbesonders nachts, kamen nicht oder nur wenig ausgeprägt vor.

Bei einem Fall bestand ein hypochondrisch-depressives Zustandsbild, wie das schon mehrfach beschrieben wurde. Es handelte sich um einen russischen Offizier, der uns bereits operiert zuging. Entsprechend der Läsion in der rechten Scheitelgegend bestand eine vollständige linksseitige Hemiplegie. Der Kranke war anfangs ruhig. Nach etwa zwei Wochen trat Verstimmung ein, der Zustand seiner Hände, die Impatigopusteln zeigten, beunruhigte ihn sehr, er wurde mürrisch und ungeduldig. Leichte subfebrile Temperaturen veranlaßten uns zu einer Revision der Wunde, wobei in etwa 3 cm Tiefe ein nußgroßer Abszeß gefunden wurde. Nach Entleerung desselben durch Drainage verschwand die Verstimmung des Kranken wiederum. Kopfschmerzen hatten nicht bestanden. Daß unter Umständen diese

Abszesse wie die sonstigen auch ganz symptomlos verlaufen können, zeigt z. B. Fall XCIV.

Etwas reichhaltiger und vielgestaltiger sind die Zustandsbilder bei der eitrigen Leptomeningitis nach Schädelschüssen[1]). Als häufigste Form psychischer Störung ist das Delir und zwar vor allem das nächtliche Delir zu bezeichnen. Wenn Kranke, die bei Tag unauffällig erscheinen und deren Körpertemperatur normal oder subfebril ist, nachts subdelirant erscheinen, so muß an die eingetretene meningeale Infektion gedacht werden. Darum sind aber Delirien keineswegs als unbedingt prognostisch infaustes Zeichen anzusehen, wie z. B. der Fall LXXXIV zeigt, dessen Psychose noch Erwähnung finden wird.

Wir haben bei allen Fällen von suppurativer Meningitis nach Hirnschüssen Delirien beobachtet, gleichgültig, ob die Eiterung sich überwiegend oder ausschließlich an der Konvexität oder an der Basis abspielte, während Wernicke in den psychotischen Erscheinungen ein differentialdiagnostisch verwertbares Merkmal der Konvexitätsmeningitis gegenüber der basalen zu sehen glaubte[2]). Daß die suppurative Konvexitätsmeningitis ganz ohne Delirien und unter eigenartigen psychischen Symptomen verlaufen kann, zeigen die oben mitgeteilten zwei Fälle von metastatischer Meningitis bei Schußverletzungen.

Das Delir bei der eitrigen Meningitis zeigt keinerlei spezifischen Merkmale. Das Sensorium ist durchweg stark getrübt. Die Psychose ist offenbar arm an Halluzinationen. Es handelt sich in der Mehrzahl der Fälle um ein subdelirantes Hindämmern mit leichter motorischer Unruhe, Zupfen an den Decken, Zerknittern von Papier, planlosem Herumgreifen und Festhalten des zufällig ergriffenen Gegenstandes, Hin- und Herfahren der Hände auf dem Bette, Gemurmel und unartikuliertem Gebrumm. Die Stimmung ist zumeist eine eher depressive, soweit sich das feststellen läßt. Nur einmal wurde ausgesprochene Euphorie mit leicht manischen Zügen (abnormer Lebhaftigkeit der Bewegungen und des Mienenspieles, Rededrang) beobachtet (Fall LXXXVII) und einmal bei einem operiert eingelieferten Kranken ein euphorisches Delir.

In vereinzelten Fällen bleibt das Bewußtsein ungetrübt, wenigstens in den ersten Tagen, und ohne Auftreten eines Delirs setzt dann das soporöse Endstadium ein.

Manche Kranke zeigen hochgradige Unruhe, drängen aus dem Bett,

---

[1]) Neben den in den Krankengeschichten mitgeteilten Fällen stehen mir noch einige zu Gebote, die in unserem Spital nach anderwärts vorgenommenen Operationen an Meningitis zugrunde gingen.

[2]) Zit. nach Bonhoeffer, Die Psychosen im Gefolge von akuten Infektionen usw. Handb. d. Psychiatrie (Aschaffenburg). Leipzig u. Wien 1912. S. 48.

verlassen dasselbe, suchen darunter herum. Zuweilen treten sogar furibunde Delirien auf, wie es im Falle XCIX während der letzten Tage beobachtet wurde.

Eine wiederholt bemerkte Eigentümlichkeit der psychischen Störungen im Verlaufe der suppurativen Meningitis ist das Auftreten von rhythmischen Wiederholungen derselben Wort- oder Satzfolgen[1]). Auch rhythmisches Klopfen oder In-die-Hände-Schlagen kam vor. Manche Kranke schreien auch in gleichmäßigem Rhythmus laut auf. So schrie der Kranke N. N. (Fall XCVIII) stundenlang bei jedem zweiten Atemzug laut und gellend auf.

Im allgemeinen wird man sagen dürfen, daß Delirien und ausgeprägte nächtliche Unruhe eher zugunsten der Diagnose einer Meningitis als der eines Hirnabszesses sprechen dürften. Doch muß man sich wohl davor hüten, etwa eine Differentialdiagnose auf derartige Erwägungen zu stützen.

Auch die Phänomene der Rhythmizität der Perseveration und Verbigeration kommen nur hauptsächlich bei Meningitis vor und nicht ausschließlich. So zeigte z. B. Fall LXXII mit Hirnabszeß ausgesprochene Perseveration und überdies auch Echolalie.

Gelegentlich können endlich auch delirante Episoden sogar schwerer Art vorkommen, ohne daß sich für das Bestehen eines Hirnabszesses oder einer Meningitis irgendein Anhaltspunkt auffinden ließe. So wurde bei einem Falle ein ausgesprochenes Delir mit Desorientiertheit, Unruhe, Benommenheit, sogar mit rhythmischem Klopfen wie bei den meningitischen Delirien beobachtet. Dabei handelte es sich um eine Verletzung der Schädelbasis ohne Rindenläsion, indem offenbar nur der Pedunculus cerebri betroffen war.

Der Kranke R. M. war am 20. XI. 1914 durch Gewehrschuß in die rechte Wange verwundet worden. Er verlor das Bewußtsein nur einen Augenblick. Zeigte keine retrograde Amnesie. Spaltförmiger Einschuß unter dem rechten Os zygomaticum. Am 25. XI. ins Spital aufgenommen, zeigte er eine Parese der rechten unteren und motorische Schwäche der rechten oberen Extremität mit spontanen, an Athetose erinnernden Fingerbewegungen. Schwere Atembeschwerden, bedingt durch Zertrümmerung und Lazeration des weichen und zum Teil auch des harten Gaumens. Nachmittags Zunahme der Parese, die sich auf die ganze rechte Seite erstreckt, ohne grobe Störung der Sensibilität. Rechtsseitige homonyme Hemianopsie. — 26. XI. Röntgenologisch läßt sich ein Gewehrprojektil am Wirbelkörper des Epistropheus, links gelegen, nachweisen. — Vorübergehende Bewußtseinstrübungen mit Delirien; zupft an der Decke, klopft in die Hände, ist zeitweise mangelhaft orientiert. — Nachmittags Rückgang der Hemiparese; die Patellarsehnenreflexe sind beiderseits auslösbar. — 28. XI. Pat. ist manchmal ganz geordnet, gibt Auskunft, manchmal verfällt er in einen halb benommenen Zustand, gekennzeichnet durch leicht euphorische Stimmung mit Neigung zu Witzelei. Keine Krankheitseinsicht,

[1]) Ähnliche, an Verbigeration gemahnende Erscheinungen beobachtete bei Meningitis Merklen, zit. nach Redlich, l. c. S. 391.

wenn er auch gelegentlicht äußert, es müsse doch einmal wieder besser werden. Konstatiert auch die Rückbildung der Parese. Beschwert sich, daß er noch nicht operiert worden sei. — 30. XI. Nachts delirant. Redet davon, wegzufahren, frägt unaufhörlich, wieviel Uhr und ob es noch nicht Zeit sei. Beruhigung gegen Morgen. Temperatur andauernd normal. Schaukelt in eigenartiger Weise im Bett, neigt sich hin und her. Klopft auf die Bettdecke. — 2. XII. Nachts delirant und verworren. Uriniert neben das Bett. Desorientiert. Morgens nur unklare Erinnerung an die delirante Episode. — 3. XII. Nachts ruhig. Die psychischen Symptome blieben von nun an ganz aus. Pat. zeigte ein normales und adäquates Verhalten. — Die Einzelheiten des weiteren Verlaufes interessieren an dieser Stelle nicht. Es sei nur erwähnt, daß die Hemiparese sich weitgehend besserte und die Hemianopsie eine Rückbildung in eine Quadranten-Hemianopsie erfuhr. Nach dem Verlauf des Schußkanales, der Lage des Projektils und dem Syndrom: gleichseitige Hemiplegie und Hemianopsie ist eine Läsion der Hirnbasis mit Beteiligung des Pedunculus cerebri und des Tractus opticus anzunehmen[1]). — Im Sommer 1915 kehrte Pat. nach längerem Aufenthalte zu Hause wieder zurück. Das Projektil war verschwunden. Pat. konnte nicht angeben, ob er dasselbe etwa verschluckt hatte. Die Quadranten-Hemianopsie bestand noch, die Hemiparese war angedeutet.

Wir sehen hier bei einem Kranken ohne Rindenläsion und ohne Hirndruckerscheinungen eine rasch verklingende delirante Episode mehrere Tage nach dem Trauma auftreten. Über ihre Entstehungsursachen vermag ich kein Urteil abzugeben. Jedenfalls zeigt diese Beobachtung, daß Delirien ganz unabhängig von Läsionen der Hemisphären oder Beteiligungen der Meningen zustande kommen können.

Außer dem „apathischen Syndrom“, den Delirien der Meningitis und den verschiedenen psychischen Anomalien bei Hirnabszeß sind noch zwei Zustandsbilder zu verzeichnen.

Das eine betrifft einen eigenartigen dementiellen Prozeß, den wir bei zwei Fällen von Stirnhirnverletzung beobachten konnten (Fälle LXXIX und LXXXV). Diese Demenz ist anscheinend im Gegensatz zu den bisher beschriebenen Störungen nicht an den frischen Prozeß — Hirndruck, Entzündung, Ödem oder dgl. —, sondern an den dauernden Defekt gebunden, indem sie auch nach Abschluß der Wundheilung und selbst nach achtwöchiger Beobachtung unverändert fortdauert. Diese Demenz ist vielleicht am besten als ein Intelligenzausfall mit läppischer Euphorie zu beschreiben. Insbesondere bei dem Kranken LXXXV trat das läppische Wesen stark in den Vordergrund.

Eine genauere Analyse dieses Zustandes vermag ich leider nicht zu geben, weil die Verständigung mit dem einen Kranken durch die sprachlichen Schwierigkeiten nahezu unmöglich gemacht wurde.

Daß gerade Stirnhirnverletzungen derartige Zustände herbeiführen können, vermag angesichts der bei Stirnhirntumoren u. dgl. gemachten Erfahrungen nicht wunderzunehmen. Es sei erwähnt, daß v. Baracz unlängst in einem kriegsärztlichen Abend der k. u. k. zweiten Armee

[1]) Der Fall wurde im März 1915 in der Wiener Gesellsch. d. Ärzte demonstriert.

einen ähnlichen Fall mitgeteilt hat. Übrigens wird die Frage nach den Intelligenzdefekten infolge von Hirnschüssen in dem zweiten Teile dieser Arbeit nochmals zur Sprache kommen müssen[1]).

Eine besondere Gruppe auch in psychiatrischer Hinsicht bilden die bereits einmal erwähnten vier Fälle von „verflüssigender Enzephalitis"[2]). In allen vier Fällen war das Zustandsbild genau dasselbe.

Die psychische Veränderung setzt ziemlich plötzlich ein, ohne daß zunächst eine Ursache in dem körperlichen Zustande gefunden werden kann. Es wurde zwar Zunahme des Hirnprolapses oder Verminderung der Pulsation gesehen. Doch kommen derartige Schwankungen im Verhalten des Gehirnes auch vor, ohne daß korrespondierende Änderungen im psychischen oder im Allgemeinbefinden damit verknüpft sind.

Der Beginn der Psychose ist gekennzeichnet durch ein depressives Stadium. Die Kranken sind weinerlich, klagen viel, haben Heimweh, äußern vereinzelte ängstliche Befürchtungen, ahnen, daß ihrer Familie ein Unheil zugestoßen ist, werden hypochondrisch, fühlen, daß es ihnen schlecht geht, daß sie nicht mehr lebend nach Hause kommen. Sie sind appetitlos, unlustig, liegen zu Bett. Manchmal fällt Schlafsucht auf.

Nach einer Dauer von wenigen Tagen folgt diesem Einleitungsstadium ohne sichtbaren Übergang ein Zustand äußerster Euphorie. Während sich die körperliche Verfassung der Kranken von Tag zu Tag zusehends verschlimmert, das Hirn in großen Massen prolabiert und zerfällt, allmählich die Temperatur ansteigt, fühlen sich die Kranken immer wohler. Es ist gar kein Vergleich, wieviel besser es ihnen geht. Jeden Morgen fühlen sie sich kräftiger, leichter und freier als den vorhergehenden. Sie sind stillvergnügt ohne Unruhe, ohne Drang zu motorischer Betätigung. Ganz auffallend war in allen Fällen die zuweilen ungeheuerliche Dimensionen annehmende Polyphagie. Allmählich, bald schneller, bald langsamer, wird die ruhige Euphorie von zunehmender Schlafsucht durchdrungen und geht schließlich in das terminale Koma über.

Diese Euphorie ist vollkommen unproduktiv. Größenideen wurden nicht beobachtet. Die Kranken äußern auch keine Wünsche, außer solchen nach reichlicher Nahrungszufuhr.

Das Zustandsbild ist sehr charakteristisch, so sehr, daß wir in der Lage waren, nach dem Umschlag von Depression in Euphorie beim Falle LXXI, dem dritten, den wir sahen, den weiteren Verlauf vorauszusagen: wir konnten mit Sicherheit annehmen, daß es zu einem

---

[1]) Anm. b. d. Korr. Eine stark an „Moria" gemahnende Euphorie habe ich seither bei einem Fall von Abszeß des Stirnlappens gesehen.

[2]) Es sind die Fälle LXXI, XCIII, CV und CVI.

sukzessiven Herauskriechen und einer Verflüssigung der Hirnhemisphäre kommen werde.

Mit den in der Literatur bei Enzephalitis oder sonstigen destruktiven Hirnprozessen beschriebenen psychotischen Zustandsbildern scheint dieser Symptomenkomplex keine Ähnlichkeit zu haben. Die einzelnen ihn zusammensetzenden Züge freilich kommen bei allen möglichen psychischen Störungen vor, die im Gefolge organischer zerebraler Erkrankungen entstehen können. Depression und Hypochondrie, Ängstlichkeit, Euphorie usw. sind alltägliche Erscheinungen. In seiner Gesamtheit scheint mir das Syndrom doch eine gewisse nosologische Selbständigkeit beanspruchen zu dürfen, um so mehr, als wir es nur bei den vier auch klinisch und pathologisch anatomisch aus der Menge der anderen herausfallenden Beobachtungen verzeichnet finden. Veröffentlichungen über diese Form psychischer Störung bei Hirnschuß sind mir nicht bekannt geworden. Sie scheint jedenfalls nicht häufig zu sein.

Außer in den genannten Fällen sah ich das Zustandsbild, aber nicht in voller Ausbildung, nur noch bei einem Falle, der bereits operiert in unser Spital eingeliefert wurde[1]).

Der 34jähr. Inf. T. G. wurde am 30. IX. aufgenommen. Es fand sich ein mit Granulationen bedeckter, nicht pulsierender Hirnprolaps in einer etwa 6 cm langen Operationswunde über der linken Stirn. Pat. scheint etwas schwerbesinnlich. Stimmung leicht gereizt, mürrisch, gibt wenig Auskunft. Neurologisch o. B. Temperatur 37,5—37,4. — 4. X. Psychisch unverändert. Temperatur seit zwei Tagen normal. Verbandwechsel. Der Prolaps scheint etwas kleiner geworden zu sein, pulsiert nicht. — 5. X. Starke Wundsekretion. Verbandwechsel. Zunahme des Prolapses. Temperatur 38,5—37,9. — 8. X. Die Temperaturen bewegen sich zwischen 37,5 und 38,5. Verbandwechsel. Prolaps in ständigem Zunehmen begriffen, sitzt pilzförmig der Wunde auf, zerfällt flüssig. Pat. ist sehr euphorisch, ungeheuer eßlustig. Keine Kopfschmerzen. Keine Nackenstarre. Nachts zuweilen etwas unruhig, ohne großen Bewegungsdrang zu verraten. Sehr zugänglich, läßt sich leicht beeinflussen. Schwer besinnlich; zieht beim Wäschewechsel ein Unterbeinkleid über das andere; keine Apraxie. Orientierung zeitweise mangelhaft. Keine Halluzinationen. — 9. X. Vormittags noch sehr euphorisch und ziemlich munter. Nachmittags soporös. Temperatur 38,4—38,8. — 12. X. Ohne weitere Temperaturerhöhung erfolgt im Koma der Tod. Der Prolaps ist über faustgroß. Zahlreiche Fetzen und Flocken haben sich abgestoßen.

Wir haben auch in diesem Falle, nur in geringerer Ausprägung und in kürzerer Dauer dasselbe Zustandsbild wie in den übrigen derartigen Fällen vor uns. Auch hier beherrscht die Euphorie das Krankheitsbild, nachdem ein kurzes Stadium des Mißmutes vorangegangen war.

Im großen und ganzen bringt nach alledem die psychiatrische Symptomatologie der Hirnschüsse nicht viel Neues. Speziell die Differentialdiagnose von Hirnabszeß und Meningitis erfährt keine

---

[1]) Anm. b. d. Korr. Ferner bei einem seither beobachteten Falle.

Förderung. Andererseits gelingt es, einen Symptomenkomplex abzugrenzen, der zwar nosologisch keine Neuheit bildet und auch keine Sonderstellung beanspruchen kann, der aber für die Indikation zur Operation bedeutungsvoll ist: d. i. das sog. „apathische Syndrom". Und es scheint, als sei es doch gelungen, eine zwar seltene, aber wohlumschriebene, psychiatrisch und klinisch-anatomisch unterscheidbare psychische Störung zu beschreiben, die der verflüssigenden Enzephalitis eigentümlich ist und als „euphorischer Symptomenkomplex" vielleicht eine Besonderung verdient.

Schließlich darf der Umstand angemerkt zu werden, daß ausgedehnte Hirnverletzungen nicht ganz selten und sogar letale Prozesse, wie große progredierende Prolapsbildung, mit geringen oder sogar ohne psychische Störungen verlaufen können; Weygandt[1]) hat gelegentlich mit Recht darauf hingewiesen. Dennoch scheint mir, daß eine aufmerksame Betrachtung in den allermeisten Fällen, wenn auch manchmal geringfügige, so doch nachweisbare Störungen auch der Psyche wird aufzeigen können.

Anhangsweise gewissermaßen sind noch die im Anschlusse an Kopfverletzungen auftretenden psychogenen Symptome zu erwähnen. Während dieselben bei den Friedensverletzungen des Kopfes sehr häufig beobachtet werden, scheinen sie bei Schädelschüssen stark in den Hintergrund zu treten. In der doch immerhin ziemlich reichhaltigen Kasuistik, die die verschiedenen Krankenvorstellungen an kriegsärztlichen Abenden usw. gebracht haben, wurden nur ganz vereinzelt derartige Störungen erwähnt, wobei es sich überdies zumeist um nervöse, nicht um psychische Symptome gehandelt hat. Von solchen Symptomen war oben (S. 130) schon die Rede.

Hysterische bzw. psychogene Psychosen haben wir nicht gesehen. Ein Fall von ausgesprochen psychogenem Mutismus und im weiteren Verlaufe psychogener, artikulatorischer Sprachstörung mag hier Erwähnung finden. Ferner schien es, als ob das psychische Verhalten des Kranken D. J. (Fall LXII), das derselbe nach der Wundheilung und ohne daß zerebrale Störungen angenommen werden konnten, zeigte, auf psychogener Basis entstanden sei. Es handelte sich, wie schon erwähnt, um einen bosnischen Soldaten, der sich mit seiner Umgebung nicht verständigen konnte. Das Zustandsbild erinnerte an die Gefängnispsychose oder die Psychose des Schwerhörigen und ist vermutlich — es wurde auch bei anderen Kranken unter ähnlichen Bedingungen gesehen — auf den gleichen Mechanismus wie die genannten Störungen zurückzuführen. Jedenfalls hat es mit dem Kopfschuß als solchem nichts zu tun.

[1]) Diskussionsbemerkung. Ärztl. Ver. Hamburg. 9. III. 1915.

V. Indikationen und Zeitpunkt der Operation. Einteilung der Schädelschüsse. Mortalität.

Nichts zeigt deutlicher die Unsicherheit der Indikationsstellung für die Operation bei Schädelschüssen als der Satz, zu dem viele (vielleicht die Mehrzahl) Autoren gelangt sind: man müsse jeden Schädelschuß operieren, weil man aus der Untersuchung keine Anhaltspunkte über Art und Größe der Zerstörungen gewinnen könne. Dieser Meinung entgegen steht die ebenfalls von einer Reihe von Autoren vertretene Anschauung, daß die Schädelschüsse nur dann zu operieren seien, wenn manifeste Symptome von Hirndruck, von beginnender Infektion, gröbere nervöse Ausfallserscheinungen nachweisbar seien. Wieder andere Autoren begründen die Indikationsstellung nicht auf den Ausfall der klinischen Untersuchung, sondern auf die Trennung der Schädelschüsse in Tangential- und Durchschüsse und die anderen bekannten Gruppen und meinen, für diese verschiedenen Formen auch die Indikation verschieden stellen zu sollen und zu können.

Die Frage nach der Notwendigkeit der Operation zerfällt in zwei Teile; erstens: Wer soll operiert werden? Zweitens: Wann soll operiert werden? Und die zweite Frage enthält infolge der besonderen Bedingungen, die durch die Verhältnisse des Krieges auferlegt werden, außerdem noch die: Wo soll operiert werden? Wenn die Fälle bestimmt werden sollen, die der Operation zuzuführen sind, muß man sich fragen, welchen Zweck die Operation überhaupt verfolgt.

Im vorhergehenden Kapitel wurde gezeigt, daß man das Auftreten der Komplikation, die noch eine operative Heilung erwarten lassen würde, des Hirnabszesses, zwar mit größerer oder geringerer Wahrscheinlichkeit manchmal mutmaßen, kaum je aber mit Sicherheit erkennen kann, und daß zumeist die Diagnose erst dann gestellt wird, wenn der Zeitpunkt für die Operation bereits versäumt wurde. Da nun der Hirnabszeß, der ungehindert fortschreiten kann, unbedingt zur Meningitis führt und die Meningitis unbedingt zum Tode, die Diagnose des bereits gebildeten Abszesses aber nicht möglich ist, so bleibt nur ein Weg, die Abszeßbildung zu verhüten. Die Prophylaxe ist durch die Indicatio vitalis geboten.

Jeden, der sich einmal dies klargemacht hat, muß es wohl sonderbar anmuten, wenn er hört, daß Autoren ausdrücklich erklären, die Operation bei Schädelschüssen hätte keine prophylaktischen Aufgaben zu erfüllen. Eine derartige Behauptung kann nur aufgestellt werden, wenn über die Bedingungen der Diagnose der Komplikationen und die Größe der durch diese involvierten Gefahr größte Unklarheit herrscht.

Stehen wir einmal auf dem Standpunkte, daß die Operation den Zweck verfolgt, die Abszeßbildung zu verhindern und eine unkomplizierte Verheilung zu gewährleisten, so wird die Frage nach den zu operierenden Fällen einfach dahin zu beantworten sein daß alle Fälle operiert werden müssen, die den Eintritt der genannten Komplikationen befürchten lassen. Es handelt sich demnach darum, festzustellen, unter welchen Umständen eine Abszeßbildung zu befürchten ist, und wie man das Bestehen der dafür günstigen Bedingungen erkennen kann.

Zunächst bilden sich, wie wir wissen, Abszesse um Fremdkörper, die ins Hirn verschleudert werden, seien es nun Knochen- oder Metallsplitter oder Monturreste; sie entstehen ferner dann. wenn ohne Eindringen von solchen Infektionsträgern die Hirnmasse zertrümmert und gequetscht wurde. Dabei ist offenbar die Perforation der Dura ein begünstigendes Moment, aber keine Conditio sine qua non. D. h. jede schwerere Zertrümmerung und Splitterung des Knochens und insbesondere jede, die mit Eröffnung der Dura und Verschleppung von Fremdkörpern in das Hirngewebe einhergeht, bringt die Gefahr der früheren oder späteren Abszeßbildung mit sich.

Wenn wir nun Mittel besitzen, das Vorhandensein oder Fehlen dieser genannten schweren Verletzungsfolgen nachzuweisen, so ist uns damit auch die Möglichkeit gegeben, die zu operierenden Fälle herauszufinden.

Es bestreiten aber viele Autoren eben, daß die klinische Untersuchung ein Urteil über die Schwere der Verletzung gestatte. Leider hat aber, soweit ich die Veröffentlichungen darüber durchsehen konnte, keiner der Autoren mitgeteilt, wie die klinische Untersuchung angestellt wurde, die kein Urteil zuließ. Oben wurde ausgeführt, daß es oft die „kleinen", „leichten" Symptome sind, die für die Erkenntnis intrakranieller Veränderungen von größtem Werte sein können.

Betrachten wir das hier zugrunde gelegte Material, so ergeben sich — in Wiederholung der in Kapitel I gebrachten Zusammenstellung — folgende Beziehungen zwischen klinischem Befund und Schwere der Läsion, wobei als positiver Befund die neurologischen und psychiatrischen Abweichungen sowohl gesondert als auch vereinigt aufgeführt werden (s. Tab. S. 171).

Wir sehen also, daß in beiden Gruppen zusammen bei 78,5% ein neurologisch-psychiatrisch positiver Befund erhoben werden konnte und daß die Häufigkeit desselben in der Gruppe der schwersten Fälle fast 89% erreicht. Die Häufigkeit würde noch wachsen, wollten wir aus der ersten Gruppe alle jene Fälle ausscheiden, bei welchen die Operation nur geringfügige Läsionen erkennen ließ. Wir haben (S. **34**) gezeigt, daß nur ein einziger Fall unter den neurologisch-negativen eine schwerere Splitterung oder überhaupt Veränderung darbot. Damit würde die Häufigkeit neurologischer Befunde unter den Schädelverletzungen überhaupt über 88% erreichen.

	Zahl der Fälle	Neurologisch positiv	Nur psychiatrisch positiv	Überhaupt positiv
Dura unverletzt[1] . .	26	15 = 57,6%	1 = 38,4%	16 = 61,6%
Dura verletzt[2] . . .	44	31 = 70,4%	8 = 18,3%	39 = 88,6%
Zusammen	70	46 = 65,7%	9 = 12,5%	55 = 78,5% [3]

Es muß hier angemerkt werden, daß wir in letzter Zeit, nachdem die hier vorgenommene Sichtung des Materiales uns im Gegensatz zu den in der Literatur verbreiteten Anschauungen von der eminenten Wichtigkeit der exakten neurologisch-psychiatrischen Analyse jedes einzelnen Falles überzeugt hatte, einen weit höheren Prozentsatz neurologisch positiver Fälle unter den Schwerverletzten gefunden haben. Wenn diese Krankengeschichten nicht mit in die Statistik aufgenommen wurden, so war nur der Umstand maßgebend, daß die Beobachtung der Kranken zum großen Teile noch nicht abgeschlossen ist.

Vorderhand soll aber daran festgehalten werden, daß in 78,5 bzw. 88,6% die neurologische Untersuchung positiv ausgefallen ist. Es blieben also 12 oder 22%, bei denen kein neurologischer Befund erhoben werden konnte. Es ist nicht ohne Interesse, diesen Rest näher zu betrachten. Da sehen wir denn, daß es sich neunmal um Stirnverletzungen handelt, einmal um eine Basisverletzung mit Erweichung des Schläfenlappens, einmal um einen Durchschuß von der Regio praecentralis in der Stirn und fünfmal um Verletzungen am Scheitel oder Hinterhaupt. Nun gehören aber diese fünf Fälle ausschließlich zu der Gruppe derjenigen mit unverletzter Dura. Es scheint sich also zunächst zu ergeben, daß schwere Verletzungen der Scheitel- und Hinterhauptsgegend stets mit merklichen nervösen oder psychischen Symptomen einhergehen. Schon dies wäre für die Indikationsstellung von großer Bedeutung, da, wie wir sahen, die überwiegende Mehrzahl aller Kopfverletzungen Scheitel- und Hinterhaupt betrifft.

Ich zweifle gar nicht daran, daß bei fortgesetzter aufmerksamer Beobachtung aller Schädelschüsse sich in der Tat die Zahl der neurologisch negativen sehr verringern wird[4]); denn aus der eben ange-

[1]) Siehe die Tabelle S. 33.

[2]) Es sind nur jene Fälle berücksichtigt, bei welchen der Zustand eine neurologische bzw. psychiatrische Untersuchung zuließ.

[3]) Anm. b. d. Korr. Mit Einrechnung 18 neuer, sämtlich positiver Fälle steigt die Häufigkeit auf 73 unter 88, d. h. auf 82,9%, in der Gruppe der schwersten Fälle auf 94,2%.

[4]) Wie das in der Tat bei den neu hinzugekommenen Fällen eingetreten ist.

stellten Betrachtung scheint hervorzugehen, daß wir berechtigt wären, die Fälle mit fehlenden neurologischem und geringfügigem Operationsbefund auszuschalten. Es würden also in unserem, vielleicht noch keineswegs gründlich genug durchuntersuchten Materiale, nur 12% etwa bleiben, bei welchen diese Anhaltspunkte versagen würden.

Es ist nicht unerwartet, daß gerade die Stirnschüsse in dieser Gruppe so stark vertreten sind (sie machen 56% aus), da wir ja bei den Stirnhirnkrankheiten überhaupt nervöse Ausfallssymptome sehr häufig vermissen.

Wir dürfen aber nicht vergessen, daß wir für die Beurteilung des Falles nicht allein auf die Resultate neurologischer und chirurgischer Beobachtung angewiesen sind, sondern in dem Aussehen der Wunde wertvolle Anhaltspunkte finden, von den Ergebnissen der Röntgenuntersuchung ganz abgesehen. Gerade unter den neurologisch-psychiatrisch negativen Stirnschüssen, die schwere Veränderungen erzeugt hatten, finden sich sofort drei (LXXV, LXXVI, XCV), bei welchen das Aussehen der Wunde die Ausdehnung der Zerstörung bei dem ersten Blicke mutmaßen ließ, wie denn auch bei den anderen nicht etwa die Überlegung, daß man wahllos jeden Schädelschuß operieren müsse, sondern der Aspekt der Verletzung für den Eingriff bestimmend war.

Berücksichtigt man alle diese Ausführungen, so kommt man wohl zu dem Schlusse, daß eine *Vereinigung neurologischer und psychiatrischer Analyse mit der chirurgischen Indikationsstellung aus dem Aussehen der Wunde die zu operierenden Fälle* — d. h. die mit schweren, Komplikationen für die nächste Zukunft schon versprechenden Läsionen — von denen, die nicht notwendigerweise operiert werden müssen, *mit Sicherheit zu erkennen erlaubt.*

Gewiß kann es geschehen, daß man einen anscheinend bedeutungsvollen neurologischen Befund in einem Falle erhebt, der sich bei der Operation als nicht oder kaum verletzt herausstellt. Da aber dadurch dem Kranken schwerlich ein Schaden erwachsen wird, bedeutet das keinen Einwand gegen unsere Aufstellung, gewiß nicht gegenüber der Lehre der wahllosen Operation bei jeder Schädelverletzung. Im übrigen sei daran erinnert, daß wir in der Gruppe der Fälle mit unverletzter Dura unter den neurologisch positiven 80, unter den negativen nur 9% mit schwereren Veränderungen fanden (S. 34).

Mehrere Autoren mißtrauen der klinischen Untersuchung ebensowohl als der Inspektion der Wunde hinsichtlich der Verwertbarkeit ihrer Resultate für die Indikationsstellung. Sie machen insbesondere geltend, daß daraus ein Urteil über die Ausdehnung und Schwere der intrakraniellen Veränderungen nicht geschöpft werden könne. Das ist allerdings in gewissem Ausmaße richtig. Auch wir waren zuweilen von der Schwere der vorgefundenen Zerstörungen überrascht. Es bedeutet diese Einschränkung aber keine Abschwächung der vertretenen These. Denn u. E. ist es gleichgültig, insofern die Frage nach der Operation in Betracht kommt, wie groß die zu vermutenden Zerstörungen sind; es genügt vollkommen, daß überhaupt das Bestehen irgend schwererer Läsionen angenommen werden kann.

Wollte man dennoch die klinische Untersuchung als unzuverlässig hinstellen, so müßte man notwendig die Konsequenz ziehen, jeden Schädelschuß nicht nur nach Spaltung der Hautwunde einer Inspektion zu unterwerfen, sondern jeden Schädelschuß zu trepanieren. Denn wir haben eine nicht unbeträchtliche Anzahl von Beobachtungen mitteilen können, die zeigen, daß der Knochen äußerlich vollkommen intakt sein kann und trotzdem schwere Zerstörungen im Inneren des Schädels vorliegen, ja daß sogar, wenn auch beide Knochenplatten unversehrt blieben, das Gehirn schwer geschädigt sein kann. In solchen Fällen hilft eben nur die genaue klinische Analyse weiter und schon dadurch wird deren Unentbehrlichkeit indirekt erwiesen. Fälle der zuletzt genannten Art lassen auch das Vorgehen von Passow[1]) als unzureichend erscheinen, der bei geringfügiger äußerer Knochenverletzung sich mit der flachen Abmeißelung der Lamina externa begnügt und von einer Trepanation absieht, wenn die Diploe unverändert erscheint.

Um dies noch einmal zu betonen: Einigermaßen berechtigt kann bei Verwerfung der neurologischen Iodikationstellung nur der Standpunkt heißen, der die Trepanation für alle Fälle fordert. Jeder andere stellt ein ungenügend fundiertes Kompromiß dar.

Wer sich der eingehenden sachgemäßen neurologischen Untersuchung bedient, wird auch die Zahl der sog. „unschuldigen Streifschüsse", die dennoch mit Splitterungen u. dgl. kompliziert sind, auf ein Minimum herabsinken sehen.

Es mag nun der Anschein erweckt worden sein, als wollten wir uns jenen Autoren anschließen, die eine Operation nur dann für notwendig halten, wenn „strikte Indikationen" vorliegen, die z. B. Fränkel[2]) nach v. Bergmann nur mit dem Auftreten von lokalen Reizsymptomen und Kompressionserscheinungen für gegeben erachtet. Kuttner[3]) sagt, „Schädelschüsse geben nur bei Auftreten von Hirndruck und beginnender Infektion Anlaß zur Trepanation".

Gegenüber dieser Meinung muß scharf betont werden, daß unsere neurologische Indikation mit der „strikten" Fränkels nichts zu tun hat. Das Abwarten lokaler Reizerscheinungen oder gar der Anzeichen beginnender Infektion kann nur zum Schaden des Verletzten ausfallen.

---

1) Med. Klin. **12**, 1. 1916.

2) Med. Klin. **11**, 1388. 1915. Sitz.-Ber.

3) Vortrag in der Schles. Ges. f. vaterl. Kultur vom 23. VII. 1915.

Wir haben oben ausführlich auseinandergesetzt, daß die Frühdiagnose des an die Verwundung unmittelbar sich anschließenden Abszesses zumeist auf unüberwindliche Schwierigkeiten stößt. Treten neue Symptome auf, so beweist dies eine bereits beträchtliche und bedenkliche Progression der Infektion, die dann sehr oft auch durch die ausgiebigste Eröffnung und wirksamste Drainage nicht mehr aufgehalten werden kann. Nicht das Auftreten von Hirndruck oder Erscheinungen von Hirninfektion sind als neurologische Indikationen zur Operation anzusehen, sondern jene leichten und anscheinend geringfügigen nervösen und psychischen Symptome, deren Rolle wir in den vorhergehenden Kapiteln ins rechte Licht zu stellen bemüht waren.

Noch weniger verständlich als der eben widerlegte Standpunkt ist der Mac Leans, welcher einer konservativen Behandlung das Wort redet, weil alle Fälle infiziert seien und die Operation nur zuläßt, wenn die Erscheinungen ein Fortschreiten der Infektion anzeigen. Fränkel motiviert wenigstens seinen Standpunkt mit dem Hinweis auf die Toleranz des Hirngewebes gegen Infektionen — eine Meinung, die auch von Barany geteilt wird —, welche sich darin kundgeben soll, daß auch 8—10 Tage nach der Verletzung noch keine Meningitis aufzutreten braucht. Wir werden diese Frage noch berühren.

Es wurde am Eingange dieses Kapitels bemerkt, daß nicht wenige Autoren die Indikation nicht nach dem lokalen oder allgemeinen Befunde, sondern nach der Art des Schusses stellen. Die Hirnschüsse werden dabei nach dem Vorgange v. Oettingens eingeteilt in Tangentialschüsse, Segmentalschüsse, Durchschüsse (transversale, zentrale), Steckschüsse, Prellschüsse. Die Autoren glauben für Tangential- und Durchschüsse verschiedene Indikationen aufstellen zu können. Während die meisten Vertreter dieser Richtung einstimmig für die unbedingte Operation der Tangentialschüsse eintreten, wollen sie für die Durchschüsse ein expektatives Verhalten beobachtet wissen, wenn nicht überhaupt vollständig konservativ verfahren. Wilms z. B., der bei den Tangentialschüssen so radikal als nur möglich verfährt, befürwortet den primären Verschluß der Schußwunden durch Naht, wo es sich um Durchschüsse handelt.

Ich gestehe, daß es mir trotz emsigen Bemühens nicht gelungen ist, den Grund dieser Gegenüberstellung von Tangential- und Durchschüssen aufzufinden. Da aber diese Anschauung in der Literatur und unter den im Felde und daheim tätigen Ärzten zahlreiche Anhänger besitzt, erscheint mir ein genaueres Eindringen in die Frage sehr wohl angebracht.

Im Gegensatze zu der hier entwickelten Indikationsstellung auf Grund neurologischer Befunde sagt Simon[1]) nun in einer mir eben

[1]) Beiträge z. klin. Chir. **98**, 316. 1916. (12. Kriegschir.-Heft).

zur Hand gekommenen Arbeit: „Bei den ersten Fällen habe ich ... allzulange auf sozusagen neurologische Indikationen zum Eingrift gewartet. Die Operation sollte dem drohenden Hirndruck vorbeugen, die Herderscheinungen in Form von Krämpfen und Lähmungen bekämpfen. Die Folge war ein verhängnisvolles Warten auf den Eintritt derartiger Symptome, die den Eingriff rechtfertigen sollten. Heute möchte ich den Standpunkt mit aller Entschiedenheit dahin präzisieren: wir operieren nicht aus neurologischer Indikation, sondern aus rein chirurgischen Erwägungen heraus, d. h. in der großen Mehrzahl der Fälle wollen wir zunächst nichts weiter als der Wunde die günstigsten Heilungsbedingungen schaffen und Wundkomplikationen von ihr ferne halten."

Betrachtet man diesen Standpunkt Simons genauer, so ist an Stelle des anscheinenden Gegensatzes zwischen seiner und meiner Auffassung zunächst eine erfreuliche Übereinstimmung zu konstatieren. Denn auch hier wurde das Abwarten von Hirndruckerscheinungen und groben Lokalsymptomen als durchaus verwerflich hingestellt. Insofern kann ich Simon nur beipflichten.

Die Diskrepanz der Meinungen liegt nur in der Auffassung der neurologischen Indikationsstellung. Für Simon ist die Neurologie nur dann in der Lage, die Indikation zur Operation zu stellen, wenn auffällige Symptome vorliegen. Wir behaupten aus feinen und feinsten Symptomen uns eine Meinung über den Zustand des Hirnes bilden zu können. Solange die Untersuchung sich auf jene Neurologie stützt, die Simon im Auge hat, wird dieser Autor recht behalten. In dem Augenblicke, in dem an Stelle dieser doch mehr oberflächlichen Betrachtung der nervösen Symptome die exakte neurologische Analyse tritt, darf sich die Neurologie das Recht zur Indikationsstellung arrogieren, weil der Erfolg sie darin bestätigt.

Zunächst muß hervorgehoben werden, daß die in Rede stehende Einteilung weder durch die Tatsachen noch logisch zu rechtfertigen ist.

Soll diese Einteilung einer Betrachtung der Schädelschüsse zugrunde gelegt werden, so müßte sie derart beschaffen sein, daß sie wirklich in irgendeiner wesentlichen Hinsicht verschiedene Gruppen aufstellt; man sollte also annehmen, daß entweder die Beschaffenheit der Wunden oder die Verlaufsart bei diesen verschiedenen Formen auch in der Tat verschieden sei. Dies trifft aber durchaus nicht zu. Ich habe mehrfach erwähnt, daß die einzelnen Formen der pathologisch-anatomischen Veränderungen — alles das, was oben als chirurgische Symptome zusammengefaßt wurde — durch jeden beliebigen Schuß hervorgebracht werden können. Man schreibt z. B. dem Prellschuß die Eigentümlichkeit zu, daß er die Lamina externa wenig beschädige, die Glastafel splittere und das Hirn quetsche oder ein extradurales

Hämatom erzeuge. Gerade dieselbe Läsion haben wir bei sicheren tangentialen Durchschüssen in typischer Ausprägung beobachten können. Ja, nicht nur dadurch, daß die verschiedenen Schußarten und Projektile jede Veränderung setzen können, auch ganz andere Einwirkungen tun dasselbe. Die penetrierende Schädelverletzung durch Säbelhieb unterscheidet sich in ihrer Mechanik und Form nicht zu mindesten vom Tangentialschuß. Die Einschußwunde bei Durchschüssen ist ebenfalls in ihrem Aussehen, in der Verschleuderung von Splittern, der Zerreißung der Weichteile, der Zersprengung des Schädeldaches durchaus den durch Tangentialschüsse gesetzten gleichartig. Da nun überall in der Therapie unser Vorgehen an dem Leiden und der pathologisch-anatomischen Veränderung orientiert ist, ist absolut nicht einzusehen, wieso die Richtung des Auftreffens gerade bei den Schädelschüssen unsere Handlungsweise bestimmen soll, da ja die Läsionen von dieser Richtung weitgehendst unabhängig sind.

Auch unterscheidet sich der Verlauf der Krankheit bei der einen oder anderen Gruppe gar nicht. Alle Verlaufsformen kommen bei allen Schußformen vor.

Zu diesen Bedenken tritt noch das weitere, daß es gar nicht möglich ist, die genannten Gruppen exakt voneinander abzugrenzen. Wir können nicht den Bruchteil eines Schädeldurchmessers angeben, der dem Segmentalschuß noch zu durchlaufen erlaubt ist, und über den hinaus der Durchschuß beginnt. Und ebensowenig kann der Segmentalschuß vom Tangentialschuß abgetrennt werden. Eine solche exakte Umgrenzung der einzelnen Gruppen müßte aber verlangt werden, wenn diese Einteilung als Richtschnur für unser Vorgehen statuiert werden soll.

Es ist überdies gar nicht einzusehen, warum Durchschüsse nicht zu operieren sind. Daß wir bei denselben den ganzen Schußkanal nicht bloßzulegen und alle Fremdkörper und nekrotische Partien nicht zu entfernen vermögen, bedeutet eine Schranke unseres therapeutischen Könnens, ist ein Unglück, das den Tod so manches Menschen herbeiführt, aber doch wahrlich kein Grund, nicht wenigstens soweit zur Herstellung günstiger Heilungsbedingungen zu sorgen, als wir nur irgend imstande sind.

Und daß wir auch bei Durchschüssen durch die Operation für die Heilung günstigere Bedingungen schaffen können, als sie bei dem sich selbst überlassenen Schusse sich einstellen, beweist einwandfrei unsere Beobachtun XCIV. Dort haben wir nur eine der beiden Schußwunden, den Einschuß, operiert und gereinigt. Diese Wunde war, wie die Obduktion zeigte, vollkommen verheilt. Dort aber, wo die Wunde sich selbst überlassen blieb, war ein Abszeß und anschließend eine abgesackte intrameningeale Eiterung entstanden, die den Tod des Kranken verursachte.

Auf Grund unserer Erfahrungen und des eben auseinandergesetzten Gedankenganges scheint uns nur ein einziges Verhalten als richtig und als aussichtsreich. Wir müssen stets dort operieren, wo der chirurgisch - lokale und der neurologisch - psychiatrisch allgemeine Befund uns schwere Veränderungen annehmen läßt, d. h. beim Durchschuß auf jeden Fall, weil bei demselben unbedingt eine Verschleppung oder zumindest Impression von Knochen in das Hirngewebe stattfindet. Dasselbe gilt für den Steckschuß.

Es ist auch die Meinung vertreten worden, daß man die nicht mit Hirnverletzung einhergehenden Schüsse, d. h. die mit unverletzter Dura nicht operieren müsse, weil sie auch ohne Operation ausheilen sollen. Abgesehen davon, daß man die Verletzung der Dura nicht ausschließen kann, macht Sonntag[1]) mit Recht darauf aufmerksam, daß auch der lange wirkende Druck von Knochenfragmenten oder Hämatomen die darunter liegenden Zentren dauernd zu schädigen vermögen.

Auch Pribram[2]) hält Spätfolgen durch die infolge des Splitterdruckes entstehende sekundäre Degeneration und lokale Sklerose für wahrscheinlich.

Passow weist mit Recht ausdrücklich darauf hin, daß abgesprengte Stücke der Lamina interna keine Neigung haben, wieder anzuheilen. Sie wirken also als Fremdkörper, und sie müssen auch darum nach Tunlichkeit entfernt werden. Es verdient dies hervorgehoben zu werden, weil manchmal die Ansicht geäußert wurde, man brauche solche Platten nur zu heben und sie würden wieder in den Knochen einheilen. Außerdem kann, wie wir sahen, auch bei indakter Dura die letale Leptomeningitis auftreten.

Einige Autoren warnen vor der voreiligen Operation wegen der damit verbundenen Infektionsgefahr. Auch hier gibt es sonderbarerweise Forscher, welche die Infektionsgefahr für die Durchschüsse höher veranschlagen, als für die anderen Schußformen, wofür ein Grund schlechterdings nicht eingesehen werden kann. Es muß auch der Meinung entgegengetreten werden, daß Durchschüsse ihrer Natur nach schwerer seien, als Tangentialschüsse. Ein Durchschuß durch beide Stirnlappen z. B. ist oft leichter, als ein Tangentialschuß, bei dem Knochensplitter nahe an die Ventrikelwand verschleudert wurden.

Schon oben haben wir bemerkt, daß u. E. die Gefahr der sekundären Infektion nicht allzu groß ist, und daß jedenfalls bei den Fällen, die wir an Meningitis u. dgl. zugrunde gehen sahen, nur die primäre Wundinfektion, nicht aber die sekundäre, insonderheit nicht eine nach der Operation Platz greifende, die Schuld tragen kann. Wir

[1]) Münch. med. Wochenschr. **62**, 1404. 1915.

[2]) Wiener klin. Wochenschr. 1915. Nr. 38.

wissen, daß die überwiegende Mehrzahl aller letalen Leptomeningitiden durch den Einbruch eines in die Tiefe progredierenden Abszesses zustande kommen. Hirnabszesse wachsen in der Regel langsam. Es kann uns daher nicht wundernehmen, daß acht oder zehn Tage nach der Verletzung noch keine Meningitis ausgebrochen ist, und wir vermögen darin nicht mit Fränkel den Beweis einer besonderen Toleranz des Hirngewebes gegen Infektionen zu erblicken. Entstünde in der Tat, wie dieser Autor meint, die Meningitis meist sekundär, so müßten die Fälle der von der Wunde ausgehenden meningealen Eiterung ungleich häufiger sein, als sie es sind und auch die auf dem Umwege über den Pyozephalus entstehenden an Zahl übertreffen.

Gewiß ist die theoretische Gefahr der Infektion bei jeder Operation und bei jedem Verbandwechsel gegeben. Sie wird aber erheblich verringert, wenn die Kautelen der Asepsis auch beim Verbandwechsel strenge beachtet werden. Und sie ist jedenfalls recht klein gegenüber der durch den Schuß bedingten und stets vorhandenen primären Infektion. Es muß als widersinnig erscheinen, aus Angst vor der möglichen sekundären Infektion die tatsächlich bestehende primäre ungehindert ihr todbringendes Werk vollenden zu lassen. Auch das ist theoretisch richtig, daß die Infektionsgefahr mit der Größe der gesetzten Operationswunden zunimmt (Guleke). Wir haben aber gerade bei den größten Defekten sehr schöne Erfolge erzielt und müssen hierin Wilms beistimmen, wenn er vor der Entfernung selbst großer Knochenpartien nicht zurückscheut.

Sind wir uns so klar darüber geworden, welche Fälle operiert werden sollen, so müssen wir jetzt die Frage nach dem Zeitpunkte der Operation erörtern. Im allgemeinen stehen die Autoren auf dem Standpunkte, daß jeder zu operierende Fall möglichst frühzeitig operiert werden soll. Diese Anschauung wurde schon aus den Erfahrungen der früheren Kriege abstrahiert. Es hat sich bekanntlich gezeigt, daß die Resultate bei den Frühoperierten ungleich bessere waren, als bei den Spätoperierten. Guleke bemerkt, daß nicht nur die unmittelbaren Resultate bei frühzeitiger Operation weit günstiger ausfallen, sondern daß auch die Spätkomplikationen bei Spätoperierten drei- bis viermal häufiger seien.

Natürlich unterscheiden manche Autoren auch hier zwischen Tangential- und Durchschüssen. So tritt Vollbrecht für die Frühoperation bei jenen ein, während er diese nur bei Anzeichen von Infektion operieren will. Ähnlich scheint Wilms zu denken. Hierauf einzugehen, erübrigt sich nach den obigen Darlegungen.

Einige wenige Arbeiten vertreten die Meinung, daß es nicht notwendig sei, frühzeitig zu operieren. Hierher gehören vor allem, wie selbstverständlich, jene Autoren, die überhaupt erst bei „strikten“

Indikationen, Auftreten von Hirndruck und Anzeichen von Infektion operieren wollen. Auch über diesen Standpunkt brauchen wir keine Worte mehr zu verlieren.

Von Wichtigkeit aber und ziemlich kontrovers ist die Frage, in welcher Station der Verletzte zu operieren sei. Manche glauben, die Operation schon in den frontnächsten Sanitätsanstalten vornehmen zu müssen, manche wollen sie in der Divisionsanstalt oder dem Hauptverbandplatz, wieder andere erst im Feldspital oder Lazarett vornehmen. So meint Engelhardt, daß die primär, d. h. möglichst weit vorne operierten Tangentialschüsse besser verliefen, als die erst im Lazarett operierten. Auch Guleke scheint derselben Ansicht zu sein, wenn er sagt, man solle möglichst frühzeitig operieren, weil später das Hirnödem die Sekretentleerung erschwere.

U. E. scheint für den Zeitpunkt der Operation folgende Überlegung maßgebend zu sein. Zweifelsohne haben die frühe operierten Fälle eine geringere Mortalität als spät operierte. Es ist gar kein Zweifel darüber möglich, daß die Operation tunlichst frühzeitig vorgenommen werden soll. Wir werden aber, glaube ich, zeigen können, daß ein großer Unterschied nicht besteht, ob nun die Operation nach Stunden oder ein paar Tagen vorgenommen wird. Hingegen erscheint es als unumgängliche Forderung, die Kranken erst dort zu operieren, wo sie beliebig lange belassen werden können. Selbst wenn die Divisions-Sanitätsanstalt die Kranken zwei Wochen behalten kann, ist sie für die Operation ein durchaus ungeeigneter Ort. Wenn nicht die Möglichkeit besteht, den Kranken im Bedarfsfalle auch 8 oder 10 Wochen ruhig liegen zu lassen, so soll man nicht operieren, sondern mit größtmöglichster Schnelligkeit den Abschub in eine dieser Bedingung entsprechende Sanitätsanstalt bewirken.

Alle uns innerhalb der ersten 8—10 Tage nach der Operation zugegangenen schweren Kopfschüsse trafen fiebernd ein und gingen an Meningitis zugrunde. Es sind deren 12. Diese Erfahrung spricht eine gewichtige Sprache zugunsten der eben aufgestellten Forderung[1]).

Es ist eine zwar merkwürdige aber unbestreitbare Tatsache, daß der noch nicht operierte Schädelverletzte, auch mit schweren und schwersten Läsionen, den Transport, sofern er mit einiger Schonung bewerkstelligt wird, besser verträgt, als der operierte. In den Zeiten großen Krankenzustromes, als die Sanitätsanstalten der Front die Masse der Verwundeten nicht zu sichten und zu bewältigen vermochten, kamen Leute zu uns mit den allerschwersten Verletzungen; sie waren z. T. sitzend auf der Feldbahn transportiert worden, oder in leer zurück-

[1]) Auch Nordmann (Med. Klin. 1915) empfiehlt einen absoluten Konservativismus gegenüber den Kopfschüssen im Feldlazarett.

gehenden Munitionszügen, so gut es eben möglich war, gelagert worden — und trotzdem überstanden sie diese Strapazen besser, als später manche Operierte, die in Spitalzügen und Automobilen befördert wurden. Offenbar werden bei der Operation doch immer irgendwelche rasch sich bildende Verklebungen gelöst, auch bei sorgsamsten Arbeiten neue Verletzungen kleinster Art gesetzt, so daß die Infektion Wege zur Ausbreitung findet, die ihr in der unberührten Wunde nicht offen stehen. Vielleicht verhindert auch der lokale Zustand der unberührten Hirnwunde, der Druck im Gewebe, die Ausbreitung einer Infektion. Und daß jede Art von Transport und Bewegungen auf alle Verletzungen, welcher Art und welchen Sitzes immer, höchst ungünstig einwirken, ist eine alltägliche Erfahrung.

Der Weitertransport der Operierten soll erst erfolgen, wenn die Wundheilung vollkommen abgeschlossen ist, die Körpertemperatur andauernd, d. h. durch Wochen hindurch normal war und auch thermische Reaktionen nach dem Verbandwechsel ausbleiben. Diesen Bedingungen kann natürlich in den allermeisten Fällen die frontnahe Sanitätsanstalt nicht genügen. Es wird daher dringend zu empfehlen sein, die Kopfverletzten eines bestimmten Bereiches in einer entsprechend eingerichteten Anstalt zu konzentrieren. Daß dies durchführbar ist, beweist eine Äußerung Passows, welcher schreibt: „Es hat sich ermöglichen lassen, die Verwundeten mit Schädelverletzungen beim Rücktransport in großer Anzahl in ganz bestimmten Lazaretten zu sammeln und dort lange Zeit zu beobachten, ehe sie in die Heimat kamen. Dies ist äußerst vorteilhaft für die Verwundeten und ermöglicht wertvolle Erfahrungen zu sammeln.“ Ich möchte hinzufügen, daß eine derartige Konzentration der Schädelverletzten, wie im zweiten Teile noch gezeigt werden soll, für die Organisation der Fürsorge und ständigen Kontrolle von größtem Nutzen wäre und dieselbe wesentlich vereinfachen könnte.

Der möglichst rasche Abschub der Frischverletzten in bestimmte Sanitätsanstalten bietet noch den weiteren Vorteil, daß für die exakte neurologische Untersuchung leichter Sorge getragen werden könnte. Es dürfte kaum auf große Schwierigkeiten stoßen, einer solchen — stets mit Rücksicht auf die lange Beobachtungsdauer ziemlich groß zu denkenden — Anstalt neurologisch geschulte Hilfskräfte zuzuteilen. Wir haben ja gesehen, daß in manchen Fällen nur die exakte spezialistische Untersuchung für die Indikationsstellung ausschlaggebend ist. Ferner wird man durch eine derartige Konzentration der Schädelverletzten auch erreichen, daß sie einer chirurgisch einwandfreien Behandlung zugeführt werden, während das Prinzip des möglichst frühzeitigen Eingreifens — am Hauptverbandplatz oder schon am Hilfsplatz — die unter Umständen den Experimenten Ungeübter allzusehr aussetzt. Denn der Schädelschuß soll nicht nur möglichst früh, sondern auch möglichst gut operiert werden.

Schließlich würde dieses Vorgehen eine reichlichere Anwendung der Untersuchung im Röntgenlicht zulassen. Es ist hier der Ort, einige Worte über den Wert und die Notwendigkeit dieser Untersuchung zu sagen.

Es gibt Autoren, welche die Röntgenuntersuchung für unerläßlich halten, insbesondere, um die oft bei den sog. „harmlosen Streifschüssen" bestehenden Knochenläsionen aufzudecken. Joseph[1]) bezeichnet das Röntgenbild für unentbehrlich. In der Tat kann man, wie Schwarz schon vor Jahren hervorgehoben hat, alte und frische Frakturen sehr gut auf der Platte sehen und kann sich an der Hand des Bildes eine ziemlich zutreffende Vorstellung von Art und Ausdehnung der Läsion machen. Auch ist selbst verständlich die Röntgenuntersuchung für den Nachweis und die Lokalisation von Projektilen der einzige Weg. Was die methodische Lokalisation leisten kann, ist sattsam bekannt; als Beispiel nenne ich nur die neue Arbeit von Albers-Schönberg[2]).

Dennoch scheint uns, als würde der Wert der Röntgenuntersuchung für die Indikationsstellung und Diagnose der frischen Fälle überschätzt. Wir haben den Eindruck, als sei die radiologische Methode zwar für spätere Zeiten und im Hinterland unentbehrlich, aber um so entbehrlicher, je näher der Chirurg der Front steht und je schneller er die Kranken zu sehen bekommt. Wir haben wohl kaum je bei Frischverletzten durch die Röntgenaufnahme wesentlich mehr betreffs der Indikationsstellung erfahren, als wir schon wußten. Denn, wie schon bemerkt wurde, nicht die Ausdehnung der Veränderungen hat die Indikation für die Operation abzugeben, sondern deren Bestehen überhaupt. Es mag richtig sein, daß man auch bei der sorgfältigsten neurologischen Analyse den einen oder anderen Fall von Splitterung nicht diagnostizieren kann. Doch erinnere ich nochmals daran, daß unter den neurologisch negativen Fällen ohne Duraverletzung sich nur 9% mit einer irgend schwereren Knochenveränderung fand.

Damit soll nicht etwa der Wert der Röntgenuntersuchung geschmälert werden. Man wird sich ihrer stets gern bedienen. Aber es wäre ein Fehler, wollte man mangels eines derartigen Befundes eine anderweitig indizierte Operation aufschieben.

Es kommt dazu, daß es Fälle mit schweren Veränderungen gibt, die im Röntgenbilde aber nicht erkennbar sind. Hierher zählen vor allem die extraduralen Hämatome ohne Splitterung der beiden Knochentafeln, ferner die schweren Zertrümmerungen und Quetschungen des Hirngewebes bei geringfügiger Knochenläsion.

---

[1]) Münch. med. Wochenschr. **62**, 1197. 1915.

[2]) Deutsche med. Wochenschr. **41**, 1480. 1915.

Die Rechtfertigung eines therapeutischen Verfahrens und einer Indikationsstellung liegt in den Resultaten. Es erwächst uns also die Pflicht, über dieselben eingehend zu berichten und sie mit den anderwärts erzielten zu vergleichen.

Bei der Berechnung der Mortalität sehe ich von den Weichteilverletzungen ab, um mich bloß auf die schweren Fälle zu beschränken. Im Gesamtmateriale von 219 Fällen beträgt die Mortalität 27, d. h. 12,3%[1]).

Die schweren Verletzungen setzen sich zusammen aus 74 operierten, 9 nicht operierten entlassenen und 3 nicht operierten, sterbend eingelieferten Fällen, zusammen 86. Die Gesamtmortalität innerhalb dieser Menge beträgt 27 = 31,3%. Von den Operierten waren zwei in hoffnungslosem Zustande, bewußtlos und fiebernd eingebracht worden (LXXIII und LXXXI). Wenn man diese und die drei desselben Zustandes wegen nicht Operierten wegläßt, um ein Bild über die Mortalität innerhalb der einigermaßen aussichtsreichen Fälle zu bekommen, so findet man 22 Todesfälle unter 81 Kranken oder 27,1%. Unter den Operierten allein ist die Mortalität 24 unter 74 respektive mit Hinweglassung der oben genannten zwei Fälle 22 unter 72, d. h. 32,4 resp. 30,5%.

Gliedern wir nun das Material an operierten Fällen nach dem zwischen Verletzung und Operation verstrichenen Intervall. so finden wir nachstehende Verteilung. Dabei sind zunächst nur jene Fälle gezählt, von welchen das Verletzungsdatum genau bekannt ist.

Vor dem fünften	Tag	wurden	operiert	10	Fälle	mit 4	Todesfällen
Vor dem achten	,,	,,	,,	34	,,	,, 7	,,
Nach dem fünften	,,	,,	,,	58	,,	,, 16	,,
Nach dem achten	,,	,,	,,	34	,,	,, 13	,,
Nach dem zehnten	,,	,,	,,	22	,,	,, 8	,,

Demnach beträgt die Mortalität unter den vor dem fünften Tag operierten Fällen 40%, bei den nach diesem Termin operierten 27,5% — man sieht aber sofort, daß die Zahl der ersten Gruppe viel zu gering ist, um einen statistisch haltbaren Schluß zuzulassen.

Vor dem fünften Tag ergibt sich eine Mortalität von 20,5%, nach diesem Zeitpunkt eine von 27,7%.

Nach dem zehnten Tag ist die Mortalität 36,3%.

Nun ist zu bedenken, daß unter den Frühoperierten auch die mori-

[1]) Anm. b. d. Korr. Unter Einrechnung der 18 neuen Beobachtungen mit einem Todesfall beträgt die Mortalität 23,2% unter den in erträglichem Zustande eingetroffenen und 27,3% unter den operierten Fällen. Diese Fälle sind bis auf 2 in unserem Sinne Frühoperiete (ohne Todesfall). Die Mortalität dieser Gruppe ist also 6 unter 42, d. h. 12%.

bund eingelieferten Fälle erscheinen, so daß durch deren Ausschaltung auf 5 unter 32, d. h. auf 15,6% absinkt.

Bevor wir weiter gehen, seien die von anderen Autoren erzielten Resultate mitgeteilt. Preysing[1]) verzeichnet eine Gesamtmortalität von 22,5% unter den operierten Fällen. Joseph[1]) sah von 45 Fällen 18 = 40% sterben. Von Baranys[1]) „offen behandelten" 39 Fällen starben 79,5%, während von seinen 13 primär genähten 4 starben oder 30,7%. — Von 103 Tangentialschüssen verlor Guleke[1]) 46,6%. Syring[1]) findet unter den Operierten eine Mortalität von 20%, unter den nicht operierten Fällen eine von 63%. Läwen[2]) berichtet, daß von 31 Fällen 22 = 64,5% zugrunde gingen, davon 13 in den ersten 24 Stunden, während Erhardt[3]) eine Mortalität von 9 unter 23 = 39,1%, Goetjes[1]) (ausschließlich bei Granatsplitterverletzungen) eine von 11 unter 18 = 61% erzielte. v. Brunn[3]) schließlich hat 39 Fälle operiert, von denen 23 oder 58,9% starben; schaltet man die 12 in hoffnungslosem Zustande eingebrachten und dennoch operierten Fälle aus, so stellt sich die Mortalität bei v. Brunn auf 11 unter 27 oder auf 40,7%. Ranzi fand eine Sterberate von etwa 37%.

Die außerordentlich großen Differenzen erklären sich wohl aus der Verschiedenheit des Materiales je nach der Stellung der betreffenden Sanitätsanstalt oder auch je nach dem Überwiegen der Kleinkaliber- oder Artillerieverletzungen.

Vergleichen wir mit diesen Zahlen unsere Resultate, so scheinen dieselben doch so erfreulich, daß wir unseren Methoden der Indikationsstellung und der Operation auch fernerhin vertrauen zu dürfen glauben. Selbst die Durchschnittsmortalität von 30% (bzw. 27,3) erscheint neben den zitierten Zahlen nicht hoch, auffallend klein aber die Mortalität von 15% (bzw. 12) unter den frühzeitig operierten Fällen.

Es hat den Anschein, als würden mit zunehmendem Radikalismus der Operation unter Berücksichtigung aller besprochenen und im nächsten Abschnitt noch zu besprechenden Kautelen die Resultate immer besser.

Vor allem glauben wir erwiesen zu haben, daß es gelingt, zumindest den anderwärts erzielten Resultaten gleichwertige zu erhalten, auch wenn man sich nicht an die Einteilung der Schädelschüsse hält und die Indikationsstellung nach der Schußrichtung fallen läßt.

---

[1]) A. a. O.

[2]) Deutsche med. Wochenschr. 1914. Nr. 52.

[3]) Ebenda **41**, 1371. 1915.

VI. Therapie. Operative Technik, Verband, allgemeine Maßnahmen, Behandlung der Komplikationen.

Hinsichtlich der Operationsmethoden, die bei Schädelschüssen anzuwenden sind, herrscht im allgemeinen große Übereinstimmung, so daß ich mich auf einige kurze Bemerkungen beschränken kann, die teils der Vollständigkeit der Behandlung des Gegenstandes halber, teils weil sie einzelne noch kontroverse Punkte betreffen, hier Platz finden mögen.

Prinzipiell sind die Wundränder und die lazerierten, oft schmierig belegten Weichteile der Schädelschwarte einschließlich des Periostes zu entfernen. Wo es sich um Spätoperationen handelte und die Wunde von schlaffen, sezernierenden, unschönen Granulationen umsäumt war, bedienten wir uns zuweilen der Verschorfung mit dem Paquelinschen Brenner.

Wir haben uns fast immer mit der Exzision und Verlängerung der Schußwunde, bzw. der Verbindung der beiden Schußwunden bei tangentialen Durchschüssen begnügt. In einigen wenigen Fällen wurden Hautperiostlappen von Halbkreisform gebildet und die in der Mitte gelegene Wunde nach Naht des Schnittes zur Drainage benützt. Irgend einen Schaden haben wir von unserer gewöhnlichen Methode nicht gesehen und daher keine Veranlassung gehabt, zu den komplizierteren Schnittführungen überzugehen, die manche Autoren empfehlen. So will Rothfuchs[1]) z. B. jeden Tangentialschuß mittels Hautperiostlappens bloßgelegt wissen, um auf diese Weise den Knochendefekt primär mit Periost zu überdecken. Boerner[2]) macht einen türflügelartigen Schnitt und drainiert nach partieller Naht durch die beiden schmalen Wunden mittels Gazestreifens. Mac Lean[3]) empfiehlt die Lappenbildung nur für aseptische Schußwunden.

Ist der Knochen äußerlich intakt, so wird die Explorativtrepanation in üblicher Weise mit dem Trepan oder mit Meißel und Hammer vorgenommen. Es empfiehlt sich nicht, wie bei der klassischen Trepanation, die knöcherne Schädelkapsel in einem Zuge zu durchbohren, sondern den Grund des Bohrloches von Zeit zu Zeit mit der Sonde zu betasten. Sind nämlich, wie oft, größere Fragmente der Lamina interna aus dem Zusammenhange gelöst, so riskiert man, dieselben stärker als wünschenswert auf das Hirn aufzupressen, da sie ja als lose liegende Stücke dem Bohrer nicht leicht anzugreifen gestatten

[1]) Deutsche med. Wochenschr. **41**, 1534. 1915. Sitz.-Ber.

[2]) Münch. med. Wochenschr. **62**, 599. 1915.

[3]) Vortrag im Marinelaz. zu Hamburg 29. I. 1915.

und in die Tiefe ausweichen. Bei einiger Übung fühlt man den federnden Widerstand der losgelösten Knochenfragmente sehr deutlich. Aus diesem Grunde ist vielleicht die Benützung von Meißel und Hammer vorteilhafter als die des Trepans.

Die Erweiterung des angelegten oder vorgefundenen Knochendefektes geschieht mittels verschieden geformter Lüerscher Zangen oder durch Meißelwirkung. Es empfiehlt sich neben den allgemein gebräuchlichen Formen der Meißelzange noch andere zur Hand zu haben, die mit schmalen, länglich ausgezogenen Schneideflächen versehen auch bei kleinen Knochenlücken anzugreifen gestatten. Eine Ergänzung des Instrumentariums der Feldsanitätsanstalten in dieser Hinsicht wäre äußerst wünschenswert.

Schädigungen, die man etwa auf die Erschütterung durch das Arbeiten mit Meißel und Hammer beziehen könnte, haben wir niemals beobachtet. Man pflegt vor diesem Verfahren zu warnen, weil die Erschütterungen schädlich seien. Ein exakter Nachweis solcher Schäden ist mir nicht bekannt. Und Krause drückt sich wohl darum auch sehr vorsichtig aus, indem er empfiehlt, den Meißel tangential und nicht senkrecht aufzusetzen, weil dadurch „die unvermeidlichen Erschütterungen, denen immerhin eine gewisse Gefahr für das Gehirn innewohnt, abgeschwächt werden“[1]).

Bei einer Reihe von Verletzungen, wenn Knochensplitter ineinander verkeilt sind, oder bei Steckschüssen im Knochen ist die Anwendung des Meißels übrigens nicht zu umgehen.

Ausgezeichnete Abbildungen der Bloßlegung der Hirnwunde und des Ansetzens der Lüerschen Hohlmeißelzange finden sich in der chirurgischen Operationslehre von Zuckerkandl[2]).

Das Periost soll möglichst weit abgehobelt werden, damit man den Knochen gut übersehen und das Vorhandensein etwaiger Fissuren u. dgl. feststellen kann.

Sobald auf die eine oder die andere Art ein hinlänglich großer Zugang geschaffen ist, folgt die Entfernung der Knochensplitter. Es ist selbstverständlich, daß alle lose liegenden, kleineren Fragmente zu entfernen sind. Zweifel können nur dort entstehen, wo es sich um große, die ganze Dicke des Knochens umfassende Platten handelt. Manche Autoren sind der Ansicht, daß man solche zu belassen habe, insbesondere, wenn sie noch mit dem Perioste fest verbunden sind. Auch wir sind in manchen Fällen, insbesondere dann, wenn keine weitgehende Dislokation der Fragmente stattgefunden hatte oder deren Reposition ohne weiteres gelang, in gleicher Weise vorgegangen.

---

[1]) F. Krause u. E. Heymann, Lehrb. d. chir. Operationen. Berlin u. Wien 1912 (Urban u. Schwarzenberg). T. II, S. 422.

[2]) Fünfte Auflage. München (J. F. Lehmann) 1915.

In anderen Fällen aber haben wir radikal alle mobilen Knochenstücke entfernt. Dieses Verfahren ist unbedingt dann zu empfehlen, wenn unter den Knochen das Hirn zertrümmert oder zerquetscht ist und sich Zerfallsprodukte und Sekret ansammeln können. Wie wir noch hören werden, darf die Größe des dadurch entstehenden Knochendefektes von dem in manchen Fällen allein rettenden radikalen Debridement nicht abhalten.

Zutage liegende Knochensplitter werden also mit einem entsprechenden Instrument erfaßt und extrahiert. Natürlich ist dabei jede Gewalt zu vermeiden. Gelingt es nicht ohne weiteres, mit leichtem Zuge und etwas hin- und herbewegend den Splitter frei zu bekommen, so muß die Knochenlücke erweitert werden, weil man sonst Gefahr läuft, das Hirn ungebührlich zu quetschen und auch Wundsekret und Zerfallsprodukte in die weitere Umgebung zu vertreiben.

Sind alle sichtbaren Fremdkörper entfernt, so handelt es sich darum, die Anwesenheit tiefer im Hirn steckender Stücke festzustellen und dieselben hervorzuholen. Oft schwemmt, wie oben beschrieben, der unter Druck ausströmende Hirn- und Blutbrei Knochensplitter aus, wodurch man auf die noch verborgenen aufmerksam gemacht wird. Häufig aber tritt dies nicht ein, und man muß systematisch die Wunde nach Fremdkörpern absuchen. In den ersten Monaten des Krieges, als man den Hirnverletzungen noch recht fremd gegenüberstand, wurde vielfach davor gewarnt, die Hirnwunde zu berühren und die Suche nach Fremdkörpern ausschließlich mit Instrumenten gestattet. Nach und nach hat sich hier eine Wandlung vollzogen und die Anwendung des tastenden Fingers ist wohl allgemein geworden. In der Tat gelingt es bei vorsichtigem Abtasten der Hirnwunde und bei Eingehen in bestehende Wundhöhlen alle Fremdkörper, soweit sie überhaupt erreichbar sind, zu tasten. Die Befunde bei den Autopsien haben uns gezeigt, daß auch in den ungünstig verlaufenen Fällen die Ausräumung der Knochensplitter eine restlose gewesen ist. Die getasteten Splitter werden unter Leitung des Fingers mit einem Instrument (schmale Kornzange) erfaßt und vorsichtig hervorgezogen. Perthes[1]) hebt ausdrücklich hervor, daß die Austastung mit dem Finger schonender sei; als die mit der Sonde. Er empfiehlt zugleich mit dem Finger einen Blechstreifen in die Wunde einzuführen und die Fremdkörper zwischen Finger und Streifen nach Art einer Zange zu fassen. Wenn man keinen Fremdkörper mehr tasten kann, das Ausströmen verflüssigten Hirnbreies sistiert hat und im ganzen Wundbereich deutliche Pulsation eingetreten ist, darf man nach unseren Erfahrungen annehmen, daß das Debridement reinlich gelungen ist.

---

[1]) Münch. med. Wochenschr. 1915. Nr. 49.

Gewisser Komplikationen, die bei der Splitterextraktion auftreten können, muß kurz gedacht werden. Gelegentlich steckt ein spitzes Knochenfragment in einem der Sinus, wobei es zugleich als Verschluß der Verletzung fungiert. Nach Entfernung des Knochens tritt dann eine Sinusblutung auf. Doch haben wir davon niemals weitere üble Folgen gesehen, um so mehr als diese Blutungen rasch durch eine selbst vorübergehende Kompression zum Stillstand gebracht werden können. Offenbar hängt das damit zusammen, daß durch das Eindringen des Knochens in die Sinushöhlung lokale Gerinnungen gesetzt werden, welche den Verschluß des Defektes erleichtern. Genügt die einfache Kompression nicht, so kann man mit Vorteil sich des Koagulens nach Kocher - Fonio bedienen[1]).

Ein zweites unliebsames Vorkommnis ist die Entstehung einer Liquorfistel, was wir aber während des Operationsaktes selbst nicht beobachtet haben. Es dürfte sich in solchen Fällen empfehlen, die Fistel zu drainieren, wenigstens scheinen unsere Erfahrungen an Liquorfisteln, die im weiteren Verlaufe auftraten, in dieser Richtung zu ermutigen.

Blutungen aus kleineren Ästen der Arteria meningea sind belanglos; unter Umständen sind sie, wenn sie störend wirken, durch Verschorfung mittels Thermokauters nach Paquelin leicht zu beheben. Stärkere Blutungen aus der Arteria meningea oder den Pialgefäßen bedürfen entsprechender Versorgung, wobei für letztere besonders die Umstechungsligatur von Vorteil ist.

Einmal waren wir allerdings gezwungen, der sich wiederkehrenden Blutungen aus der Arteria meningea wegen, die Carotis externa zu unterbinden. (Die Blutungen hatten bis dahin auch die Granulationsbildung wesentlich gestört.) Es könnte also auch intra operationem gelegentlich dieser Eingriff infolge gefahrdrohender, unstillbarer Blutung notwendig werden.

Nebst der Entfernung der Fremdkörper ist auch für eine möglichste Wegschaffung des zerfallenen Hirngewebes und der Blutmassen im Hirninneren zu sorgen, da dieselben auch bei ausgiebiger Drainage nur unvollkommen abfließen und, in der Wunde stagnierend, eine ständige Gefahr bedeuten. Ein großer Teil dieser Massen fließt bei der Freilegung der Wunde, der Extraktion der Splitter infolge der Behebung der von außen dem Innendruck entgegenwirkenden Kraft aus. Oft erfolgt, wie oben beschrieben wurde, dieser Ausfluß in wiederholten Stößen, weshalb man immer etwas zuwarten müssen wird, ob nicht noch Zerfallsprodukte aus der Tiefe austreten, bevor man an die weitere Toilettierung und Versorgung der Wunde herangeht. Erfolgt

[1]) Vgl. Brandes, Deutsche Mediz. Wochenschr. **56**, 378. 1916.

der Abfluß nur zögernd, so muß aktiv die Entfernung des Magmas vorgenommen werden. Dazu kann man sich nach dem Vorgange von Wilms[1]) der Spülung mit steriler Kochsalzlösung bedienen; läßt man bei ganz schwachem Drucke die Flüssigkeit in die Hirnwunde einströmen, so wird der Brei der zerstörten Gewebsmassen ausgeschwemmt, während das intakte Hirn unberührt bleibt. In manchen Fällen darf man auch unbesorgt die nekrotischen Partien mit dem scharfen Löffel entfernen; bei zureichender Übung wird man kaum Gefahr laufen, das normale Gewebe zu beschädigen, da dasselbe trotz seiner weichen Beschaffenheit dem Instrument doch einen ganz anderen Widerstand bietet als die abgestorbenen Anteile.

Wenn es sich um große, flächenhafte Zerstörungen auf der Hirnoberfläche handelt, ist eine solche vollständige Reinigung von den Zerfallsprodukten undurchführbar. Dasselbe gilt für die mehr oder weniger stark nekrotisierenden Prolapse. Wir haben uns bei einer Reihe derartiger Fälle zur Herstellung reiner Wundverhältnisse mit sehr gutem Erfolge der Verschorfung mit dem Thermokauter nach Paquelin bedient. Die Spitze des schwach glühenden Platinbrenners kann leicht in alle Buchten und Nischen der zerklüfteten Hirnoberfläche eingeführt werden, und man kann auf diese Weise viel gründlicher das infektiöse Material beseitigen, als es mit Messer, Schere oder durch Spülung möglich wäre. Die Säuberung auch des lebenden, prolabierten Hirngewebes ist unbedingt erforderlich; denn gerade der gutartige, nach Herstellung reiner Wundverhältnisse zurückgehende Hirnprolaps kann gefährlich werden, indem er Infektionskeime mit sich in die Tiefe zieht und so eine weitere Verbreitung derselben herbeiführt. So dürfte im Falle XCIII, der anfangs gut zu verlaufen schien, die Infektion auf die besprochene Weise zustande gekommen sein; diese Annahme hat viel Wahrscheinlichkeit für sich, da es sich in diesem Falle nicht um eine Infektion der Meningen oder des Ventrikelinhaltes, sondern um eine allgemeine, verjauchende Enzephalitis gehandelt hat. Auch dort, wo eine partielle Deckung der Hirnwunde durch Hautperiostlappen u. dgl. beabsichtigt ist, wird die Verschorfung sehr am Platze sein. Selbstverständlich ist bei der Kauterisierung stets an die Gefahr der Entzündung des Narkosemittels zu denken. Wir verfahren so, daß wir bereits einige Minuten vor der Anwendung des Thermokauters den Äther durch Chloroform ersetzen lassen, wobei auch der Narkosekorb zu wechseln ist und während der Kauterisierung selbst den Kopf des Kranken in nasse Kompressen hüllen.

Oft wird es angebracht erscheinen, erst in diesem Zeitpunkte der Operation den Knochendefekt derart zu erweitern, daß allenthalben

---

[1]) Münch. med. Wochenschr. **62**, 1437. 1915.

die normale Dura zumindest 0,5, besser aber etwa 1 cm breit über den Knochenrand hervorragt. In vielen anderen Fällen wird man vor der Vornahme der definitiven Wundtoilette den Defekt entsprechend vergrößern. Diese Maßregel ist von Wichtigkeit, weil nur dadurch die Sicherheit erlangt werden kann, daß in der Tat die zerstörten Partien vollständig überblickt und gesäubert wurden. Fälle, bei welchen die Gewinnung einer freiliegenden normalen Duraumgrenzung nicht gelingt — sei es, weil es die anatomischen Verhältnisse, sei es, weil es die Größe der losen Knochenstücke nicht zulassen — sind stets ungünstig zu beurteilen.

Sind schließlich durch die erwähnten Verfahren reine Wundverhältnisse geschaffen, so kann an die Versorgung geschritten werden. Dabei ist stets für einen reichlichen Abfluß der Wundsekrete Sorge zu tragen.

Bekanntlich sind einige Autoren, an erster Stelle Barany[1]), für einen primären Verschluß der Operationswunden durch Naht eingetreten. Barany selbst hat über eine Anzahl länger beobachteter, gut verlaufener Fälle berichten können. Soweit ich die Sachlage zu überblicken vermag, hat dieser Vorschlag wenig Anerkennung gefunden. Die meisten Autoren legen auf die Herstellung guter Abflußbedingungen den größten Wert. Barany will durch seine Methode sekundäre Infektionen verhüten; daß wir diese Gefahr für nicht so groß halten können, wurde oben schon ausgeführt: sie verschwindet jedenfalls gegenüber der Häufigkeit der primären Wundinfektion. Barany hat über 13 primär genähte Fälle berichtet, von denen 4 schon am Tage der Operation starben, während die restlichen 9 geheilt wurden. M. E. ist die Beobachtungsreihe zu klein, als daß daraus irgendwelche Schlüsse gezogen werden könnten, um so mehr als die Kontrollreihe der nicht mit primäre Naht behandelten Fälle 39 Beobachtungen umfaßt. Barany empfiehlt nicht nur die Haut, bzw. den Hautperiostlappen zu vernähen, sondern auch den Duradefekt plastisch, mit Hilfe eines der Fascia lata entnommenen Stückes primär zu schließen. Laewen[2]) hat bei zwei Fällen den Versuch der primären Deckung durch Faszienplastik gemacht, aber beide verloren.

Über ein besonders kompliziertes Operationsverfahren hat Baranys Mitarbeiter Jeger[3]) berichtet, der ein Stück einer Vene in den zur Deckung benutzten Faszienlappen implantierte und die Vene dann nach Durchführung durch einen in die Weichteile gebohrten Kanal in die Vena jugularis einnähte.

---

[1]) Beiträge z. klin. Chir. **97**, 397. 1915 (8. Kriegschir.-Heft) und Wiener klin. Wochenschr. 1915. Nr. 20.

[2]) Münch. med. Wochenschr. **62**, 589. 1915.

[3]) Beiträge z. klin. Chir. **97**, 419. 1915 (8. Kriegschir.-Heft).

Wie ich einem Referat entnehme, hat Orth[1]) dem sofortigen Verschluß durch einen Periostknochenlappen, der einer anderen Körperstelle entnommen werden soll, das Wort geredet.

Ranzi[2]) hat sich eingehend mit den Thesen Baranys befaßt und ist zu einer vollkommenen Ablehnung derselben gelangt. Er bestreitet, daß die Wundinfektion erst sekundär erfolge und tritt energisch für die offene Wundbehandlung und Drainage der Hirnverletzungen ein.

Es scheint sich in der Praxis der Vorschlag von Barany nicht durchgesetzt zu haben. Trotz der beträchtlichen Anzahl von auswärts operierten Schädelverletzungen, die uns zugegangen sind, haben wir insgesamt nur drei mit vollkommen vernähten Wunden gesehen. Von diesen dürfte einer ausscheiden, da bei demselben ein Türflügelschnitt nach Boerner gemacht worden war und die querverlaufenden Hautwunden nur teilweise durch Naht geschlossen waren. Vermutlich hatten sie dieser Drainage zum Austritt gedient. Die beiden anderen Fälle kamen in schlechtem Zustande in unsere Hände. Bei beiden mußten die Nähte schleunigst entfernt werden, damit den darunter gestauten Sekretmengen Abfluß verschafft werde. Der eine Fall starb wenige Tage nach der Aufnahme an Meningitis. Der andere genas; es dürfte bei ihm keine penetrierende Hirnwunde, sondern nur eine Knochenläsion vorgelegen haben.

Die Mehrzahl der Autoren verschließt die Operationswunde entweder gar nicht oder nur partiell, indem eine Drainage etabliert wird. Sick[3]) verwirft z. B. die Naht überhaupt; ebenso sagt Guleke[4]), daß weder das Vernähen, noch die plastische Deckung sich bewährt hätten.

Neuerdings ist Frey[5]) wiederum für den primären plastischen Verschluß der Knochenlücke eingetreten, weil dadurch die Gefahr des Hirnprolapses und der Neuinfektion vermieden werd . Er verfährt so, daß er das Periost im Zusammenhange mit der Galea von der Kutis ablöst, ev. den so gebildeten Lappen noch durch einen der Längsachse der Wunden parallelen Schnitt mobilisiert und über der Knochenlücke vernäht. Frey teilt 26 Beobachtungen mit; 8 Verletzte starben, was einer Mortalität von 30,7% gleichkommt. Läßt man aus der Berechnung die Gruppe der schwersten Defekte aus, bei welchen die Verletzung ja an und für sich todbringend sein kann, so ergeben sich 20 Fälle mit einer Mortalität von 4 = 20%. Die Werte sind also gar

[1]) Med. Klin. Feldbeilage 18.
[2]) Wiener klin. Wochenschr. 1915. Nr. 21.
[3]) Münch. med. Wochenschr. **62**, 1371. 1915.
[4]) Ebenda. **62**, 989. 1915.
[5]) Ebenda. **63**, 23. 1916.

nicht so außerordentlich günstige und so sehr von den anderweit erzielten verschieden, was um so deutlicher wird, wenn man bedenkt, daß Frey nur ganz frische Fälle operiert hat. Fügt man hinzu, daß die Beobachtungsdauer durchweg eine sehr kurze war und von einer größeren Anzahl der Kranken weitere Nachrichten nicht vorliegen, so scheinen auch die Erfahrungen von Frey keinen zwingenden Grund zu bilden, von dem bislang allgemein beobachteten Verhalten abzugehen. Grasser bemerkt zu der Freyschen Arbeit, daß besonders sorgfältige Beobachtung bei diesen Fällen unerläßlich sei; die Behandlungsdauer werde abgekürzt. M. E. hilft auch die sorgfältigste Beobachtung wenig; denn wenn neue Symptome auftreten, ist es schon zu spät und die nachträgliche Eröffnung ist schon nutzlos[1]).

Wilms[2]), der die primäre Naht und den frühzeitigen Wundverschluß bei Tangentialschüssen so sehr perhorresziert, empfiehlt merkwürdigerweise bei Durchschüssen die Wunden zu umschneiden und zu vernähen, da ein Sichselbstüberlassen der Wunde häufig Sekundärinfektionen zur Folge habe. Da wir, wie oben auseinandergesetzt, zwischen den Verletzungen bei Durchschüssen und Tangentialschüssen keinen Unterschied zu machen vermögen, sondern jeden penetrierenden Kopfschuß nach den gleichen Gesichtspunkten betrachten müssen, erscheint uns auch für Durchschüsse die Naht der Weichteilwunde als untunlich.

Wir begnügen uns bei kleineren Wunden, die etwa nur die Schußöffnungen bei Durchschüssen bloßlegen, oder die Weichteilwunden bei Tangentialschüssen verbinden, mit der Verkleinerung der Hautwunde durch einige Nähte, falls eine solche notwendig erscheint. Immer bleibt jedoch die Hautwunde so groß, daß die Knochenlücke bequem überblickt werden kann. Wir vernähen natürlich dort im ganzen Umfange der Operationswunde, wo eine Lappenbildung stattgefunden hat. In diesen Fällen aber dient die in der Mitte des Hautperiostlappens gelegene, durch die Exzision der Wundränder vergrößerte Schußwunde der Drainage. Wenn durch die Entfernung großer Knochenplatten weitgehende Defekte entstanden sind, und die Hirnoberfläche in breiter Ausdehnung zutage liegt, vernähen wir die Weichteile derart, daß eine Brücke über dier Hirnwunde entsteht, dieselbe aber an ihren beiden Polen zugänglich bleibt.

[1]) Anm. b. d. Korr. Kaerger (Münchn. Medizin. Wochenschr. Nr. 8. 1916) berichtet über 14 mit primärer Fasszien-Duraplastik versorgte Fälle, von denen einer starb, was allerdings nur 7% Mortalität ergibt. Die Beobachtungsreihe ist aber zu klein, um Schlüsse daraus zu ziehen, um so mehr als die Kontrollreihe 62 Fälle umfaßt.

[2]) Naturhist.-medizin. Ver. Heidelberg. 26. X. 1915. Deutsche med. Wochenschrift **41**, 1563. 1915.

Manche Autoren haben zum Verschluß der Operationswunde gegriffen, um die Bildung eines Hirnprolapses hintanzuhalten. Aus demselben Grunde haben manche vor der Anlegung großer Knochendefekte gewarnt (z. B. Guleke, Heineke), während andere eher in der zureichenden Erweiterung der Knochenlücke ein Mittel sehen, die Prolapsbildung zu verhüten. Ich zweifle nicht, daß ein zureichend fester Verschluß das Manifestwerden des Prolapses verhindern kann. Da aber der Prolaps nur ein Symptom ist und dort, wo er nicht als Folge einer infausten Infektion auftritt, auch wieder zurückgeht, die Infektion selbst durch den Wundverschluß jedoch, wie selbstverständlich, unbeeinflußt bleibt, sehe ich in der Wundnaht keinen Vorteil. Das allerdings scheint richtig zu sein, daß das auch bei normalem Heilungsverlauf vorkommende Vordrängen des Gehirns durch eine partielle Naht, Bildung einer Hautperiostbrücke unterbleibt. Ob die Größe der Knochenbrücke auf die Prolapsbildung überhaupt einen Einfluß hat, muß dahingestellt bleiben.

Gerade unter den in jüngster Zeit von uns beobachteten Fällen finden sich zwei (Fall C und CI), welche für die Anlegung großer knöcherner Defekte und deren partielle Deckung durch Hautperiostlappen zu sprechen scheinen. Der Verlauf dieser beiden Fälle ist ein so günstiger, daß man sich fast ermutigt sieht, bei Segmentalschüssen die knöcherne Verbindung zwischen den beiden Schußöffnungen auch dann zu entfernen, wenn dieselbe teilweise intakt geblieben ist. Ich glaube, daß der Fall CII vielleicht besser verlaufen wäre, wenn ich mich zur vollkommenen Abtragung des Schädelknochens im Schußbereiche hätte entschließen können. Jedenfalls würde ein solches Vorgehen eine weit ausgiebigere Sekretableitung gestatten. Ich würde dasselbe auch ohne Bedenken bei einem analogen Fall anwenden, insbesondere, wenn zwischen Operation und Verletzung bereits ein längerer Zeitraum verstrichen wäre und man mit der Ansammlung einer großen Menge von Zerfallsprodukten rechnen müßte.

Teils um die Blutstillung zu bewirken, teils wiederum um der Prolapsbildung vorzubeugen, wird vielfach die Wunde durch einen Tampon verschlossen. Auch wir haben dies in der Regel getan; doch verwenden wir ausschließlich mit Kochsalzlösung durchfeuchtete Gaze, damit ein Aufsaugen des Wundsekretes gewährleistet sei. Mehrfach wurde Jodoformgaze[1]), auch solche, die mit Perubalsam getränkt ist, zur Tamponade empfohlen. Sie soll besonders prolapshindernd wirken (Sick). Es scheint nicht, daß dadurch irgendein Schaden erwächst, wenn nur die Kranken aufmerksam beobachtet und ev. auftretende Erscheinungen von Hirndruck schon in den Anfängen entdeckt werden.

---

[1]) Z. B. Syring. Münch. med. Wochenschr. 62, 592. 1915.

Unter solchen Verhältnissen dürfte man sich der vollständigen Verwerfung der Tamponade (Thiemann) nicht anzuschließen gezwungen sein. Gewiß können Sekretstauungen auftreten und dadurch üble Folgen entstehen; rechtzeitig bemerkt scheinen aber die dadurch gesetzten Symptome (s. Kapitel II) wieder restlos zu verschwinden. Selbstverständlich muß der Tampon überhaupt rechtzeitig entfernt werden. Goetjes[1]) meint, derselbe müsse nach 4—6 Tagen gewechselt werden. Wir haben ihn aber gelegentlich ohne Schaden auch länger belassen.

Was nun die eigentliche Drainage der Hirnwunde anlangt, so genügen für kleinere Tangentialschüsse u. dgl. Streifen aus Gaze oder Jodoformgaze, die man auch mit Perubalsam tränken kann (Wilms). Besteht starke Sekretion, so muß für eine energischere Ableitung gesorgt werden. Man kann sich der Gummi- oder Glasdrains bedienen. Wilms fixiert das Drain, indem er zwei Drahtstücke kreuzförmig durch das äußere Ende sticht und dieselben auf der Kopfhaut aufruhen läßt. Da die Zerfallsprodukte des Hirngewebes stets eine zähe, klebrige Beschaffenheit aufweisen, werden auch mit reichlichen Öffnungen versehene Drains oft verlegt; es muß daher das Drain oft gewechselt und gespült werden, wenn es nicht mehr Retention verursachen soll, anstatt dieselbe zu beheben. Barany hat Streifen aus Billrothbattist oder Guttapercha empfohlen, die nach Art der sog. Zigarettendrains wirken.

Wie ich höre, haben manche Autoren sich entschlossen, auch im Gehirn, wie sonst am Körper, den Schußkanal regelrecht zu drainieren. Über die Erfolge dieses Verfahrens ist mir nichts bekannt. Wir haben keinerlei derartigen Versuche angestellt; sie erscheinen mir auch nicht sehr aussichtsreich, weil erstens die Drainage sicherlich sehr bald durch Verklebung unwirksam wird und der Wechsel des Drains sehr schwierig sein dürfte und zweitens eine Durchspülung zweifellos die Gefahr der Verschleppung von Keimen in die Tiefe mit sich bringt. Hingegen ist die Anlegung einer oberflächlichen Drainage unter den Hautbrücken dort dringend empfehlenswert, wo große Knochendefekte durch Hautperiostlappen partiell verschlossen wurden. Auch hier kommt es sehr leicht zur Verstopfung des Drains. Doch ist in diesen Fällen einerseits der Wechsel des Drains sehr einfach, anderseits die Spülung mit keiner größeren Infektionsgefahr verbunden.

Das beschriebene operative Verfahren läßt sich unterschiedslos auf jede Schußwunde des Hirnschädels anwenden, gleichgültig, ob es sich um einen Tangential-, Segmental- oder Durchschuß handelt.

Wir haben uns niemals veranlaßt gesehen, nach tiefliegenden Pro-

[1]) Ebenda. **62**, 897. 1915.

jektilen zu suchen. Wenn es auch richtig ist, daß „ohne Not einen Fremdkörper im Gehirn zurückzulassen, ein Fehler ist“ (Tietze), so würde doch die Aufsuchung von verborgenen Geschoßteilen selbst mit der Unterstützung der röntgenologischen und neurologischen Lokalisation oft für den Verletzten eine weit größere Gefahr bilden, als es die Fremdkörper sind. So wenig wir im allgemeinen der Meinung beipflichten können, daß man erst beim Auftreten manifester gröberer Hirnsymptome operieren solle, so sehr glauben wir für den Fall des nicht ohne weiteres zugänglichen Steckschusses ein expektetatives Verhalten einnehmen zu müssen. Hierin befinden wir uns wohl mit allen Autoren in Übereinstimmung. Die Entfernung des Projektiles bedeutet freilich dort, wo sie möglich ist, eine wesentliche Verbesserung der Prognose. Wie groß die Gefährdung durch die Zurücklassung von Geschossen ist, vermögen wir heute noch gar nicht zu beurteilen. Darüber werden erst die Erfahrungen der folgenden Jahre und die Katamnese der Verletzten Aufschluß geben können.

Es erübrigen einige Bemerkungen über vereinzelte Punkte, die der Beachtung wert sind.

Das oft vorgefundene epidurale Hämatom ist nach Tunlichkeit auszuräumen. Dabei ist aber zu beachten, daß die Verklebung der Dura mit der Umgebung, welche anscheinend einen Schutz gegen die Ausbreitung der Infektion darstellt, unversehrt erhalten bleibe. Diese Gefahr besteht insbesondere bei relativ späten Operationen, wenn die Organisation des Hämatoms schon ziemlich fortgeschritten ist, oder wenn dasselbe sich bereits in festhaftende Auflagerungen umgewandelt hat. Eine restlose Entfernung der letzteren gelingt kaum. Unbedingt ist jedoch deren Abtragung soweit anzuraten, daß man sich durch Palpation von der Abwesenheit eingewachsener Knochensplitter überzeugen kann, da solche offenbar als Infektionsträger wirken und der weiteren Zersetzung anheimfallen. Es unterscheidet sich dieses Verhalten der zurückbleibenden Sequester in keiner Weise von dem, das wir auch sonst bei Schußfrakturen beobachten. Wir haben bei Obduktionen wiederholt gesehen, daß anscheinend eingeheilte Knochenstücke, z. B. des Oberschenkels, zum Ausgangspunkte von Abszeßbildungen geworden sind.

Wie oben beschrieben, weist das Fehlen der Pulsation, die Verfärbung und gelegentliche Vorwölbung auch der intakten Dura auf die Anwesenheit intrazerebraler Zerstörungen hin. In allen solchen Fällen muß die Dura eröffnet werden. Es dürfte zu empfehlen sein, nicht nur einen Schnitt oder eine kreuzförmige Inzision vorzunehmen, sondern ein Stück der Dura zu exzidieren, damit der Sekretabfluß gesichert und die Anbringung einer Drainage ermöglichst werde. Solche Zertrümmerungen ohne oder mit nur geringfügiger Läsion der Dura scheinen besonders durch Granatverletzungen erzeugt zu werden, weswegen Goetjes auf Grund der Erfahrungen an 18 derartigen Fällen die Dura auch bei den leisesten Andeutungen derartiger Erscheinungen spaltet.

Eine besondere Komplikation bildet bei Schußverletzungen der Stirne die Eröffnung der einen oder beiden Stirnhöhlen. Es ist klar, daß die dadurch eröffnete freie Kommunikation zwischen Nasenhöhle und Hirnwunde eine beträchtliche Infektionsgefahr bedeuten kann. In der Tat hat es den Anschein, als ob der letale Ausgang im Falle LXXVI auf die Kommunikation zwischen Sinus frontalis und Hirnwunde zurückzuführen sei. Diese Erfahrung hielt uns auch, wie schon oben S. 99 bemerkt wurde, davon ab, den Fall CXV operativ anzugehen. Insbesondere ist die Gefahr der Infektion dann vorhanden, wenn das Hirn in den Sinus frontalis hinein prolabiert, die Öffnung desselben gegen die Frakturstelle abschließt und so einer Sekretansammlung Vorschub leistet.

Man könnte daran denken, dadurch günstigere Wundverhältnisse zu schaffen, daß man die Stirnhöhle wie bei der Radikaloperation des Stirnhöhlenempyems eröffnet und so die Wundsekrete nach außen ableitet. Dieser Versuch wurde auch in dem angezogenen Falle unternommen, allerdings offenbar zu spät.

Ein anderer Weg ist der, bei der Operation den Sinus frontalis sorgfältig zu reinigen, alles nekrotische Material zu entfernen und ihn gegen die Hirnwunde durch einen Jodoformgazetampon möglichst exakt abzuschließen. Der Tampon muß dann so lange belassen werden, bis das reichliche Auftreten von Granulation und somit der mutmaßliche Verschluß der Kommunikation zur Nasenhöhle hin angenommen werden darf. Wir haben uns dieses Vorgehens mit Erfolg bei dem Falle CI[1]) bedient.

Daß übrigens auch die Kommunikation mit den pneumatischen Räumen oder sogar der Nasenhöhle selbst nicht unbedingt schlimme Folgen haben muß, beweist auch der Fall LXXXV, bei welchem das Siebbein zum großen Teile zersplittert war.

Was die Vorbereitungen zur Operation anlangt, so haben dieselben selbstverständlich nach den allgemein anerkannten chirurgischen Grundsätzen zu geschehen. Der Kopf ist in möglichster Ausdehnung auszurasieren; mit Recht weist Laewen darauf hin, daß man oft dadurch kleine versteckte Einschußwunden auffinden kann. Derselbe Autor betont die Wichtigkeit des möglichst schonenden Rasierens nach besonders gründlichem Einseifen; seiner Erfahrung nach reagiert der Puls vieler Hirnkranker sehr empfindlich auf den Druck in der Wund-

[1]) Ferner bei einem neuen Falle.

gegend durch Beschleunigung und Abnahme der Spannung. Laewen analogisiert diese Erscheinung dem Aschnerschen Phänomen oder dem Goltzschen Versuch.

Wir haben alle Operationen in Äther- oder Ätherchloroformnarkose ausgeführt, ohne jemals einen Übelstand davon gesehen zu haben. Manche Autoren empfehlen dringend die Novokain-Adrenalin-Lokalanästhesie, welche überdies den Vorteil der Anämisierung bietet. Thiemann[1]) lehnt sie jedoch wegen der stets vorhandenen Beschmutzung der Weichteile ab.

Über den Verband bei Hirnoperationen ist wenig zu sagen. Nur zwei Punkte bedürfen der Besprechung: die Frage nach dem Werte und der Anwendbarkeit der „offenen“ Wundbehandlung und die Forderung nach Ruhigstellung des Kopfes in einem Fixationsverband.

Was zunächst den zweiten Punkt anlangt, so empfiehlt z. B. Laewen die Anlage eines Gipsverbandes mit Fixation am Thorax als schmerzstillend und beruhigend. Peiser[2]) verwendet in Lyraform gebogene Drahtschienen, deren Enden auf den Schultern aufruhen. Wir haben uns gelegentlich sowohl der Peiserschen Schiene als der Fixation mittels Gipsschienen bedient; man erreicht übrigens eine zureichende Ruhigstellung, ohne den Kranken so stark zu belästigen, wie durch die Lyraschiene oder einen einhüllenden Gipsverband, wenn man eine sagittal verlaufende Schiene von der Stirnscheitelgrenze über das Hinterhaupt und den Nacken bis in die Höhe etwa des sechsten Brustwirbels führt. Bedingung ist bei all diesen Fixationsverbänden natürlich eine besonders exakte Unterfütterung mit Watte- oder Zellstoffpolstern.

Ich muß jedoch gestehen, nicht den Eindruck gewonnen zu haben, daß die Fixation zum Wohlbefinden des Operierten und zum günstigen Verlaufe der Heilung wesentlich beitrage, bzw. deren Unterlassung einen merkbaren Nachteil bedeute. Wenn es unbedingt richtig ist, daß die Ruhigstellung den Wundverlauf stets verbessert, so ist doch zu bedenken, daß dieser Satz bei Verletzungen gewonnen wurde, die im Bereich beweglicher und bewegender Organe liegen. Das Schädelskelett dient zwar Muskeln zum Ansatz, ist aber in sich unbeweglich. Außerdem sind, wie wir aus den Untersuchungen von E. Weber wissen, die Zirkulationsbedingungen im Schädelinnern von den Vorgängen in den Außenteilen in weitestem Umfange unabhängig. Daher erscheint mir auch theoretisch die Forderung nach der Immobilisierung des Kopfes bei Hirnschüssen nicht vollkommen fundiert zu sein. Viel wichtiger ist m. E., daß der Kranke sich vollkommen ruhig verhalte,

---

[1]) Münch. med. Wochenschr. **62**, 593. 1915.

[2]) Münch. med. Wochenschr. Feldärztliche Beilage Nr. 15. 1915.

im Bett bleibe (mit hochgelagertem Kopfe, wie Barany will) und in den ersten Tagen oder Wochen am Aufstehen und Herumgehen verhindert werde. Unter Umständen muß man die Lebhaftigkeit der Kranken durch kleine Dosen von Narkotika herabsetzen.

Über die offene Wundbehandlung ist bekanntlich gerade in letzter Zeit sehr viel diskutiert worden. Dieselbe wird als besonders wohltuend den Heilungsverlauf beschleunigend und als Verbandsparem mannigfach empfohlen. „Wunden, die der Behandlung bedürfen, sind, wenigstens zeitweise, besser offen zu behandeln", sagt Braun[1]). In dieser Arbeit findet man auch frühere Mitteilungen zu der Frage besprochen. Von den dort beschriebenen Verbandmethoden kommen für die Kopfverletzungen in Betracht: der Dachpappenring nach Krug und der Verbandring nach Lörcher. Der erstere besteht aus einem Streifen von Dachpappe, der durch Heftpflaster oder Nieten in Ringform zusammengehalten wird; der untere Rand wird mit Einschnitten versehen und in Gestalt eines Kranzes von Füßchen aufgebogen, wodurch die Befestigung mit Heftpflaster, Mastisol oder Binden ermöglicht wird. Der Verbandring entsteht durch ringförmiges Zusammendrehen einer Rolle aus Zellstoffwatte, die mit einer Binde fest umwickelt wird. Ein solcher Ring wird in einem aus Mull- und gestärkten Organtinbinden hergestellten Kopfverband eingeschlossen und läßt die Wunde frei. In den ersten Tagen ist nach Braun der Ring ganz mit sterilem Mull auszufüllen und ein Mullstück darüber zu kleben; später genüge es, einen Mullschleier über den Ring zu kleben und die abfließenden Sekrete durch saugende Verbandstoffeinlagen an der abhängigen Seite des Ringes aufzunehmen.

An Schäden, die möglicherweise durch die offene Wundbehandlung eingetreten sind, nennt Braun nur gelegentlich beobachtete oberflächliche Nekrosen bei frischen Hirnprolapsen, die vielleicht auf die Austrocknung zurückzuführen sind. Zur Verhütung derselben empfiehlt er einen kleinen Salbenlappen aufzulegen.

Braun selbst sagt über die Wirkung dieser Verbandtechnik: „Ob nun die Offenlegung der Wunden eine Besserung der Prognose der operierten Schädelschüsse bewirkt, läßt sich bei dem an und für sich so verschiedenen und gar nicht vorauszusehenden Verlauf der Schädelschüsse nicht beurteilen.

Ich habe keine Erfahrungen über die Wirkungsweise dieser Behandlung. Unabhängig von den genannten Autoren haben wir schon in den Sommermonaten 1914 gelegentlich derartige „Verbandringe" verwendet; wir sind aber davon abgekommen, weil selbst bei reichlicher Anfüllung mit saugendem Materiale die Wundsekrete allzuoft

---

[1]) Beiträge z. klin. Chir. **98**, 16. 1915. (10. Kriegschir.-Heft.)

auch den Ring selbst beschmutzten und der Wechsel desselben weit umständlicher war, als der eines gewöhnlichen Verbandes. Unter solchen Umständen fällt natürlich die von Braun als größter Vorteil der Methode gerühmte Annehmlichkeit für den Kranken weg.

Wenn auch zweifelsohne die Gefahr der sekundären Infektion ziemlich gering, jedenfalls nicht so hoch, wie man von vornherein meinen könnte, zu veranschlagen ist, so bleibt gerade bei den Hirnverletzungen dieses Bedenken immerhin bestehen. Ich kann mich daher trotz aller Empfehlungen zu der „offenen Wundbehandlung“ bei Schädelschüssen nicht entschließen, um so mehr als bei dem bisher beobachteten Verhalten die Resultate ja nicht allzu schlecht gewesen sind.

Damit kommen wir zur Besprechung der weiteren Behandlung der Kopfschüsse.

Prinzipiell verabfolgen wir jedem Kopfverletzten, auch wenn eine Hirnläsion noch nicht mit Sicherheit nachgewiesen ist, täglich 1,5 bis 3 g Urotropin in Dosen zu 0,5 g. Die Darreichung wird fortgesetzt bis eine vollkommene Wundheilung eingetreten ist.

Über die Häufigkeit des Verbandwechsels lassen sich keine allgemeinen Regeln aufstellen. Frühoperierte Kopfschüsse, besonders solche mit nicht allzu starken Zertrümmerungen des Hirns brauchen nur selten verbunden zu werden. Bei unverletzter Dura mater kann man überhaupt sorglos den ersten Verband bis 8 Tage nach der Operation liegen lassen. Bei starken Zertrümmerungen, nekrotischem Zerfalle, beträchtlicher Sekretion muß der Verband täglich gewechselt werden. v. Barącz berichtete unlängst, daß er gelegentlich gezwungen war, auch zweimal täglich den Verband zu erneuern.

Es ist selbstverständlich, daß der Verbandwechsel unter denselben aseptischen Kautelen vorgenommen werden muß, wie die Operation. Wir bestreichen regelmäßig bei jedem Verbandwechsel die Umgebung der Wunde und die Weichteilwunde selbst mit Jodtinktur. Man kann auch ohne Sorge die bloßliegende Hirnoberfläche selbst mit Jod bepinseln, ohne einen Schaden oder eine resorptive Wirkung befürchten zu müssen. Letztere bleibt vermutlich deshalb aus, weil die Zerfallsprodukte der Hirnlipoide, die ja zum größten Teil ungesättigte Verbindungen sind, das Jod an sich binden.

Um die Wunde und ihre Umgebung rein zu erhalten, ist es wichtig, die nachwachsenden Haare mit Rasiermesser und Schere immer wieder zu entfernen.

Drains müssen, der oben erwähnten Gefahr der Verlegung und der dadurch gesetzten Sekretretention wegen, oft gewechselt werden; solche, die unter Haut- oder Knochenbrücken durchgeführt sind, sind sorgfältig mit Kochsalzlösung zu spülen.

Trotzdem es sehr wünschenswert ist, daß der Verband gut fixiert sei, haben wir allmählich von der Anwendung von Stärkebinden Abstand genommen. Infolge der Weichteilinfektion kommen nämlich oft geringere oder stärkere Schwellungen der Kopfschwarte vor, und die unnachgiebige Stärkebinde verursacht dann dem Kranken Beschwerden.

Von allgemeinen Maßnahmen wurde der Notwendigkeit der Bettruhe schon gedacht. Auf die Zusammensetzung der Diät und die Regelmäßigkeit der Stuhlentleerung ist wie bei allen Schwerverletzten zu achten. Es scheint, wie schon oben angemerkt wurde, daß Kranke mit Hirnverletzungen auf allerlei geringfügige Noxen mit ziemlich beträchtlichen Temperatursteigerungen reagieren können; so vermögen auch Ungleichmäßigkeiten der Stuhlentleerung temperaturerhöhend zu wirken. Bei benommenen Kranken muß natürlich auch die Blasenfunktion sorgfältig kontrolliert werden. Es gibt aber auch Kranke, die keinen benommenen Eindruck erwecken, im Gegenteil heiter und vergnügt erscheinen und doch über bedeutende Störungen der Harnentleerung nicht klagen. Wir haben das speziell bei einem Falle von ausgedehnter jauchiger Enzephalitis nach Hirnschuß gesehen, der das Zustandsbild des „euphorischen Syndroms“ zeigte.

In diesem Zusammenhange ist die medikamentöse Behandlung der psychotischen Zustände bei Hirnschüssen zu erwähnen. Während die Apathie des Unoperierten und die Euphorie der an jauchiger Enzephalitis Erkrankten keinen Anlaß zu irgend welcher Medikation gibt — mit Ausnahme einer etwa mit Rücksicht auf die Mitkranken notwendigen Verabreichung von Schlafmitteln — müssen die oft furibunden Delirien bei Meningitis durch Narkotika gemildert werden. Morphium pflegt hier, wie bei psychischen Erregungszuständen überhaupt, zu versagen und wirkt sogar gelegentlich steigernd auf die Erregung. Als wirksame Agentien kommen die der Psychiatrie geläufigen Hypnotica: Chloralhydrat, Amylenhydrat, Paraldehyd, Veronal, schließlich das Hyoszin in Betracht. Ziemlich gute Erfahrungen habe ich bei den Delirien nicht nur der Meningitiden, sondern auch der septischen Zustände mit täglicher Darreichung größerer Dosen von Opiumtinktur gemacht (täglich dreimal 20 Tropfen oder mehr).

Gegen die Kopfschmerzen der Hirnschüsse und Meningitiden helfen die üblichen antineuralgischen Mittel wenig; am besten wirken vielleicht noch größere Dosen von Pyramidon.

Die etwa notwendige Regulierung der Herztätigkeit und sonstige therapeutische Maßnahmen geschehen nach den allgemein gültigen Regeln.

Es wären schließlich noch die Fragen nach der definitiven Versorgung der Schädelwunden und des therapeutischen Vorgehens bei den während des Heilungsverlaufes und später auftretenden Komplikationen zu besprechen.

Über den ersten Punkt mangelt es wohl noch allerorten an ausreichenden Erfahrungen. Dieses Problem wird sicherlich erst nach geraumer Zeit, vielleicht erst nach Jahren, erschöpfend erörtert werden können. Wir wissen heute noch nicht, wie lange nach der ersten, anscheinend vollkommenen Wundheilung noch Spätabszesse auftreten können, und man wird daher gut tun, den Zeitpunkt einer definitiven Deckung der Defekte möglichst hinauszuschieben, wie das ja von vielen Autoren, so insonderheit von Wilms, nachdrücklich verlangt worden ist. Auch Guleke fordert eine Frist von zumindest 6 Monaten nach der Wundheilung.

Über die Defektdeckung liegen Friedenserfahrungen in ziemlichem Umfange vor. Bekanntlich werden gestielte Haut-Periostknochenlappen nach König und Müller, subfasziell verlagerte Periostknochenlappen nach Garré[1]) verwendet, wobei nur die oberflächlichen Knochenschichten in den Lappen einbezogen werden, oder es werden Knochenstücke von anderen Körperstellen entnommen, z. B. aus der Tibia oder dem Sternum[2]). Von körperfremden Materialien sind Zelluloidplatten (Fränkel), Metallplatten, Netze aus Filigrandraht (Witzel) benutzt worden. Neuerdings empfiehlt Funke[3]) an Stelle des Zelluloids, das infolge des allmählich eintretenden Elastizitätsverlustes für den bleibenden Verschluß ungeeignet sei, das unlösliche und kampherfreie „Invelit“, ein Kondensationsprodukt aus Phenol und Formalin, welches sich sehr leicht modellieren lassen soll. Vielleicht eignet sich auch das neuerdings von der Deutschen Sprengstoff A.-G. erzeugte „Zellon“, das seiner Zusammensetzung nach eine Azetylzellulose ist.

Der Duradefekt wird meist mit Fazienlappen gedeckt. Wir haben schon gehört, daß, wie seinerzeit Kirschner, so jetzt Barany u. a. die primäre Plastik zur Prolapsverhütung empfehlen. Streissler[4]) hat über einen Fall von Duraplastik, bei einem Fall von Rinnenschuß des Kopfes, allerdings als späte Nachoperation berichtet. Es wurde vier Monate nach der Verletzung die Narbe exzidiert und der Duradefekt aus der Faszia des Vorderarmes gedeckt.

Der Vollständigkeit halber nenne ich das Verfahren von Finsterer, der in Formalin gehärtete Bruchsäcke verwendet[5]).

Von den Komplikationen, die zu therapeutischen Eingriffen auffordern, sind an erster Stelle die Hirnabszesse, die Enzephalitis und

---

[1]) Vgl. Sohr, Beiträge z. klin. Chir. **55**, 465. 1907.

[2]) Müller, Centralbl. f. Chir. 1915. Nr. 23. Küttner verwirft übrigens die Plastik aus der Tibia, weil nach derselben infolge von Änderungen der Knochenstruktur Tibiafrakturen vorkommen.

[3]) Ebenda 1915. Nr. 16.

[4]) Münch. med. Wochenschr. **62**, 1477. 1915.

[5]) Über plastische Defektdeckung vgl. die eben erschienene Arbeit Hofmanns. Münch. med. Wochenschr. 1916. H. 2.

Meningitis unter den frühe, die traumatische Epilepsie und die Spätabszesse unter den nach der Wundheilung auftretenden zu nennen.

Die gegebene Therapie des Hirnabszesses ist die breite Eröffnung und Drainage. Schwierigkeiten bietet nur das Auffinden des Eiterherdes. In manchen, günstig gelegenen Fällen ist die Stelle durch den Mangel der Pulsation eines umschriebenen Bezirkes inmitten der pulsierenden Umgebung gekennzeichnet. In der überwiegenden Mehrzahl der Fälle muß der Abszeß gesucht werden. Zu diesem Zwecke bedient man sich meist der Punktionsnadel und Spritze. Wilms widerrät sehr der Anwendung dieses Instrumentes, da die Nadel leicht an dem Abszeß vorbei oder durch ihn durchgleiten kann, keinen Eiter zutage fördert und dennoch Infektionskeime in bislang freie, vielleicht tiefer als der Abszeß gelegene Hirnpartien verschleppt; nach Wilms ist der Abszeß durch tiefe Inzisionen im Bereiche der Hirnwunde bzw. des Hirnprolapses zu suchen. Wenn man sich vielleicht nicht immer gerade dazu wird entschließen können, so muß der Auffassung von Wilms doch Recht gegeben werden, und man wird lieber sich eines gröberen Instrumentes, etwa der Hohlsonde, bedienen. Die eröffnete Abszeßhöhle muß genau so, wie die primäre Hirnwunde sorgfältig nach Fremdkörpern abgesucht werden; dabei ist besondere Vorsicht am Platze, um nicht etwa schon bestehende, den Abszeß gegen das normale Gewebe abgrenzende Schichten („pyogene Membranen") zu zerstören. Auch bei der Einführung des Draines muß sehr vorsichtig zu Werke gegangen werden, weil man Gefahr läuft, bei tiefgreifenden Abszessen, die oft nur noch dünne Trennungswand gegen den Hirnventrikel zu durchstoßen (Manasse)[1]. Wilms empfiehlt zur Sicherstellung des Abflusses ein Stück aus der Decke des Eiterherdes zu exzidieren; außerdem verhütet man auf diese Weise den frühzeitigen Verschluß der Abszeßhöhle und kann so vielen Späterkrankungen vorbeugen.

Was nun die Enzephalitis betrifft, so ist ein therapeutischer Eingriff bei einem ausgedehnten verjauchenden Zerfall des gesamten Hirngewebes offenbar aussichtslos. Er kann nur dort in Frage kommen, wo ein rasch wachsender Hirnprolaps auf entzündliche Vorgänge und progredientes Hirnödem hinweist und alle Anzeichen für Meningitis oder eine umschriebene Eiterung fehlen. Wilms setzt in solchen Fällen ausgedehnte Knochendefekte, und hat sich „in diesen Fällen nicht gescheut, in großer Ausdehnung, und zwar meist in direkter Nachbarschaft des Schußkanals den Schädel weit zu eröffnen, so daß zwei und selbst drei handtellergroße Stücke entfernt wurden".

Es ist bekanntlich mehrfach versucht worden, die eitrige Meningitis operativ zu beeinflussen, und vereinzelte Autoren haben auch

[1]) Münch. med. Wochenschr. **62**, 1475. 1915.

über überraschende Erfolge berichten können. Ob die Kriegschirurgie in dieser Hinsicht neue Erfahrungen gewonnen hat, vermag ich nicht zu sagen. Wir haben uns jedenfalls in allen Fällen, bei welchen die Diagnose der Meningitis feststand, die Machtlosigkeit unserer therapeutischen Versuche eingestehen müssen. Vermutlich könnte bei zirkumskripten eitrigen Meningitiden, wie eine z. B. bei dem Falle XCIII bestand, die Operation zur Ausheilung führen; man müßte die Krankheit nur diagnostizieren können. Denn bei analogen Zuständen, die im Anschlusse an otitische Prozesse entstehen, sind schon wiederholt ausgezeichnete Resultate erzielt worden. Nun sind allerdings auch Fälle von diffuser Leptomeningitis bekannt, welche operiert wurden und genasen.

Die Namen der bedeutendsten Autoren, die über derartige Eingriffe berichtet haben, findet man bei Krause-Heymann[1]) angeführt. Vielleicht liegen die Verhältnisse bei den Meningitiden nach Schuß anders; jedenfalls scheint bisher kein Fall von diffuser Meningitis operativ geheilt worden zu sein.

Hingegen wird von mehreren Autoren sowohl als therapeutisch, wie insbesondere auch als prophylaktisch wirksam die wiederholte Lumbalpunktion gerühmt. So hat Thiemann sich dahin geäußert, daß durch die Lumbalpunktion die Meningitis gut und dauernd beeinflußt werden könne. Er verwendet übrigens auch die Punktion der Meninx selbst und der Ventrikel. Schmieden[2]) hat in einer Diskussionsbemerkung den prophylaktischen Wert der Lumbalpunktion hervorgehoben. Über den letzteren Punkt haben wir keine Erfahrung. In einigen Fällen von Meningitis haben wir die täglich wiederholte Lumbalpunktion angewendet, leider ohne dieselben günstigen Ergebnisse zu erhalten, wie die genannten Chirurgen. Richtig ist, daß die Zellzahl und Trübung in der Spinalflüssigkeit abnahm. Trotzdem aber schritt die deletäre Infektion unaufhaltsam fort.

Es scheint aber, daß die wiederholte Lumbalpunktion zuweilen einen symptomatischen Effekt zeitigen kann, indem sie die oft äußerst quälenden Kopfschmerzen der an Meningitis Erkrankten lindert. Noch wirksamer ist in dieser Hinsicht die weitgehende Eröffnung durch Dekompressionstrepanation, die ich auf Grund unserer Beobachtungen als einziges Mittel gegen die furchtbaren Leiden der Kranken empfehle. Glücklicherweise verläuft die suppurative Meningitis nach Hirnschuß, wie wir sahen, nur in selteneren Fällen unter intensiven Kopfschmerzen. Die Wirkung der Dekompression ist manchmal geradezu eklatant, wie es die nachstehende Krankengeschichte zeigt.

---

[1]) S. 586.
[2]) Lille 9. XII. 1914.

Krankengeschichte. 24jähr. Inf. W. G. 15. XI.—2. XII. Operiert zugegangen. Kann über das Datum der Verletzung keine bestimmten Angaben machen; vielleicht vor etwa 14 Tagen verwundet. Kann auch Operationsdatum nicht angeben. Klagt über Kopfschmerzen. Lineare, sagittal verlaufende Wunde mit aufgetriebener Umgebung, Eiter sezernierend über dem rechten Scheitel. Neurologischer Befund: Linksseitige Hemiplegie mit Ausschluß des Fazialis. Patellarsehnenreflex links stärker, Fußklonus ausgesprochen, Babinski angedeutet, Bauchdeckenreflex schwächer. Analgesie der linken Körperhälfte, besonders an der oberen Extremität und am Rumpf. Psychisch nicht auffällig. Temperatur 36,8 bis 39. — 17. XI. Temperatur 37,2—38,8. Starke Kopfschmerzen. — 18. XI. Temperatur 36,7—36,8. Lumbalpunktion. Keine Druckerhöhung, Liquor klar, keine Pleozytose. Nächtliches Schreien. Heftige Kopfschmerzen. Keine Nackenstarre. Kein Kernig. — 19. XI. Temperatur 36,6—37,1. — 20. XI. Temperatur 36,4—37,3. Reißt sich nachts den Verband ab. Sehr unruhig trotz 1,0 g Veronal. Pyramidon in Dosen von 4 × 0,5 ohne Einfluß auf die Kopfschmerzen. — 21. XI. Temperatur 37,2—37,5. Verbandwechsel. Hochgradige nächtliche Unruhe, die auch durch 4,0 g Chloralhydrat als Klysma nicht gemildert wird. Intensive Kopfschmerzen. — 22. XI. Temperatur 36,9—37,1. Kopfschmerzen dauern Tag und Nacht an. — 23. XI. Temperatur 36,2—37. Wegen der unerträglichen Kopfschmerzen Operation in Äthernarkose (Dr. Allers). Erweiterung der Trepanationslücke. Das Hirn ist von festhaftenden, sulzigen Granulationen bedeckt. Zahlreiche Knochensplitter in denselben. Das Hirn pulsiert nicht und zeigt eine außerordentliche Spannung. Nach Entfernung zweier tiefsteckender Knochensplitter und Abtragung der zu einer dicken Membran verbackenen Granulationen beginnt eine leichte Pulsation. Ein Abszeß wird auch bei mehrfachen Sondierungen und Inzisionen nicht gefunden. — 24. XI. Temperatur 36,5—36,1. Kopfschmerzen völlig geschwunden. — 25. XI. Temperatur 36,8—36. Verbandwechsel. Leichte Blutung, die auf lockere Tamponade steht. Keine Kopfschmerzen. — 26. XI. Temperatur 36,8—37,4. Verbandwechsel. Hirn etwas prolabiert, zeigt deutliche Pulsation. Nachmittags epileptiformer Anfall von Jackson-Typus mit besonderer Beteiligung des linken Beines. Linker Arm vollkommen gelähmt; am Bein die Innervation der Beuger und Strecker des Kniegelenkes möglich. — 27. XI. Temperatur 37,2—38,2. Keine Kopfschmerzen. Verhält sich ruhig. — 28. XI. Temperatur 38,2—38,9. Verbandwechsel. Progredierter, zerfallender Hirnprolaps. Nachmittags komatös. — 29. XI. Temperatur 38,9—39,5. Tiefes Koma. — 2. XII. Unter Temperaturen zwischen 39 und 40 erfolgt der Tod im Koma. — Autopsie: Diffuse eitrige Meningitis. Pyozephalus.

Als wenig belangreiche, aber durch die hohen Temperaturen auffallende Komplikation mancher Fälle von Schädelschüssen haben wir das akute entzündliche Ödem der Kopfschwarte kennen gelernt. Manche Fälle bilden sich spontan oder unter der Wirkung feuchter Verbände zurück. Bei anderen ist dem Sekretabfluß durch mehrfache kleine, 2—3 cm lange Einschnitte in die Kopfschwarte Vorschub zu leisten, wodurch auch die Spannung und damit die den Kranken quälende Erscheinung beseitigt werden.

Über die Behandlung der Spätfolgen darf hier ebensowenig ausführlich geredet werden, wie über die definitive Deckung. Immerhin sei angemerkt, daß die operative Therapie der spätauftretenden Hirnabszesse sich in keiner Weise von den sonst üblichen Verfahren unterscheidet, nur daß im allgemeinen als Ausgangspunkt der Operation die Narbe gegeben ist[1]). Zunächst wird man natürlich dort durch Punktion oder Spaltung nach dem Abszeß suchen, ihn breit eröffnen und drainieren. Anderweitig, um Projektile, Knochensplitter oder metastatisch entstandene Hirnabszesse werden wie die spontan auftretenden aufgesucht und behandelt.

Ein besonderes Kapitel bildet die Behandlung der „traumatischen" Epilepsie, von welcher Erkrankung zweifelsohne heute schon viele Fälle beobachtet werden, und die unter allen Spätfolgen des Hirnschusses sicherlich einen breiten Raum einnehmen wird. Entfernung von Fremdkörpern, von Narben, Lösung von Verwachsungen, plastische Deckungen unter Verhütung von neuen Adhäsionen[2]) sind die gegebenen Verfahren.

Spielmeyer[3]) empfiehlt in Anlehnung an die experimentellen Erfahrungen von Trendelenburg Kühlungen der Narbengegend mit kaltem Wasser oder mit Eis. Er hat dieses Verfahren bei drei Fällen bereits mit Erfolg erprobt.

Für die Operation ist nach Spielmeyer die Rindenunterschneidung nach Trendelenburg richtunggebend, da die bloße Exstirpation der oberflächlichen Narbe keinen Dauererfolg zu zeitigen vermag. Durch die Unterschneidung wird, wie Spielmeyers histologische Untersuchungen zeigen, eine fast lineare Narbe gesetzt, nach deren Bildung die Krampfreize nicht mehr wirksam sind. Wenn auch Erfahrungen über dieses Verfahren nicht vorliegen, so erscheint dasselbe doch experimentell-physiologisch und neurohistologisch so gut fundiert, daß eine Erprobung unbedingt wird in Angriff genommen werden müssen.

Was schließlich die Behandlung der dauernden nervösen und psychischen Ausfallserscheinungen anlangt, so sei auf den zweiten Teil verwiesen.

Angemerkt muß werden, daß Kopfverletzte häufig alkoholintolerant sind. Wenn schon überhaupt Alkohol bei Verletzungen m. E. keinerlei therapeutischen Wert besitzt, so ist seine Verabfolgung an Hirnverletzte durch die Gefahr von Erregungszuständen direkt kontraindiziert. Auch Aschaffenburg macht auf die Alkoholintoleranz aufmerksam.

---

[1]) Vgl. Marburg und Ranzi, Neurol. Centralbl. 1915. Nr. 15.

[2]) Vgl. B. Döpfner, Münch. med. Wochenschr. 1915, Nr. 15 und Witzel, ebenda **62**, 1479. 1915.

[3]) Ebenda. **62**, 342. 1915.

VII. Überblick.

Bevor wir daran gehen, die wichtigsten Tatsachen und Gesichtspunkte, die sich uns aus den voranstehenden Ausführungen ergeben haben, kurz zusammenzufassen, muß erwähnt werden, daß wir seit dem Abschlusse des hier verwerteten Materiales noch eine Reihe von Kopfschüssen zu operieren und unsere Ansichten an ihnen zu erproben Gelegenheit hatten. Dieselben wurden, da die Beobachtung nicht abgeschlossen ist, nicht mehr aufgenommen. Ebenso mußten leider einige Krankengeschichten unbenützt bleiben, die aus den ersten Wochen des Spitalsbestandes stammen, als der gewaltige Zugang an Verwundeten die Ausarbeitung genauer Protokolle über den einzelnen Fall sehr erschwerte. Mit Berücksichtigung all dieser Fälle würde die Gruppe der operierten Schwerverletzten nicht 74, sondern über 90 Krankengeschichten umfassen. Die Auslassung dieser Fälle aber beeinträchtigt unsere Schlußfolgerungen deshalb nicht im mindesten, weil dadurch unsere Resultate in keiner Weise geändert, ja vielmehr noch durchaus in unserem Sinne verschoben würden[1]).

Haben wir bisher aus der Analyse des einzelnen Falles und der verschiedenen Symptome die uns im Verlaufe unserer Beschäftigung mit den Kopfverletzungen richtungsbestimmend gewordenen Sätze und Anschauungen entwickelt, so sei es hier gestattet, dieselben kurz und sozusagen dogmatisch zu wiederholen und aus ihnen einige weitere Konsequenzen abzuleiten.

Die durch Kopfschüsse Verletzten erliegen entweder der unmittelbaren Schußwirkung, infolge von Zertrümmerung, Blutung, Zerstörung lebenswichtiger Zentren usw., oder erst den Folgeerscheinungen, d. h. dem Hirnabszeß und der konsekutiven Meningitis in erster Linie. Es ist daher die Aufgabe medizinischen Handelns, dem Eintreten dieser verhängnisvollen Konsequenzen entweder vorzubeugen oder die entstandenen zu beseitigen. Da aber die diagnostischen Hilfsmittel gegenüber gerade diesen Folgezuständen versagen oder ihr Vorhandensein nur dann nachzuweisen gestatten, wenn deren Ausdehnung bereits über das durch ein Eingreifen zu beseitigende Maß hinausgewachsen ist, kann die therapeutische Leistung nur in der Prophylaxe gesucht werden. Die Operation verfolgt den Zweck, die Entstehung von Hirnabszeß und Meningitis durch Schaffung reiner Wundverhältnisse zu verhüten.

Damit dieser Zweck erreicht werde, ist es erforderlich, daß man jene Fälle erkennen könne, bei welchen die Entwicklung der genannten

[1]) Wie das in der Tat mit den in den Anmerkungen erwähnten neuen Beobachtungen der Fall ist.

Folgezustände zu befürchten ist, d. h. alle jene, bei denen Splitterungen des Knochens und Verletzungen des Hirns bestehen. In unserem Materiale zeigen über 88% — und bei noch genauerer Untersuchung wird diese Zahl vermutlich noch wachsen[1]) — dieser Fälle einen positiven neurologischen und psychiatrischen Befund. Dabei hat sich ergeben, daß nicht nur die sog. schweren Symptome als Indizien beträchtlicher intrakranieller Läsionen von Bedeutung sind, sondern auch geringfügige Störungen die sorgfältigste Beachtung verdienen. Vor allem müssen das Verhalten der Bauchdeckenreflexe, ferner die zerebellaren Bewegungsstörungen und andere Koordinationsstörungen, geringe motorische Schwäche als wichtigste Symptome hervorgehoben werden. Dazu kommt der von uns als „apathisches Syndrom" bezeichnete psychische Zustand.

Die durch die neurologische und psychiatrische Untersuchung gewonnene Anschauung über den Zustand des Hirnes und die hinter der Weichteilwunde verborgenen Veränderungen findet eine Kontrolle und wesentliche Ergänzung in der chirurgischen Beurteilung der Wundbeschaffenheit, in geringerem Maße unter Umständen durch den röntgenologischen Befund.

Durch die Verwertung der aus der neurologischen und psychiatrischen Untersuchung sowie dem chirurgischen Befunde gewonnenen Anhaltspunkte kann ein sicheres Urteil über die Art der durch den Schuß gesetzten Läsionen gebildet und somit entschieden werden, ob schwere Veränderungen vorliegen oder nicht. Wir besitzen in diesen Methoden also die Mittel zu einer verläßlichen Indikationsstellung.

Es ist zwar richtig, daß wir auch aus diesen Untersuchungsergebnissen sehr oft über die tatsächliche Ausdehnung der Hirnverletzung nichts erfahren. Doch kommt es eben auf diese Ausdehnung gar nicht, hingegen ausschließlich auf das Bestehen solcher Veränderungen überhaupt an.

Da die Aufgabe der Operation die Beseitigung der Gefahr jener letalen Komplikationen ist, und die Entwicklung derselben offenbar mit dem Momente der Verletzung beginnt, muß die Operation so frühzeitig als möglich vorgenommen werden. Andererseits hat die Erfahrung gelehrt, daß der Transport in den ersten Tagen das Leben der Operierten weit mehr bedroht, als man wohl bislang angenommen hat. Während nichtoperierte Kopfverletzte selbst einen relativ strapazenreichen Transport oft auffallend gut vertragen, ist ein selbst vorsichtiger Transport für Frischoperierte entschieden lebensgefährlich. Daher

---

[1]) Die Häufigkeit steigt bei Einrechnung der neuen Fälle auf 94%.

ist die Operation überall zu unterlassen, wo nicht die Möglichkeit gegeben ist, die Operierten beliebig lange, zumindest aber vier Wochen in Ruhe verharren zu lassen. Operationen in Sanitätsanstalten, die nicht die Möglichkeit haben, die Kranken entsprechend gut und entsprechend lange zu behandeln, sind prinzipiell als Fehler anzusehen. Es versteht sich von selbst, daß die Operation am Hilfsplatz überhaupt unzulässig ist. Es kann daher für die Sanitätsanstalten der vorderen Linie nur eine Aufgabe geben, nämlich die Kopfverletzten so rasch und so schonend als möglich, nach aseptischer Versorgung der Wunden, dorthin abzutransportieren, wo die unbedingt erforderlichen Bedingungen bestehen. Gewiß ist zuzugeben, daß unter Umständen eine Differenz von Stunden lebensrettend sein könnte; das kann aber nur dort der Fall sein, wo es sich um besonders hochvirulente Infektionen handelt. Solche sind ziemlich selten. Und mit Rücksicht auf deren Möglichkeit von den eben präzisierten Forderungen abzugehen, hieße das Leben vieler sicher gefährden, um das einiger weniger vielleicht zu erhalten.

Da überdies die Operation der Schädelschüsse nicht ohne den Aufwand eines erheblichen Maßes chirurgischen Könnens, ihre Beurteilung nicht ohne eingehende neurologische Untersuchung möglich ist, wird man der Wohlfahrt der Mehrzahl zweifelsohne nur durch den schleunigen Abschub in geeigneter Anstalten gerecht werden.

Die Schädelschüsse sollen also zwar möglichst frühe, aber nur dort operiert werden, wo sie sachgemäß untersucht und operiert und wo sie zumindest vier, gegebenenfalles aber auch acht oder zehn Wochen bleiben können.

Das trotz der Operation stets mögliche Auftreten von Komplikationen kann wiederum nur bei rechtzeitiger Entdeckung und sofortigem Eingriffe unschädlich gemacht werden. Die Fälle sind daher nicht nur wegen der mit dem Transport verbundenen Gefahr, sondern auch wegen der Notwendigkeit der ständigen Kontrolle wochenlang in der Anstalt, wo sie operiert werden, zurückzuhalten.

Nach der Operation darf der weitere Abtransport erst nach Beendigung der Wundheilung, dauerndem Bestehen normaler Körpertemperatur und Rückgang bzw. sicherem Stationärbleiben der nervösen Symptome stattfinden.

Welche Aufgaben der in diesem Stadium chirurgisch geheilt entlassene Kopfverletzte noch an die ärztliche Kontrolle und soziale Fürsorge stellt, ist Gegenstand des zweiten Teiles. Dort wird auch gezeigt werden, daß der aus den hier aufgestellten Prinzipien sich ergebende Wunsch nach spezialistisch ausgerüsteten Sanitätsanstalten für Schädelverletzungen auch von einem anderen Gesichtspunkte aus als durchaus berechtigt erscheinen muß.

Sind in den soeben entwickelten Sätzen die Anschauungen enthalten, die sich uns für Indikationsstellung und Therapie bei Kopfverletzungen im allgemeinen ergeben haben, so erübrigen sich noch einige Bemerkungen über speziellere Punkte.

Vor allem ist klar, daß wir mit der Begründung der Indikationsstellung auf die Resultate klinischer — neurologischer, chirurgischer — Untersuchung die Orientierung unseres Handelns nach den verschiedenen Arten der Schüsse fallen gelassen haben. Es ist für uns durchaus gleichgültig, ob wir einen Tangentialschuß, Prellschuß, Durchschuß oder einen Säbelhieb vor uns haben. Nur der klinische Eindruck bestimmt unser Vorgehen.

Man kann natürlich die Schädelschüsse in der Weise, wie es allgemein geschieht, einteilen. Aber diese Einteilung enthält kein Prinzip, das auf die Indikationsstellung irgend von Einfluß sein könnte. So wenig uns die Größe oder die Form der Schußöffnungen ein Einteilungsprinzip hinsichtlich der Indikation zur Operation abgeben darf, wiewohl man ja auch die Schädelschüsse nach diesem Merkmal ordnen könnte, so wenig vermag dies die Art des Schusses oder die Richtung seines Auftreffens.

Für die Indikationsstellung besteht kein Unterschied zwischen Tangential- und Durchschüssen oder den anderen Schußarten.

Daher kann auch ein Verfahren, das für die Tangentialschüsse verworfen wird, nicht für die Durchschüsse Gültigkeit beanspruchen. Es ist die primäre Naht der Schußwunden, wie in der Chirurgie überhaupt, so auch für alle Arten von Schädelverletzungen u. A. durchaus zu verwerfen. Sie kann nur ein Mittel sein, der primär gesetzten Infektion Vorschub zu leisten, und den schließlichen letalen Ausgang um so sicherer herbeizuführen. Denn die Tatsache, daß die terminale Leptomeningitis fast ausnahmslos durch das Fortschreiten eines Abszesses in die Tiefe, den Durchbruch in die Hirnventrikel und sekundäre Aussaat über die Meninx zustande kommt, beweist die äußerst geringe Rolle der von mancher Seite so gefürchteten sekundären, und die überwiegende Bedeutung der primären Infektion. Daß gelegentlich auch schwere Schußverletzung des Hirns ohne Operation (primärer Naht) ausheilen und die nervösen Symptome zurückgehen können, beweist gegen den Wert der operativen Therapie ebensowenig etwas, wie die Spontanheilung mancher oder vieler Fälle von Diphtherie die Bedeutung der Serumbehandlung zu beeinträchtigen vermag.

Für die Schädelverletzung ist die chirurgische Encheirese, die reine Wundverhältnisse und einen dauernden Sekretabfluß schafft, die Methode der Wahl.

Wenn unsere therapeutischen Bemühungen in so vielen Fällen

dennoch versagen, so liegt dies vor allem daran, daß die physikalische Beschaffenheit des Hirngewebes eine energische Drainage außerordentlich erschwert. Die Wundbehandlung nach der Operation ist ein noch ungeklärtes Problem.

Zum Teil wird die Insuffizienz der Drainage auch dadurch verursacht, daß wir zwar dem verflüssigten Inhalt der Hirnwunde einen Abfluß nach außen verschaffen können, nicht aber die in der Umgebung bereits eingetretenen Umwandlungsvorgänge aufhalten. Unter denselben verdient die von uns bei vier Fällen beobachtete und mit einem charakteristischen psychischen Symptomenkomplex (das „euphorische Syndrom") einhergehende jauchige Enzephalitis. klinisch wie pathologisch-anatomisch eine Sonderstellung.

Auch der Hirnprolaps bedingt durch seine „Tamponwirkung" eine Beeinträchtigung des Sekretabflusses. Der Entstehungsmechanismus des Prolapses bei den verschiedenen Verlaufsformen bedarf noch des weiteren Studiums. Auch die Frage, ob die Größe des Knochendefektes überhaupt, und welchen Einfluß sie etwa auf die Entstehung eines Prolapses ausübt, kann heute noch nicht als beantwortet gelten.

Was zunächst die bei Hirnschüssen auftretenden psychischen Veränderungen anlangt, so wurde ein den Hirnverletzungen häufig eigentümliches psychisches Zustandsbild beschrieben, das wir der Kürze halber als „apathisches Syndrom" bezeichnet haben. Symptomatologisch stimmt dasselbe offenbar weitgehend mit den bei verschiedenen intrazerebralen Prozessen (Tumoren, Abszessen) beobachteten psychischen Alterationen überein und dürfte als Indikator von Drucksteigerung und Zustandsänderung im Schädelinnern überhaupt anzusehen sein. Da wir diesen Zustand ausschließlich bei schwereren Verletzungen — d. h. solchen, die bei der Operation weitgehende Veränderungen erkennen ließen — vorfanden, müssen wir darin ein auch beim Fehlen aller sonstigen chirurgischen und neurologischen Symptome sicheres Kriterium für die Beurteilung des Grades der Beschädigung erblicken.

Bemerkenswert ist, daß dieses apathische Syndrom keinerlei Verwandtschaft oder Beziehung zur Kommotionspsychose erkennen läßt, wie denn im allgemeinen deren Symptome — Amnesie und Korsakoffsches Syndrom — zu fehlen pflegen.

Ein neuartiges, und wie uns scheint strenge an einen bestimmten Krankheitsprozeß gebundenes Zustandsbild haben wir unter dem Namen des „euphorischen Syndroms" beschrieben, wobei in dieser Bezeichnung das hervorstechendste Merkmal bereits betont ist. Dieser Zustand wurde ausschließlich bei Fällen schwerer, jauchiger Enzephalitis beobachtet. Es scheint, daß darin ein absolut ungünstiges Anzeichen zu sehen ist.

Trotz der beträchtlichen Anzahl von Kopfverletzungen, die unser

Spital passierten, haben wir psychogene oder hysterische Störungen nur in verschwindend kleiner Anzahl beobachten können. Es verdient angemerkt zu werden, daß dies nicht etwa in der besonderen nationalen Struktur unseres Materiales begründet ist, da dasselbe allen Völkerstämmen der Monarchie angehört.

Schließlich sind hier noch die Fälle von Demenz nach Stirnhirnverletzung aufzuführen.

Die psychiatrische Symptomatologie der Meningitis und des Hirnabszesses hat keinerlei differentialdiagnostische Anhaltspunkte ergeben. Wohl aber zeigte sich, daß das Symptomenbild der eitrigen Leptomeningitis ein sehr verschiedenartiges sein kann und zuweilen von den klassischen Formen recht erheblich abweicht. Gerade die charakteristischsten Symptome fehlen zumeist; denn Nackenstarre, Kopfschmerzen und Kernigsches Symptom werden in der Mehrzahl der Fälle vermißt. Auch die Pleozytose der Zerebrospinalflüssigkeit kann fehlen. In parenthesi wurde ein sonderbares Zustandsbild bei metastatischer Konvexitätsmeningitis beschrieben, das — soweit ich die Literatur übersehe — bislang noch keine Beachtung gefunden hat.

Was nun die nervösen Symptome bei den Schußverletzungen des Hirns anlangt, so hat sich hinsichtlich der Lokalisationsfrage kaum ein Gewinn ergeben, es sei denn die eine Beobachtung, daß eine der Adiadochokinese täuschend ähnliche Koordinationsstörung, die indes anscheinend ihren Grund in einer Störung des Lagegefühles hat, bei Verletzungen der Regio postcentralis vorkommen kann.

Wichtiger erscheint die Feststellung, daß verschiedene nervöse Apparate des Hirnes auf Schädigungen, die das Organ irgendwo treffen, auf Zustandsänderungen im Schädelinneren überhaupt mit Ausfallssymptomen reagieren, die demnach nicht als der Ausdruck einer gerade die betreffenden Zentren einnehmenden Läsion angesehen werden dürfen. Insbesondere gilt das von den Bauchdeckenreflexen und den Kleinhirnsymptomen.

Differenzen der Bauchdeckenreflexe zuungunsten der der betroffenen Hemisphäre entgegengesetzten Körperhälfte kommen bei Verletzungen beliebiger Hirnpartien vor. Sie sind einer der feinsten Indikatoren für intrakranielle Zustandsänderungen.

Aber auch Kleinhirnsymptome können — wenn sie schon überwiegend bei Hinterhauptsschüssen beobachtet werden — als Folgen irgendwelcher Veränderungen im Hirn auftreten. Dies ist von Wichtigkeit, weil man bei der Auffassung all dieser Symptome als Lokalfolgen leicht zur Annahme von Herdläsionen und dadurch vielleicht zur Forderung nach Eingriffen gelangen könnte, die in der Tat nicht begründet wären.

Wir haben gesehen, daß wir auf den Nachweis selbst geringfügiger neurologischer Symptome mit Recht die Indikationsstellung zu gründen vermögen. Ich darf wohl sagen, daß in dem Maße, als wir unsere Untersuchungen verbesserten und Zutrauen zu denselben gewannen, unsere Resultate stets bessere wurden. Denn die neurologische Untersuchung erlaubt ja nicht nur die Indikationsstellung, sondern auch die ständige Kontrolle des Heilungsvorganges und die frühzeitige Aufdeckung von Komplikationen.

In den letzten Wochen haben wir bei keinem neurologisch-positiven Falle schwere Läsionen vermißt, bei keinem nur aus chirurgischer Indikation bei negativem neurologischen Befunde Operierten solche gefunden.

Es erscheint deshalb geboten, über die Dignität der verschiedenen nervösen Symptome als Indikatoren intrakranieller Veränderung zum Schlusse noch ein paar Worte zu sagen.

Am verläßlichsten erscheinen die Bauchdeckenreflexe, Kleinhirnsymptome (Adiadochokinese, Baranyscher Versuch, Ataxie, Gangstörung, Nystagmus), dann Lagegefühlsstörungen, leichte Halbseitenerscheinungen (unter Umständen auch bloße Spannungsdifferenzen) in der aufgezählten Reihenfolge. Unsicherer sind Differenzen in der motorischen Kraft, wenn sie nicht sehr auffallend sind. Am unsichersten ist zweifellos die Fazialisdifferenz, insbesondere die auf den Mundfazialis beschränkte.

Die bisher gemachten Erfahrungen berechtigen wohl zu dem Schlusse, daß bei genügend sorgfältiger und umfassender Untersuchung jede Hirnverletzung nervöse Ausfallssymptome erkennen lassen wird.

Ich will hier nicht weiter alle jene Punkte aufzählen, an die sich noch offene Fragen aus dem Gebiete der Pathologie und Therapie der Hirnverletzungen anknüpfen. Es sei mir nur zum Schlusse gestattet, auf Erfahrungen und Folgerungen hinzuweisen, die sich vielleicht aus den Erfahrungen dieses Krieges auch auf dem uns interessierenden Gebiete für die Friedenspraxis gewinnen lassen.

Wir haben gesehen, daß auch bei Kopfverletzungen ohne Perforation der Dura eine tödliche Meningitis eintreten kann. Ferner, daß bei denselben auch ohne weitgehende Zertrümmerung des Knochens durch Blutung und Quetschung große Hirnpartien zerstört und ein Herd nekrotischer Masse gebildet werden kann. Es wird sich vielleicht daraus der Schluß ziehen lassen, daß wir auch bei den Kopfverletzungen der Friedens - Frakturen des Schädels u. dgl. mehr als bisher operativ vorgehen werden. Auch hier wird uns die genaue neurologische Analyse unter Bewertung aller, auch der „kleinsten“ Symptome den Weg zu weisen haben. Die Untersuchung wird in diesen Fällen nur erschwert sein durch das starke Hervortreten der Kommotionssymptome, welche, wie wir sahen, bei den Schußverletzungen des Schädels ganz auffallend in den Hintergrund gedrängt sind.

Vielleicht aber werden auch andere Prozesse im Hirn zu operativen Eingriffen eher auffordern, wenn wir die Erfahrungen und Erfolge der Kriegschirurgie berücksichtigen.

Was schließlich den Gesamteindruck anlangt, den die Resultate machen müssen, so sind wir ebensoweit von dem Pessimismus Rehns („Ein recht trauriges Kapitel der Kriegschirurgie") entfernt, wie von dem Optimismus Oehlers („in der Gehirnchirurgie feiert die Kriegschirurgie ihre Triumphe"). Aber es scheint uns, daß ein sachgemäßes Arbeiten und eine kritische Würdigung der von uns im Laufe des Krieges entwickelten Richtlinien uns recht schöne Erfolge haben sehen lassen und uns zu der Hoffnung berechtigen, in Hinkunft vielleicht noch bessere Resultate zu erzielen.

Zweiter Teil.

I. Die Folgezustände nach Hirnverletzungen und die Probleme der Fürsorge.

Wenn der am Schädel Verletzte nach mehrwöchentlichem Aufenthalt in der Krankenanstalt, in der er operiert wurde, mit verheilten Wunden entlassen bzw. abtransportiert wird, ist er immer noch weiter Gegenstand ärztlicher Fürsorge. Erstens wird eine erneute Beobachtung in einem Spitale festzustellen haben, ob nicht trotz anscheinender Heilung durch den Transport neue Schäden erwachsen sind. Zweitens sind insbesondere jene Fälle weiter pflegebedürftig, bei welchen durch die Verletzung oder die Operation große Knochendefekte gesetzt wurden. Drittens bedürfen alle jene Kranken der Behandlung, bei welchen nervöse oder psychische Ausfallserscheinungen bestehen.

Während die ersten beiden genannten Gruppen nach entsprechend langer Beobachtung und zweckmäßig instruiert und versorgt, definitiv oder provisorisch aus der Spitalsbehandlung entlassen werden können, bildet die dritte Gruppe ein vom medizinischen wie sozialen Standpunkte aus schwieriges Problem. Kopfverletzte, deren Wunden ohne großen Defekt verheilt sind und die nach mehrmonatlicher Beobachtung vollkommen symptomenlos sind, wird man entlassen dürfen, wenn man sie anweist, beim ersten Auftreten suspekter Erscheinungen das Spital wieder aufzusuchen. Solche mit großen Defekten wird man mit einer provisorischen Schutzkappe versehen, damit sie die Zeit bis zur definitiven Deckung schadlos überstehen können. Beide Gruppen aber dürfen nicht aus den Augen verloren werden, will man nicht riskieren, daß noch so mancher an Spätfolgen zugrunde geht. Wie dies geschehen kann, davon im nächsten Kapitel. Die nach Abschluß der Wundheilung noch nervös Kranken sind aber zu behandeln, und zwar in Krankenanstalten, die speziell diesem Zwecke dienen.

Um nun die Aufgaben, die der weiteren Therapie und die schließlich in jenen Fällen, wo die Therapie ganz oder teilweise machtlos bleibt, an die Ärzte und die Gesellschaft gestellt werden, genauer bestimmen zu können, ist es notwendig, die nach Schädelverletzungen verbleibenden Schäden nach ihrer klinischen und ihrer sozialen Bedeutung kurz zu besprechen. Wenn die folgenden Ausführungen meinen neurologisch-psychiatrischen Fachgenossen trivial und populär bedünken werden, so wolle das damit entschuldigt werden, daß hier nicht eine Monographie über die Klinik der Hirnverletzungen, sondern ein Programm für soziale Arbeit gebracht werden soll. Deshalb wird auch die Schilderung der Folgezustände von einer eingehenden symptomatologischen Analyse absehen, und viel mehr die Bedeutung derselben für die Erwerbsarbeit der Betroffenen betonen.

Man muß unter den Folgeerscheinungen zwei Arten unterscheiden, nämlich diejenigen, welche mehr den Charakter einer Krankheit, und diejenigen, welche ausgesprochen den eines mehr oder weniger dauernden Defektes zeigen. Zu der ersten Gruppe gehört vor allem die Narbenepilepsie, zu der zweiten alle durch zerebrale Läsionen bedingten sensorischen und motorischen Funktionsstörungen. Mit diesen müssen wir uns etwas befassen.

Die Funktionsstörungen können grober, ohne weiteres sinnfälliger Natur sein, wie Lähmungen, oder fast unmerkliche Ausfälle bilden, die aber dennoch für die praktische Arbeit von ausschlaggebender Bedeutung sind. Daher hat man nicht nur an geringe Grade von Lähmung zu denken, die sich etwa nur in einer geringeren Muskelkraft und größeren Ermüdbarkeit des betroffenen Gliedes kund geben, sondern auch an Beeinträchtigung des exakten Zusammenarbeitens der einzeln in ihrer Kraft und Funktion nicht gestörten Muskelgruppen, an Störungen aus dem Gebiete der Apraxie. Viele dieser Störungen fallen dem Kranken selbst zunächst nicht auf, und werden erst bei der Wiederaufnahme der Arbeit merklich. Es ist ohne weiteres verständlich, daß eine geringe Unsicherheit und Ungeschicklichkeit in der Verwertung der verschiedenen, bei einer Arbeitsverrichtung zusammenwirkenden Muskelgruppen eine ganz bedeutende Hemmung in der Abwicklung des Arbeitsvorganges bedingen können, die um so schwerwiegender sein wird, je feiner die Arbeitsform ist.

Viele solcher Störungen sind mit den üblichen klinischen Untersuchungsmethoden nicht festzustellen. Man wird sich zur Prüfung der motorischen Funktion verschiedenartiger Behelfe bedienen müssen, wie sie die experimentelle Physiologie und Psychologie an die Hand geben. Ferner wird auch an praktischen Übungen der Grad etwaiger Funktionsausfälle zu bestimmen sein.

Ohne Vollständigkeit beanspruchen zu wollen, wird die nachstehende Aufzählung eine ungefähre Vorstellung von den erforderlichen Methoden geben.

Die muskulären Leistungen, soweit sie die bloße Kraft und Ermüdbarkeit betreffen, wird man mit Vorteil durch die Aufnahme ergographischer Kurven untersuchen. Dabei ist es ein leichtes, den Ergographen der Untersuchung der einzelnen Muskelgruppen anzupassen. Die für die meisten Verrichtungen überwiegend wichtige Handmuskulatur läßt sich am besten mit Hilfe des Arbeitsschreibers nach Weiler untersuchen.

Für die Analyse des Zusammenarbeitens der einzelnen Gruppen von Muskeln und der apraktischen Störungen kommen zunächst alle jene Methoden in Betracht, welcher sich die Neurologie bei der Apraxieprüfung bedient. Ferner werden sich Methoden ausbilden lassen, die auf die Geschicklichkeit bei einzelnen allgemein geläufigen Verrichtungen abzielen, ähnlich wie sie Stier bei der Untersuchung der Linkshändigkeit angewendet hat. Endlich wird jeder einzelne in den besonderen Handgriffen seines Berufes zu beobachten sein.

Wie die Störungen auf dem Gebiete der Motilität wirken in dieser Hinsicht auch solche der oberflächlichen und tiefen Sensibilität, Störungen des Lagegefühles, der Stereognose, der Gewichtsschätzung. Der automatische und eben dadurch prompte Ablauf der einzelnen Arbeitselemente einer Verrichtung setzt voraus, daß die jeweilige Lage der Glieder perzipiert, die auszuübenden Drucke dosiert, die ergriffenen Dinge erkannt werden, ohne daß erst unter Kontrolle des Gesichts und einen komplexen Urteilsprozeß darüber Klarheit gewonnen werden muß. Die genannten Sensibilitätsstörungen verhindern aber den Ablauf oder die Sicherheit dieser Automatismen.

Die Untersuchung derartiger Störungen erfordert wenig Apparatur und bedarf keiner näheren Besprechung. Es wird nur erforderlich sein, jeweils sich zu überzeugen, ob derartige Läsionen zentraler oder peripherer Natur sind. Störungen der Gewichtsschätzung z. B. können auch vom Labyrinth aus bedingt sein. Daher ist der Vestibularapparat in allen solchen Fällen genau zu untersuchen. Die dazu notwendigen Verrichtungen sind bekannt.

Von großer Wichtigkeit sind natürlich Sehstörungen. Trotzdem fallen dieselben oft den Kranken selbst nicht auf. Es kann die Hälfte des Gesichtsfeldes fehlen, ohne daß der Befallene sich darüber klar wird, welcher Art die Sehstörung ist oder sogar ob in der Tat eine solche besteht. Aber auch kleine Ausfälle des Gesichtsfeldes, Skotome, sind von größter Bedeutung. Man denke nur an den Beruf eines Lokomotivführers, und man wird sofort verstehen, daß ein selbst minimaler Gesichtsfeldausfall unter Umständen höchst verhängnisvoll werden kann. Ebenso muß der Farbensinn geprüft werden.

Die Aufnahme des Gesichtsfeldes geschieht bekanntlich mittels des Perimeters und bedarf keiner weiteren komplizierten Vorrichtungen.

Anders aber steht es mit jenen Störungen, die der Seelenblindheit und optischen Agnosie nahe stehen. Geringgradige Ausfälle dieser Art können auch einer sorgfältigen klinischen Analyse in gewöhnlichem Sinne entgehen. Hier bedarf man wiederum der Methoden der experimentellen Psychologie.

In noch erhöhterem Maße ist das dort der Fall, wo es sich nicht um Störungen auf einzelnen Sinnesgebieten, sondern um die Beeinträchtigung allgemein psychischer Fähigkeiten handelt. Es ist klar, daß ein gewisses Maß von Auffassungsfähigkeit, von Aufmerksamkeit, Konzentration, von Merkfähigkeit usw. für jeden, auch den einfachsten Beruf erforderlich ist, und daß unter Umständen sogar sehr hohe Anforderungen in dieser Richtung zu stellen sind. Hier kann es, je nach dem Berufe des Verletzten, auf sehr geringe Defekte ankommen. Daher wird man fordern müssen, daß eine exakte experimentell-psychologische Analyse mit jedem der Verletzten vorgenommen werde. Zur Ergänzung derselben gehört ferner unbedingt eine „Intelligenzprüfung" im Sinne der psychiatrischen Klinik.

Wir haben gesehen, daß insbesondere schwere Verletzungen des Stirnhirns mit Demenzzuständen einhergehen können, deren genaue Analyse nur mit Hilfe psychiatrischer Methoden möglich ist. Es wird aber nicht genügen, die „Intelligenz" des Kranken durch die üblichen Schemata festzustellen, bzw. ihn den verschiedenen Proben nach Ebbinghaus usw. zu unterwerfen.

Man wird auch hier die Fähigkeiten des Kranken an praktischen Aufgaben und Modellen solcher erproben müssen. Hinsichtlich der Versuchsanordnungen erinnere ich an die Experimente von Münsterberg, über die dieser in seinen Schriften „Psychologie und Wirtschaftsleben" und „Psychotechnik" berichtet hat.

Die ersten Aufgaben in der Versorgung der Kopfverletzten nach Abschluß der Wundheilung lassen sich demnach folgendermaßen zusammenfassen:

1. Durch eine sorgfältige Kontrolle ist das Auftreten chirurgischer Komplikationen tunlichst frühzeitig festzustellen, damit der Kranke rechtzeitig der Operation zugeführt werde, und die Nachkrankheiten, wie Epilepsie, sind zu behandeln.

2. Kranke mit großen Knochendefekten sind zu bewahren oder ständig zu kontrollieren, wenn sie aus dem Spitalsverbande entlassen werden konnten, um zu geeigneter Zeit der plastischen Defektdeckung teilhaftig gemacht zu werden.

3. Der nervöse und psychische Gesundheitszustand der Kranken ist durch eine sorgfältige, mit allen Mitteln der experimentellen Psychologie und klinischen Neurologie arbeitende Analyse festzustellen.

Damit sind aber noch beiweitem nicht alle Aufgaben erschöpft. Vielmehr erwächst der Gesellschaft die Verpflichtung, den an Defektzuständen infolge von Hirnverletzungen Leidenden — „Hirnkrüppel“ nennt sie treffend Hartmann — einer entsprechenden Behandlung zuzuführen, soweit durch eine solche eine Besserung des Zustandes und eine Steigerung der Erwerbsfähigkeit erzielt werden kann, oder denjenigen, deren dauernde Defekte eine der bisherigen Ausübung eines Berufes gleichkommende Leistung nicht gestatten, ein Umlernen und die Ergreifung eines neuen Berufes zu ermöglichen, endlich den dauernd vollständig Erwerbsunfähigen der Invalidenfürsorge zu übergeben.

Was nun die Behandlung betrifft, so sind in dieser Richtung bereits bemerkenswerte Ansätze vorhanden, die wohl auch für die u. E. erforderliche Ausdehnung und Verallgemeinerung der Fürsorgebestrebungen auf dem Gebiete der Hirnverletzten maßgebend sein können.

Zunächst sind es die Sprachkranken, die aphasischen und die denselben klinisch nahestehenden Fälle gewesen, welche eine besondere Beachtung fanden. Fröschels (Wien) hat sich derselben mit Eifer und Erfolg angenommen und die systematische Schulung und Neuerziehung dieser Fälle ins Werk gesetzt. Er vertritt die Anschauung, daß man mit diesen Behandlungsverfahren relativ frühe, noch in der Zeit der weiter bestehenden chirurgischen Therapie, vor definitivem Abschluß der Wundheilung beginnen solle. Mag dieser Standpunkt berechtigt sein oder nicht, jedenfalls dürfte für die Mehrzahl der Fälle seine Umsetzung in die Praxis sehr erheblichen Schwierigkeiten begegnen. Da wohl die meisten Schußverletzungen des Schädels nicht in den großen Zentren, wo man einen den Fröschelsschen Forderungen entsprechende Unterricht einrichten kann, sondern in den verschiedenen, nahe der Front und in der Etappe gelegenen Spitälern operiert wird, und, wie wir sahen, ein Abschub vor definitiver Wundheilung für den Kranken oft eine große Gefahr bedeutet, so wird die sprachärztliche Behandlung wohl zumeist erst nach Abschluß der chirurgischen einsetzen können. Im k. u. k. Kriegsspital Nr. 4 in Wien besteht bereits eine eigene sprachärztliche Abteilung.

Geradeso wie die Aphasischen sind die Apraktischen zu unterweisen.

Die Gelähmten, deren Parese rückbildungsfähig ist, erlernen an praktischer Arbeit ihre Glieder wieder gebrauchen, oder jene, bei welchen gewisse dauernde Ausfälle bestehen bleiben, erlernen die ausgeschalteten Muskelgruppen durch andere ersetzen. Dasselbe gilt für die verschiedenen Koordinationsstörungen.

Muß also den therapeutischen Hilfsmitteln unbedingt eine praktische Invalidenschule, mit den verschiedenartigsten Betrieben, schon wegen des notwendigen Übungsverfahrens zugezählt werden, so ist sie ebenso wichtig, um den für den bisherigen Beruf Unfähigen die erste Möglichkeit zur Erlernung eines neuen zu geben.

Poppelreuter ist es gelungen, in Köln ein derartiges Institut ins Leben zu rufen und er konnte bereits über sehr wertvolle und aussichtsreiche Erfahrungen berichten. Wie ich der Tagespresse entnehme, ist auch Goldstein (Frankfurt) unlängst für die Schaffung solcher Schulen für Hirnkrüppel eingetreten, nachdem sie schon vorher von Hartmann energisch gefordert worden waren.

Auf die Einzelheiten der Einrichtung wird im nächsten Kapitel eingegangen werden. Wir konstatieren hier nur, daß noch folgende weitere Probleme bestehen. Es sind:

4. Die Kranken spezialärztlich zu behandeln.

5. Den Kranken muß die Gelegenheit gegeben werden, sich in ihren Beruf wieder einzuarbeiten, bzw. in der praktischen Betätigung die Beherrschung der beeinträchtigten Funktionen wiederzuerlangen.

6. Hat bei den zu dem früheren Beruf Unfähigen die klinische und psychologische Analyse die Berufsgattung festzustellen, zu der er geeignet ist.

7. Ist den Kranken die Möglichkeit zu geben, die neuen Berufe zu erlernen.

8. Muß für den tatsächlichen Eintritt in das Erwerbsleben gesorgt werden.

9. Sind die dauernd Erwerbsunfähigen zu versorgen.

Die Punkte 7—9 fallen mit den allgemeinen Aufgaben der Invalidenfürsorge überhaupt zusammen und bedürfen daher keiner weiteren Erörterung. Die Forderungen der Punkte 5 und 6 aber decken sich nur teilweise mit dem Inhalte dessen, was die Invalidenfürsorge bei Extremitätenverletzungen bisher geleistet hat. Auch dort zwar erlernen die Verstümmelten ihren Beruf wieder oder erlernen einen neuen. Aber der Lernprozeß ist hier und dort ein anderer, da die Kopfverletzten nicht nur lernen müssen, gelähmte Glieder wieder zu gebrauchen und nicht nur durch Übung eine gewisse Funktionstüchtigkeit wieder erlangen sollen, sondern vielfach lernen müssen, sozusagen umzudenken. Es ist dies deshalb besonders zu betonen, damit man nicht glaube, die Übungsschulen für „Hirnkrüppel“ ohne weiteres den bestehenden Invalidenschulen angliedern, oder die Kranken einfach in diese Institute schicken zu können. Vor allem bedarf auch die praktische Übungsbehandlung bei den Hirnverletzten der ständigen spezialärztlichen Kontrolle; und sie ist für jedes einzelne Individuum besonders zu gestalten, wozu wiederum ein spezialistisches Eindringen in die Natur des einzelnen Falles unerläßlich ist.

Bedenken wir nun, daß für die Beurteilung des nervösen Gesundheitszustandes und insbesondere der Prognose in Hinsicht auf die Funktionswiederherstellung die Kenntnis der klinischen Vorgeschichte, einer etwaigen Differenz zwischen dem augenblicklich bestehenden und dem früher bestandenen Befunde von allergrößter Wichtigkeit ist, so ergibt sich abermals die schon aus allgemein klinischen Erwägungen heraus gestellte Forderung, die Kopfverletzten tunlichst schnell aus der Front weg in ein entsprechend eingerichtetes Spital zu transportieren, wo sie nicht nur einer chirurgischen Behandlung, sondern auch einer neurologischen Untersuchung unterworfen werden können. Nicht nur die Beurteilung des augenblicklichen Zustandes, soweit es sich um Behandlung, Schulung usw. handelt, setzt eine Kenntnis des früheren voraus, sondern auch die Diagnose chirurgischer Komplikationen wird außerordentlich dadurch erschwert, daß man nicht weiß, ob irgend ein Symptom schon früher bestand, oder erst neu aufgetreten ist. Dazu kommt, daß im Gegensatz zu vielen anderen Leiden, bei den Erkrankungen des Gehirnes gerade die wichtigsten Symptome der Selbstbeobachtung der Kranken außerordentlich oft entgehen, und die subjektive Anamnese uns daher meist vollkommen in Stich lassen muß.

Die Fürsorge für die Hirnkranken hat mit deren Eintritt in die klinische Behandlung zu beginnen. Dies ist nur möglich, wenn die Kopfverletzten entsprechend konzentriert werden, in Krankenanstalten angesammelt, wo der Chirurg und der Neurologe Hand in Hand zu arbeiten imstande sind.

Daß die von verschiedenen Seiten, so von Rothmann seinerzeit aufgestellte Forderung nach konsultierenden Neurologen berechtigt ist, bedarf nach all unseren Ausführungen keiner Begründung mehr.

Wir müssen, bevor wir daran gehen einen Organisationsplan zu skizzieren, noch eines Einwandes gedenken, den Oppenheim in der Diskussion zu einem Vortrage Aschaffenburgs[1]) vorgebracht hat. Aschaffenburg sprach über die in Köln durchgeführten Maßnahmen zur Untersuchung und Schulung der Hirnkrüppel. Oppenheim meinte, die Resultate der psychologischen Prüfungsmethoden seien nicht ausschlaggebend, weil die im Leben gestellten Anforderungen oft viel leichtere seien. Ich vermag mich dieser Auffassung durchaus nicht anzuschließen und bin vielmehr der Überzeugung, daß der psychologische Versuch, sofern er richtig und unter Berücksichtigung der Individualität des zu Untersuchenden angestellt wird, eher einfachere Bedingungen schafft als das Leben. Wollte man die Arbeitsbedingungen, wie sie wirklich sind, im psychologischen Versuch tatsächlich nachbilden, so müßte man die Versuchsanordnung außer-

---

1) Med. Klin. 12, 232. 1916. Sitz.-Ber.

ordentlich komplizieren; man müßte Störungen, Ablenkungen, Betriebshindernisse einschalten usw.

Wenn irgend etwas uns einen Maßstab für die Eignung des Hirnkrüppels, diesen oder jenen Beruf wieder oder neu zu ergreifen, geben kann, so ist es nur der exakte psychologische Versuch.

Wieviel wir mit diesen therapeutischen Bestrebungen erreichen werden, wissen wir nicht. Die Zahl der Kopfverletzten ist groß genug. Sie ist augenscheinlich größer als in früheren Kriegen. Somit wird die Zahl der hinsichtlich der Erwerbsfähigkeit zu untersuchenden sicherlich erheblich sein. Auch die Zahl der wegen Störungen der besprochenen Art Behandlungsbedürftigen wird ausreichend sein, mehr als eine solche Anstalt zu füllen.

Es ist gar nicht zu bezweifeln, daß in einer Reihe von Fällen ausgezeichnete Resultate erzielt werden können. Die Leistungen der Übungstherapie bei zerebralen Sprachstörungen gibt uns dafür einen Hinweis.

Aber selbst wenn die Resultate weniger gute wären, wenn nur ein Bruchteil der Verletzten ganz, die Mehrzahl nur einigermaßen, viele gar nicht erwerbsfähig würden, hätte die Gesellschaft die Verpflichtung, wie für andere Invaliden so auch für diese zu sorgen und deren so vielen, als es geht, die Möglichkeit der Besserung ihres Zustandes und der Erhöhung ihrer Erwerbsfähigkeit zu gewährleisten.

Felddiensttauglich werden von den Schwerverletzten wohl recht wenige wieder. Zwar gibt es auch unter diesen Fälle, die in überraschend kurzer Zeit diensttauglich werden und es dauernd bleiben. Derartig günstige Resultate sind aber selten. Aschaffenburg glaubt zwar, daß kein Schwerverletzter mit Hirnläsion wieder felddiensttauglich werde. Doch Bonhoeffer hat sich gegen diesen Pessimismus ausgesprochen, und auch andere Autoren haben gemeint, daß manche Fälle nach entsprechend langer Zeit wieder ins Feld hinausgehen können und auch andauernd beschwerdefrei bleiben. Die Auswahl dieser Fälle zu treffen, werden ebenfalls die Anstalten berufen sein, deren dringende Notwendigkeit zu erweisen der Zweck dieser Ausführungen ist.

II. Die Organisation der Fürsorge.

Alle im vorangegangenen Kapitel angedeuteten Aufgaben fordern zwei verschiedene Maßnahmen, um erfüllt werden zu können. Es ist nämlich erstens notwendig, daß über die Schädelverletzten eine ständige Kontrolle ausgeübt werde und daß dieselben daher in einer Zentralstelle registriert werden, zweitens daß Anstalten geschaffen werden, in denen die Untersuchung, Behandlung, Einübung in Berufe durchgeführt werden kann.

Wir haben oben bemerkt, daß die Fürsorge für die Hirnverletzten mit deren Eintritt in die klinische Behandlung beginnt, und die Notwendigkeit exakter neurologischer Befunde schon in den ersten Tagen und Wochen dargetan. Wollte man nun Kopien dieser Krankengeschichten den Kranken auf dem Transport mitgeben, so würden die Anstalten, welche dieselben nach Abschluß der Wundheilung zur weiteren Behandlung übernehmen, sicherlich meistens keine Dokumente erhalten. Denn der Verwundete wird allzuleicht seine Papiere verlieren, vergessen usw. Schon aus diesem Grunde ist eine Zentralnachweisestelle für die Kopfverletzten erforderlich. Sie ist es ferner deshalb, weil eine einheitliche Fürsorgeaktion innerhalb des Staates nur dann möglich ist, wenn die Gesamtzahl der zu Versorgenden überblickt und das Material nach den verschiedenen Gesichtspunkten sortiert werden kann. Endlich muß bedacht werden, daß infolge der sicherlich oft bestehenden Neigung zur Entwicklung von Neurosen und den infolgedessen zu gewärtigenden Versorgungsansprüchen eine Vereinigung der einschlägigen Akten an einer Stelle nur sehr erwünscht sein kann.

Wenn alles Aktenmaterial über die Kopfverletzungen in einem Zentralnachweisebureau angesammelt wird, so ist den Krankenanstalten, denen solche Fälle ohne Dokumente zugehen, die Möglichkeit gegeben, stets die früher erhobenen Befunde, die Operationsgeschichte usw. zu beschaffen. Es wird ferner vermieden werden, daß einzelne Anstalten in nicht sachgemäßer Weise über die Diensttauglichkeit des einen oder anderen Kranken entscheiden, sondern alle Kranken werden infolge der von der Zentralstelle ausgeübten Kontrolle den Spezialanstalten zur Beurteilung überwiesen werden müssen.

Die Anlage einer solchen Zentralnachweisstelle ist nicht schwierig. Sie erfordert nur, daß die erste Krankenanstalt — natürlich nicht die Divisionssanitätsanstalt, und das Feldspital nur dann, wenn es als relativ stabile Anstalt für Kopfverletzungen etabliert ist — über jeden Kopfverletzten ein „Evidenzblatt“ anfertigt und dasselbe mit einer Kopie der Krankengeschichte am Tage des Abganges des Kranken der Zentralstelle übersendet. Das Evidenzblatt hat natürlich alle Personaldaten zu enthalten, so daß Verwechslungen ausgeschlossen werden. Auch über die Verstorbenen müßte ein solches Blatt ausgefüllt und eingesendet werden, um einen statistischen Überblick über die Zahl der Kopfverletzten, die in Behandlung kommen, zu ermöglichen. Jede weitere Krankenanstalt, der ein Kopfverletzter zugeht, wird abermals ein solches Blatt ausfüllen, wenn sie keine Dokumente über den Kranken erhalten hat, und zugleich von der Zentralstelle die Mitteilung der früher erhobenen Befunde verlangen. Hat sie aber Dokumente erhalten, in denen natürlich die Absendung des Evidenzblattes vermerkt werden muß, so wird sie nur von der Aufnahme des Kranken unter Angabe seiner Personalien Mitteilung zu machen haben. Die Zentralstelle wird dadurch in der Lage sein, von jedem Verletzten zu wissen, wo er sich befindet und gegebenenfalles seine Überstellung in eine Spezialanstalt zu veranlassen.

Durch Ausscheidung der Verstorbenen, dienstfähig Entlassenen, in den Zivilberuf erwerbsfähig Zurückgekehrten wird die Zentralstelle stets die Zahl der in Behandlung und Fürsorge stehenden feststellen können und so eine Grundlage für die Bemessung des jeweils für diesen Teil der Invalidenfürsorge erforderlichen Aufwandes besitzen.

Ob man in Deutschland eine Reichszentrale schafft, oder die einzelnen Staaten solche errichten, ob sich Österreich und Ungarn mit je einer begnügen, oder mehrere zu brauchen glauben, ist nebensächlich. Es kommt nur auf das Prinzip an.

Nebenbei bemerkt, wird diese Zentralisierung eine wissenschaftliche Verarbeitung des gesamten Materiales auf breitester Grundlage ermöglichen.

Wiewohl die Tätigkeit der Zentralstelle wesentlich eine bureaumäßige sein wird, ist die Leitung doch einem Arzte anzuvertrauen, und zwar einem spezialistisch ausgebildeten, weil ja auch allerlei ärztliche Momente mit hineinsprechen (Überweisung in Spezialanstalten, Versorgungsansprüche u. dgl.), oder es wird zumindest ein Arzt als Berater tätig sein müssen.

Vielleicht ließe sich diese Zentralstelle mit Vorteil einem der Spezialspitäler, etwa dem in der Reichshauptstadt gelegenen, angliedern.

Auf ihre Beziehungen zu der finanziellen Invalidenfürsorge, dem Heere, den Ministerien usw. braucht hier nicht eingegangen zu werden.

Die anscheinend so komplizierte Registrierung der Kopfverletzten, die von jeder Sanitätsanstalt ein Evidenzblatt oder eine Anzeige verlangt, erscheint sofort höchst einfach, wenn sie mit der zu schaffenden Spitalsorganisation in Zusammenhang gebracht wird.

Wenn der hier propagierte Gedanke der Sonderstellung der Schädelschüsse hinsichtlich Diagnose, Behandlung und Fürsorge durchdringt, so wird sich sofort die erwähnte Vereinfachung dadurch ergeben, daß jeder Kopfverletzte praktisch nur zwei Krankenanstalten passiert. Er wird aus der Front mit tunlichster Beschleunigung in das Spital gebracht, in welchem er operiert und behandelt werden soll, bis die Wundheilung abgeschlossen ist, wo er also mehrere Wochen bleibt. Hier wird das erste Evidenzblatt angefertigt und die erste Krankengeschichte verfaßt. Existieren nun zureichende Spezialanstalten, so wird der Kranke aus jenem Spitale direkt in eine solche abgeschoben, wo er wiederum bis zur Herstellung der Dienstfähigkeit, dem Übertritt in einen bürgerlichen Beruf oder bis zu der definitiven Invalidisierung verbleibt. Hier wird die zweite und zugleich letzte Serie von Dokumenten angelegt und der Zentralstelle übersandt. Nur etwa auftretende Epidemien und die Notwendigkeit der Quarantäne können unter Umständen die Einschaltung anderer Sanitätsanstalten notwendig machen.

Wenn tatsächlich nur zwei Sanitätsanstalten in Frage kommen, so wird auch die Übermittlung der Dokumente eine sichere, indem die erste Anstalt eine größere Anzahl Kopfverletzter auf einmal abschiebt und deren Dokumente zusammen unter Verschluß mittels Begleitmannes an die zweite gelangen läßt. Dadurch ist auch die Befürchtung beseitigt, daß der Zentralstelle durch häufige Anfertigung von Kopien der Krankengeschichten eine übermäßige Arbeit zugemutet werden könnte.

Um nun die bisher vorgekommenen Fälle von Kopfschüssen einigermaßen zu sammeln, wären alle Hinterlandsanstalten (Heimatlazarette) anzuweisen, von einem bestimmten Tage an erstens eine Liste der früher beobachteten Fälle in Form von Evidenzblättern zu verfassen und einzusenden und zweitens die neu eintreffenden Fälle in der beschriebenen Weise zu verarbeiten. Wenn gleichzeitig nahe den verschiedenen Frontabschnitten Sanitätsanstalten, als chirurgisch-neurologischen Stationen für Kopfschüsse errichtet, die Evidenzhaltung der Kranken sofort in Angriff nehmen würden, müßte in wenigen Wochen die Zentralstelle im Besitze alles erreichbaren Materiales sein.

Soviel über die Evidenzführung der Kopfverletzten. Wenn wir uns jetzt den Krankenanstalten zuwenden, so haben wir die erste, chirurgisch-neurologische, Anstalt zu trennen von der zw iten, in welcher Behandlung, Untersuchung, Schulung vor sich gehen sollen, und die kurz als Spezialanstalt bezeichnet werden soll.

Die Einrichtung des chirurgischen Spitales, in das die Kopfverletzten aus der Front gelangen, ist in keiner Weise von der anderer Spitäler unterschieden. Die Einrichtung kann sogar in vieler Beziehung einfacher sein, da alle Behelfe zur Anlage von Extensionen, komplizierten Verbänden u. dg. wegfallen können. An besonderen, für ein solches Spital notwendigen Gegenständen sind neben dem schon im ersten Teil aufgeführten Satze verschiedenartiger Lüerscher Zangen zu nennen: ein Perimeter, Augenspiegel, ein Apparat für faradische und galvanische Untersuchung, ev. ein paar überall leicht zu beschaffende Gegenstände zur Apraxie- und Agnosieprüfung.

Wirklich unentbehrlich sind in diesem Spitale nur ein guter Chirurg und ein Neurologe.

Unendlich viel komplizierter gestaltet sich die Einrichtung der

Spezialanstalten, schon deshalb, weil sie die doppelte Aufgabe der klinischen Beobachtung und der praktischen Schulung zu erfüllen haben.

Die Größe der Anstalt vermag ich nicht abzuschätzen, da mir Daten über die Zahl der Kopfschüsse fehlen. In unserem Spital fanden sich unter etwa 5000 Zugängen von Verwundeten etwa 200 Kopfschüsse, was einem Prozentsatze von 4% gleich käme[1]). Ähnliche Berechnungen, an verschiedenen Stellen vorgenommen, würden ein Urteil ermöglichen. Auch die Zentralnachweisstellen vom Roten Kreuz wären imstande, ein brauchbares Material zu liefern.

Jedenfalls muß die Anstalt ziemlich groß werden, weil nur dadurch die materielle Möglichkeit einer entsprechenden Schulungsanlage ermöglicht wird. Andererseits wird ja jeder Kranke zwar wiederholt und gründlich nach allen Richtungen untersucht, aber doch im allgemeinen in ziemlichen Zwischenräumen, so daß auch eine große Anzahl leicht bewältigt werden kann.

Von der Größe der Anstalten wird es abhängen, wieviele derer zu errichten sind.

Die Einrichtung der Krankenabteilungen bedarf keiner Erörterung. Unbedingt notwendig ist ein Operationssaal mit allen Behelfen. Denn man wird auch dort, wo chirurgische Spitäler nahegelegen sind, mit Vorteil von jeglichem irgend zu vermeidenden Transport der zu operierenden Fälle absehen. Ebenfalls unbedingt erforderlich ist ein Röntgeninstitut; denn gerade in diesen Spezialanstalten, in welchen alle Spätabszesse zur Operation gelangen, ist die Röntgenuntersuchung von einschneidender Wichtigkeit. Soweit unterscheidet sich die Spezialanstalt nicht von irgendeinem chirurgischen Spital.

Die Eigentümlichkeit des Krankenmaterials verlangt die Herstellung besonderer Untersuchungszimmer für die neurologische Untersuchung, für Augenspiegelbefunde, Einrichtung zur Prüfung der Vestibularis (Drehstuhl), Perimeter, elektrische Apparate, die auch der Behandlung dienen. Zweckmäßig wäre es, Apparate zur graphischen Registrierung der Reflexkurven (Sommer, Weiler) zu besitzen.

Der Aufgabe der genauen klinischen Analyse und der Beurteilung des Zustandes der Kranken wird die Spezialanstalt aber nur dann gewachsen sein, wenn sie mit ausreichenden Laboratorien und anderen Nebenräumen versehen ist. Zu den letzteren gehören ein Raum für den Sprachunterricht, für Schreibübungen u. dgl., Schulzimmer gewissermaßen, in denen auch mehrere Kranke zusammen vorgenommen werden können. Die Laboratorien sind für die psychologischen Versuche bestimmt und entsprechend einzurichten. Da m. E. nur die experi-

[1]) Doch hängt dieses Verhältnis stark von der jeweiligen Art des Krieges ab und schwankt daher beträchtlich.

mentell-psychologische Analyse imstande ist, uns ein Bild von der nervös-psychischen Verfassung des Kranken zu geben, ist auf die Ausgestaltung dieser Laboratorien das größte Gewicht zu legen.

Es sind Räume zu schaffen für die ergographischen Untersuchungen, solche für Auffassungs- und Assoziationsversuche, solche in denen komplizierte Anordnungen jeweils aufgestellt werden, um die experimentell nachgeahmten Arbeitsbedingungen des einzelnen in ihrer Wirkung auf den Kranken zu untersuchen. Gewisse Koordinationsstörungen werden mit der Kraepelinschen Schriftwage, der Versuchsanordnung von Isserlin oder anderen analogen Methoden (Whipple s. bei Poppelreuter) zu studieren sein.

Alle Einzelheiten können hier nicht aufgeführt werden. Sie müssen dem detaillierten Voranschlag für die Errichtung einer solchen Spezialanstalt vorbehalten bleiben. Aber diese wenigen Bemerkungen werden, zusammen mit dem Hinweis auf Poppelreuters interessante Arbeit[1]) genügen, um einen Begriff davon zu geben, in welchem Sinne die Anstalt auszustatten wäre. Hartmann[2]) hat in seinen wertvollen Ausführungen wesentlich nur die Therapie, weniger die analytische Diagnostik im Auge. Ich muß hier aber nochmals betonen, daß m. E. eine zweckentsprechende Behandlung sowohl, als eine Beurteilung des sozialen Wertes eines „Hirnkrüppels" nur auf Grund der eindringendsten experimentellen Analyse möglich iist.

Diejenigen, die mit diesen Methoden weniger vertraut, ihnen skeptisch gegenüberzustehen geneigt sind, seien auf die zahlreichen praktisch verwertbaren Erfahrungen der klinischen Experimentalpsychologie verwiesen, wie sie z. B. in Kraepelins psychologischen Studien niedergelegt sind. Es sei auch ausgesprochen, daß der ganze Einrichtungsplan für die Laboratorien sich enge an die in der Münchener psychiatrischen Klinik unter Kraepelins Leitung entstandenen Methoden und Arbeitsräume anschließt.

Ergeben die in den Laboratorien gehandhabten Untersuchungsmethoden ein Bild des psychischen und nervösen Defektes, so sollen die Schulräume und Schulwerkstätten dazu dienen, durch systematische Übung und Wiedererziehung den Defekt auszugleichen.

Hinsichtlich der Einrichtung der Werkstätten verweise ich teils auf Poppelreuter, teils auf die unter Spitzys Leitung erschienene Beschreibung[3]) der Invalidenschulen des k. u. k. Reservespitals Nr. 11 in Wien.

---

[1]) Erfahrungen und Anregungen zu einer Kopfschuß-Invalidenfürsorge. Neuwied u. Leipzig (Heuser) 1915.

[2]) Münch. med. Wochenschr. **62**, 769. 1915. Zusatz b. d. Korr. In einem zweiten Artikel hat der Verf. auch über therapeutische Resultate berichtet.

[3]) Unsere Kriegsinvaliden. (Wien, C. L. W. Seidel u. Sohn) 1915.

Ich glaube, daß man in diesen Spezialanstalten mit relativ einfachen Werkstätten sein Auslangen finden wird. Man wird sich nur klar darüber sein müssen, welche spezifischen Geschicklichkeiten der einzelne Beruf erfordert, welche Handgriffe und Bewegungskombinationen daher besonders geprüft und geübt werden müssen. Ich verhehle mir nicht, daß uns dazu in vieler Beziehung noch die Vorarbeiten fehlen, da die „Psychotechnik“, um Münsterbergs Ausdruck zu gebrauchen, sich noch in den Anfängen befindet. Experimentelle Analysen von beruflichen Verrichtungen, wie sie in den Vereinigten Staaten von den Förderern des „Taylor-Systems“ vorgenommen worden sind, kenne ich aus der experimentalpsychologischen Literatur kaum. Vielleicht werden nun gerade die Probleme der Therapie und Fürsorge, die durch die in diesem Kriege so zahlreich entstandenen „Hirnkrüppel“ aufgeworfen werden, den Anstoß bilden, daß die experimentelle Psychologie sich dieser Fragen annimmt.

Damit ist die Einrichtung unserer Spezialanstalt erschöpft. Es ist klar, daß der ärztliche Dienst in derselben nur von Neurologen und Psychiatern geleitet werden kann. Für die verschiedenen übungstherapeutischen Verfahren wird sich leicht ein Hilfspersonal heranbilden lassen. Auch pädagogisch geschulte Kräfte werden wertvolle Dienste leisten können. Für die Werkstätten könnte man vielleicht gelernte Arbeiter, die durch andere Kriegsschäden, Verletzungen, Krankheiten invalid geworden sind, als Werkmeister und Lehrer mit heranziehen.

Es ist natürlich, daß die Einrichtung und entsprechende Ausgestaltung einer solchen Spezialanstalt beträchtliche Summen beanspruchen muß. Es wäre aber m. E. nicht schwer, eine bestehende Krankenanstalt, ein Barackenspital etwa, in eine solche Anstalt umzuwandeln. Da man durch die Konzentration der Kopfverletzten in großen Spezialanstalten in den anderen Spitälern, die entsprechende Anzahl von Betten frei bekäme, würde die Umwandlung einer bestehenden Anstalt keinen Verlust an Belagraum bieten.

Für die Wehrmacht würde aus der Errichtung der Spezialanstalten der Vorteil erwachsen, daß erstens untaugliche oder bald wieder untauglich werdende Individuen nicht an die Truppenkörper zurückgelangen, und daß zweitens sicher diensttaugliche, nur unbedeutend Verletzte nicht ungebührlich lange in Spitälern verbleiben, was beides infolge der allzu häufig entfallenden exakten spezialistischen Untersuchung in den jetzt bestehenden Krankenanstalten oft genug vorkommt.

Der finanzielle Aufwand würde, glaube ich, durch die zu erzielenden Resultate gerechtfertigt werden. Denn wenn die experimentell-psychologische Analyse feststellen kann — wozu sie in der Tat befähigt ist —, daß ein Individuum zwar für seinen bisherigen Beruf untauglich, für einen anderen aber geeignet ist, so schafft sie statt eines erwerbsunfähigen Invaliden einen, wenn auch vielleicht minder tüchtigen, aber immerhin erwerbsfähigen Menschen, wodurch die Belastung der Gemeinschaft natürlich verringert werden würde. Dazu kommt der moralische Gewinn des einzelnen, der sich statt als Krüppel als Arbeitenden in das bürgerliche Leben zurückkehren sieht, was nicht hoch genug angeschlagen werden kann.

Schließlich kann angesichts der ungeheuerlichen finanziellen Lasten, die dieser Krieg den Völkern auferlegt, im allgemeinen, und den Kosten der Krankenpflege und Invalidenfürsorge im besonderen, der für diese Spezialanstalten erforderliche Aufwand allzusehr nicht ins Gewicht fallen.

Aber auch abgesehen von diesen Erwägungen, muß die bloße Aussicht für eine Klasse der im Kriege Verletzten mehr tun zu können, als bisher geschah, einigen zu helfen, sie vor völliger Arbeitsunfähigkeit zu bewahren, von vornherein der Gesellschaft und dem Staate die Verpflichtung auferlegen, alles zu tun, was sich in dieser Richtung tun läßt.

Ob nun die Errichtung dieser Anstalten in dem Sinne geschieht, wie hier vorgeschlagen wurde, oder ob andere, bessere Gedanken durchdringen, eines ist sicher: die Fürsorge für die durch Kopfschuß Verletzten, ihre chirurgische und neurologische Weiterbehandlung, ihre Wiedererziehung zu sozial brauchbaren Existenzen ist eine dringende Aufgabe, deren Lösung so schnell wie möglich in Angriff genommen werden muß.

Alle Vorschläge, die ich in den obigen Ausführungen gemacht habe, sind m. E. durchaus realisierbar; angefangen von der Konzentration der Kopfverletzten in Spitälern nahe der Front (so gut es Laparotomie-Spitäler gibt, kann es Trepanations-Spitäler geben!), bis zur Evidenzführung der Fälle und deren Unterbringung, Untersuchung und Behandlung in den Spezialanstalten ist alles praktisch durchführbar. Die hier beschriebenen Einrichtungen müssen selbstverständlich in engsten Kontakt mit den sonstigen Institutionen der Invalidenfürsorge treten. Kranke z. B. mit nicht mehr rückbildungsfähigen Lähmungen einzelner Muskelgruppen werden von den Invalidenschulen mit Prothesen bzw. Stützapparaten versehen werden müssen, die Arbeitsvermittlung wird sich der bereits bestehenden angliedern, und die Versorgung der definitiv Erwerbsunfähigen wird im Zusammenhange mit der Reichsinvalidenfürsorge zu geschehen haben.

So organisiert würde sich, glaube ich, die Fürsorge für die durch Hirnverletzung Geschädigten den schon bewährten Einrichtungen der Kriegskrüppelfürsorge würdig an die Seite stellen.
